アラフォーから備えたい

女性に不足しがちな栄養がしっかりとれる

最強の献立レシピBOOK

監修　医学博士　廣田孝子
料理　上島亜紀

朝日新聞出版

Prologue

女性に不足しがちな栄養がとれる不調が改善する最強の献立

　約30年前、多くの日本人女性は、更年期は気の持ちようと考えていたようです。欧州での国際更年期医学会に参加し、日本の更年期の研究が遅れ、日本人女性の意識も低いことを知りました。男性は、30代半ば頃から徐々に高血圧、脂質異常症などメタボのリスクが増えるのに対し、女性は更年期後に、男性を抜く勢いでこれらが急増。そして急速に老年期へ突入します。

　更年期の骨量減少の研究から、私達は更年期を上手く乗り越え、幸せな老年期へと進む食事や生き方を多くの方々に伝えようとしましたが、時期尚早！　今、ようやく、日本人女性にも「更年期」の重要性が注目されるようになりました。

　どうぞ、この本で、遅れを取り戻し、若々しくお幸せな日々をお過ごしください。

廣田孝子

　女性に限らず、避けては通れないのが更年期。不安になる人も多いのではないでしょうか。私も50歳くらいから周りの諸先輩方の更年期による体、心の不調を伺い、少しでも軽く済むようにといろいろ試してきました。定期的な運動、ストレス管理、良質な睡眠、バランスのとれた食事といわれても、なかなか実行に移すことが難しいもの。

　この本では、更年期に不足しがちな栄養素を毎日上手にとり入れ、また、代謝が落ちて、むくみの原因になる塩分が過多にならないような工夫をしながら、ストレスなく、おいしく食べられるよう献立を立てております。人生１００歳時代と考えると、更年期は大事な折り返し地点。更年期に打ち勝つため、まずは毎日のごはんから一緒に始めてみませんか。

上島亜紀

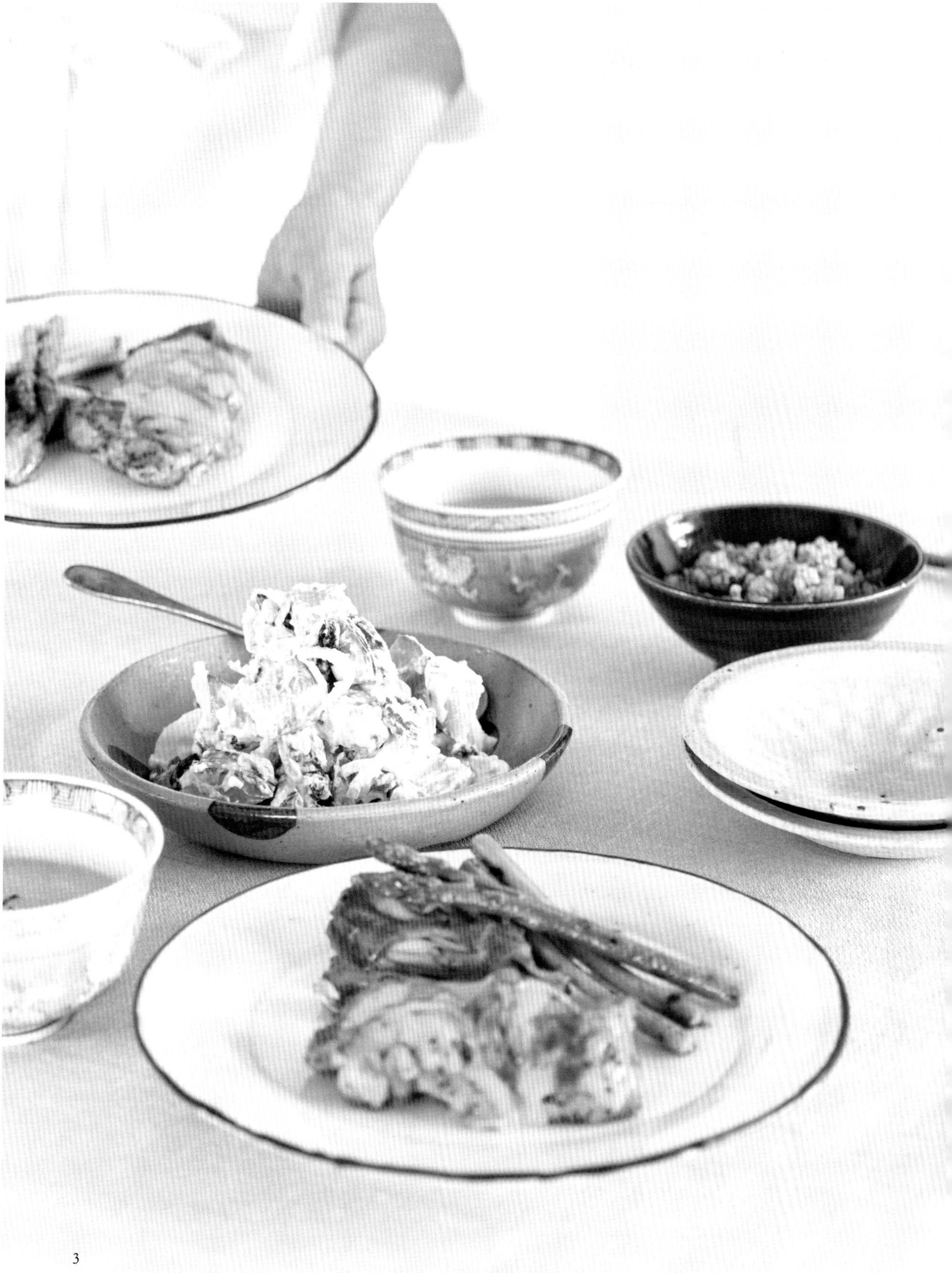

Contents

Part 1 体にいい基本の夜献立

大豆製品の献立

魚介の献立

Part 3 体にいいごちそう献立

ごちそう献立

栄養満点！ひと鍋献立

この本の使い方

- ■栄養価は1人分です、日本食品標準成分表2020年版（八訂）を基準に算定しています。
- ■計量単位は大さじ1＝15mℓ、小さじ1＝5mℓです。
- ■「少々」は小さじ1/6未満を、「適量」はちょうどよい量を入れること、「適宜」は好みで必要があれば入れることを示します。
- ■野菜類は、特に記載のない場合、皮をむくなどの下処理を済ませてからの手順で説明しています。
- ■作り方の火加減は、特に記載のない場合、中火で調理してください。
- ■電子レンジは600Wを基本としています。500Wの場合は、加熱時間を1.2倍にしてください。
- ■魚焼きグリルは、両面焼きの場合の作り方を記載しています。片面焼きの場合は、途中でひっくり返してください。
- ■レシピで使用している紅花油がない場合は、米油や菜種油などの植物油で代用してください。
- ■写真と分量が異なる場合があります。

女性ホルモンの役割と不調の関係

40代後半からの女性の体に起こる変化

50歳前後で閉経を迎え、体に変化を感じる時期

女性の「更年期」は体調の変化が起こる大切な時期です。期間は50歳前後の閉経を挟み、約10年ほど。閉経に向け、月経のリズムをつくり出している女性ホルモンが減少していく過程で月経不順が起こり、さまざまな体調の変化となって表れるのです。

ほてりやめまいのほか、うつなどの心の症状を訴えることも（更年期症状）。変化の表れ方は人それぞれで、個人差があります。更年期における変化はホルモンの減少だけでなく、環境やライフスタイルの変化、ストレスなどの要因もからんでいるからです。

例えば子離れや仕事における転機など、女性としてのライフステージと更年期が重なる人も多いでしょう。心の状態や環境の影響を大きく受けるため、ほとんど変わりなく過ごせる人もいれば、とても辛く感じる人もいるわけです。日常生活を送ることさえ辛い状態になると「更年期障害」と呼ばれ、治療が必要なこともあります。

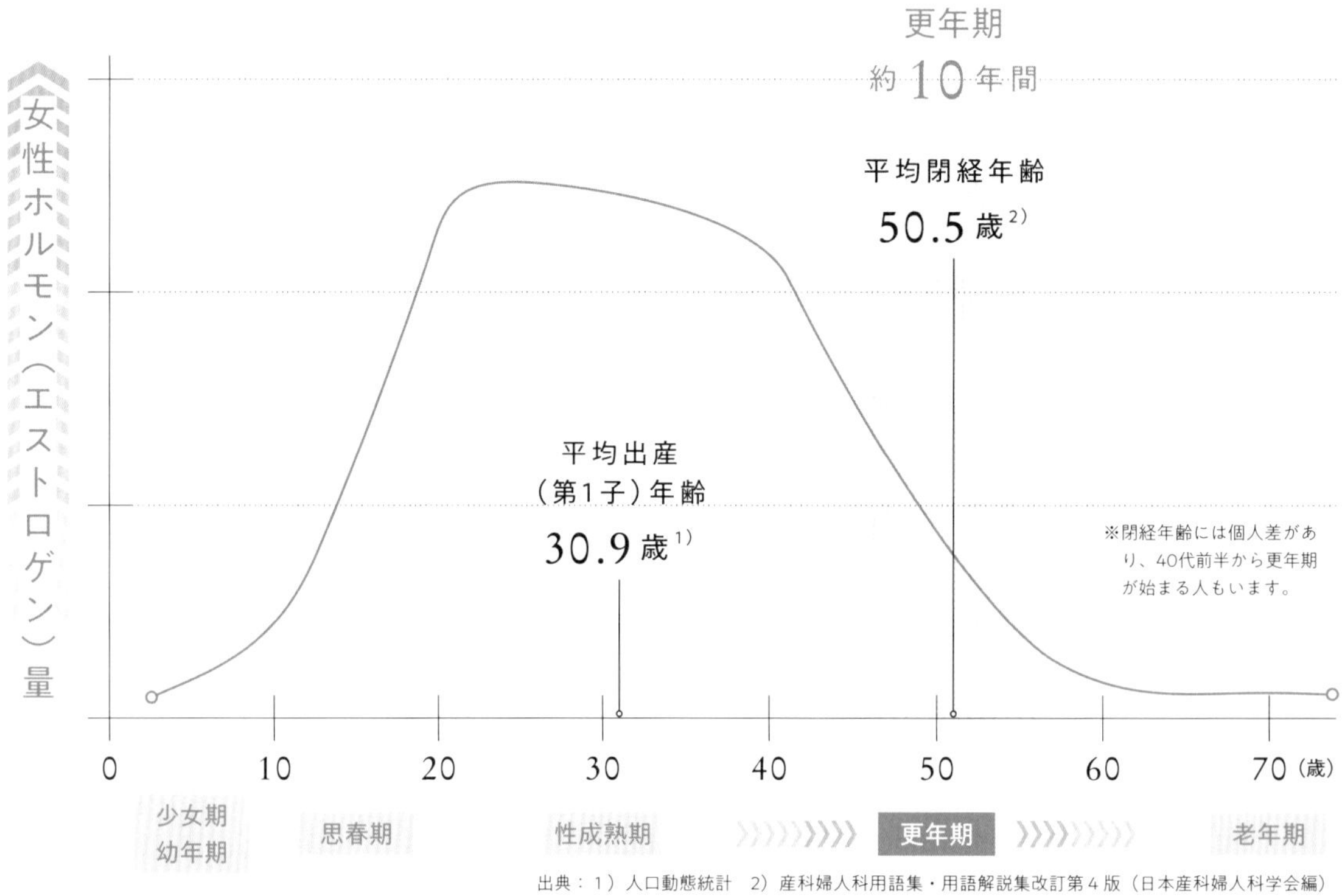
女性ホルモン（エストロゲン）量
更年期
約10年間
平均閉経年齢
50.5歳[2)]
平均出産
（第1子）年齢
30.9歳[1)]
※閉経年齢には個人差があり、40代前半から更年期が始まる人もいます。
0
10
20
30
40
50
60
70（歳）
少女期
幼年期
思春期
性成熟期
更年期
老年期

出典：1）人口動態統計　2）産科婦人科用語集・用語解説集改訂第４版（日本産科婦人科学会編）

（女性ホルモン（主にエストロゲン）の大きな役割）

妊娠を助ける

排卵期に子宮内膜を厚くし、受精卵の着床を促すほか、体温を上げ受精卵が育成しやすい環境をつくる。妊娠しない場合は子宮内膜が体外に排出され、生理となる。

老化を遅らせる

つやつやした髪や潤いと弾力のある肌などといった、若々しさを維持するのも女性ホルモンの働き。細胞の新陳代謝や皮膚のコラーゲンの生成にも関与している。

健康維持に役立つ

血中コレステロールを抑える、カルシウムが骨に沈着するのを助け、強い骨をつくるなど、女性の健康維持増進に役立ち、生活習慣病のリスクを抑えている。

↓

血管系、骨、皮膚、神経系を若く保つ

女性ホルモンは、卵巣でつくられている

女性ホルモンには「エストロゲン（卵胞ホルモン）」と「プロゲステロン（黄体ホルモン）」の2種類があり、いずれも脳の視床下部からの指令を受け、卵巣から分泌されています。

2つのホルモンは異なる役割を受け持っています。それぞれの分泌量が増えたり減ったりすることで、約1カ月の月経の周期やそれに伴う体の変化がつくられます。

エストロゲンが増えるのは、生理が終わったあとから排卵までの「卵胞期」。排卵に備えて子宮内膜が増殖して厚くなります。この時期は、心身の状態ともに調子がよくなる傾向にあります。

排卵後、プロゲステロンが分泌されます。プロゲステロンは妊娠を維持しやすい体をつくるため、栄養や水分を体内に蓄えようとします。この頃、月経前症候群などが起こるのもこのためです。しかし妊娠しなかった場合、2つのホルモンが減り、生理が始まります。

エストロゲン

排卵前に分泌量が増えるのがエストロゲン（卵胞ホルモン）。女性らしさをつくるホルモンでもあります。思春期になると丸みを帯びた体つきになるのも、このホルモンの働き。また髪や肌の美しさを保つ役割もあります。

プロゲステロン

排卵直後から分泌量が増えるのがプロゲステロン（黄体ホルモン）。妊娠に備えて体温を上昇させたり、子宮内膜を受精卵が着床しやすいようにします。妊娠すると分泌が続き、受精卵が育成しやすいよう子宮の環境を整えます。

女性ホルモンの急激な減少によって心身のさまざまな不調が表れる

閉経前後の約10年間を更年期といいますが、女性ホルモンが急激に減少するために、さまざまな不調が生じ、老化が加速します。それまで女性ホルモンにより守られてきた種々の機能の衰えなどから、内臓脂肪型肥満や高コレステロール血症、高血圧などのメタボリックシンドロームが急に発症しやすくなります。更年期はこれらの病気のリスクが高まってくるのです。誰でも迎える更年期のせいと放置せず、老化が急速に加速する入り口に入ったのですから、末長い健康と若さを保つために、これらを少しでも食い止める食生活や運動を始めましょう。

40代後半ごろから徐々に出る不調

1 動脈硬化

血管の柔軟性を保つ働きが低下し、動脈硬化を起こしたり、脳梗塞や心筋梗塞などのリスクが高まる。

2 メタボリックシンドローム

血中コレステロールや脂質を抑える働きの低下により、内臓脂肪が増えメタボや肥満の傾向に。

3 骨粗しょう症

骨からカルシウムが溶け出し、骨の内部がスカスカに。骨折しやすくなり、要介護になりやすい。

4 肌の不調

コラーゲンの生成や新陳代謝がうまく行われなくなり、たるみ、くすみなどの悩みが生じるように。

5 シワ、シミの増加

水分保持力が減少し、肌が乾燥しやすくなり、かさつきやシワの原因に。シミも目立つようになる。

6 毛髪の減少

髪が細くなり、ハリやツヤがなくなってボリュームが減少。抜け毛によって量自体も少なくなる。

7 自律神経失調症

自律神経の働きが乱れ、ほてりやのぼせ、発汗、冷え、頭痛、倦怠感などの不調が表れる。

8 不眠

ほてりや発汗などにより寝つきが悪くなり、何度も目が覚めるなど、不眠も起きやすくなる。

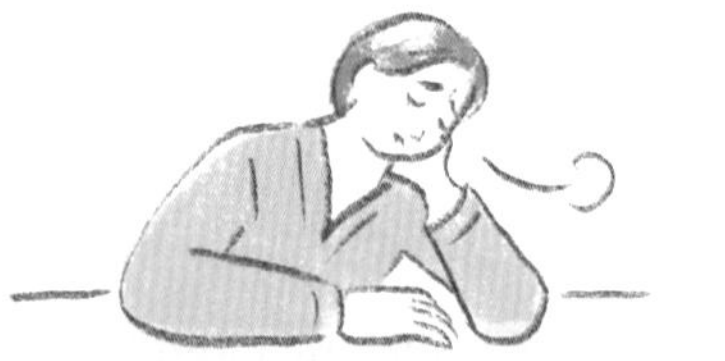

更年期の不調レベルチェック簡易更年期指数（SMI）

不調の表れ方や程度は人によってさまざま。
以下のチェック表で、自分の状態を客観的に見つめてみましょう。

症状	強	中	弱	無	点数
①顔がほてる	10	6	3	0	
②汗をかきやすい	10	6	3	0	
③腰や手足が冷えやすい	14	9	5	0	
④息切れ、動機がする	12	8	4	0	
⑤寝つきが悪い、または眠りが浅い	14	9	5	0	
⑥怒りやすく、すぐイライラする	12	8	4	0	
⑦くよくよしたり、憂うつになることがある	7	5	3	0	
⑧頭痛、めまい、吐き気がよくある	7	5	3	0	
⑨疲れやすい	7	4	2	0	
⑩肩こり、腰痛、手足の痛みがある	7	5	3	0	
				合計点	

更年期指数の自己採点の評価法

0～25 点	上手に更年期を過ごしています。これまでの生活態度を続けていいでしょう。
26～50 点	食事、運動などに注意を払い、生活様式などにも無理をしないようにしましょう。
51～65 点	医師の診察を受け、生活指導、カウンセリング、薬物療法を受けたほうがいいでしょう。
66～80 点	長期間（半年以上）の計画的な治療が必要でしょう。
81～100点	各科の精密検査を受け、更年期障害のみである場合は、専門医での長期的な対応が必要でしょう。

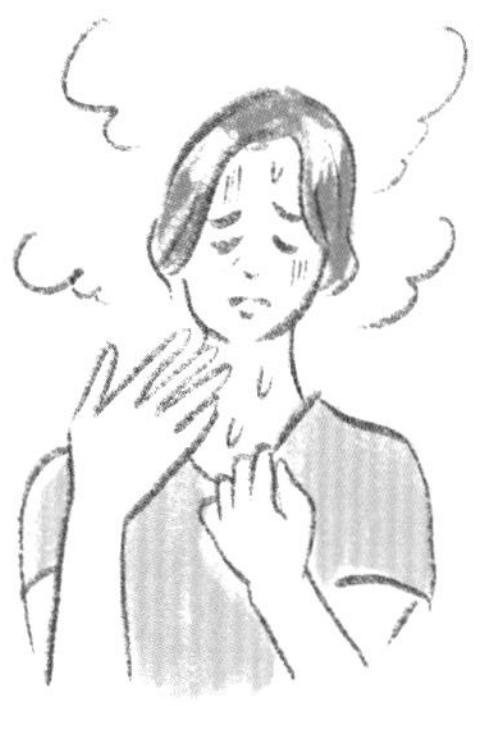

五大栄養素＆機能性成分

まずは、栄養のことを理解しましょう

人間が生きていくために必要な五大栄養素＆機能性成分

　年齢を重ねると、ダイエットや美容だけでなく、健康のことが一番気になってきます。メディアやインターネットには「健康にいい」とされるさまざまな情報が溢れているので、いったい何を信じていいか分からなくなっている人も多いでしょう。

　まずは、栄養の基本的なことを理解しておきましょう。私たちが生きていくためには、糖質（炭水化物）・たんぱく質・脂質の三大栄養素に、必須ビタミン、ミネラルを加えた「五大栄養素」が欠かせません。不足するとスタミナ切れ、免疫力の低下、肌荒れ、抜け毛といった不調につながり、やがては重大な病気を引き起こすこともあります。また五大栄養素のほかに健康を支えているのが、食物繊維や植物性食品の色素に含まれる機能性成分です。「ポリフェノール」「カロテノイド」「フラボノイド」というと分かりやすいでしょう。

　更年期になると、これらの栄養素を過不足なく、バランスよくとることがとても大切になってきます。

人間の体になくてはならない栄養素

糖質、たんぱく質、脂質の三大栄養素にビタミン類、ミネラル類を加えて
「五大栄養素」といいます。それ以外に食物繊維、植物性食品の色素があります

五大栄養素

三大栄養素

炭水化物
脂質
たんぱく質

＋

ビタミン類

ミネラル類

＋

機能性成分

食物繊維

植物性
食品の色素

（エネルギー源となる三大栄養素のこと）

炭水化物（糖質）

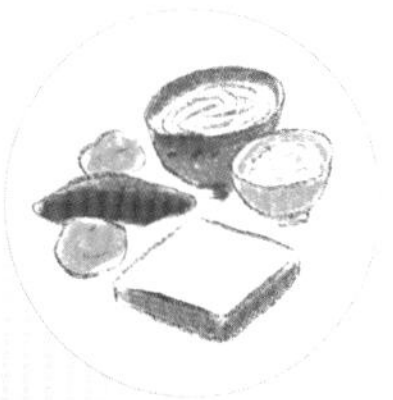

穀類（ごはん、パン、麺）、いも類、砂糖などの主成分。すぐ活用できるエネルギー源

炭水化物は生きていくための主要なエネルギー源。エネルギーが必要となるのは運動時だけではありません。休息しているときも、心臓や肺、脳などあらゆる臓器に絶え間なくエネルギーを供給しています。食事からとった糖質は血中に入り、血糖値となり全身を巡り、各臓器の細胞を動かすエネルギー源となります。まさに、「命の源」となります。この重要な糖質を、日本では古くから主食としてごはんから摂取しています。

たんぱく質

体をつくる主成分。肉、魚、卵、大豆・大豆製品から摂取

たんぱく質は腸でアミノ酸に分解され、血液によって全身に運ばれ、筋肉や骨格、臓器、皮膚、毛髪などの細胞を合成します。体を構成するアミノ酸は20種類あり、そのうち、体内でつくられず、食事からとらなければならない9種のアミノ酸は「必須アミノ酸」と呼ばれます。9種の必須アミノ酸をすべて含むたんぱく質が「良質のたんぱく質」。肉や魚、卵、牛乳・乳製品、大豆・大豆製品などに多く含まれます。

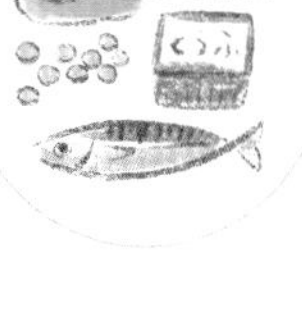

脂質

ごま油などの油脂や肉や魚に含まれるエネルギー成分

体に蓄えられる脂肪はエネルギー貯蔵庫としての役割を果たします。ただし、過剰摂取やコレステロールのとりすぎは、肥満や動脈硬化、糖尿病などのリスクを高めます。一方で、細胞膜やホルモン、脳の材料となるなど、体に欠かせない栄養成分でもあります。良質な脂質には、動脈硬化を予防する働きも。更年期以降は、過剰摂取に気をつけて体の機能に必要である良質な脂質を選ぶことが大切です。

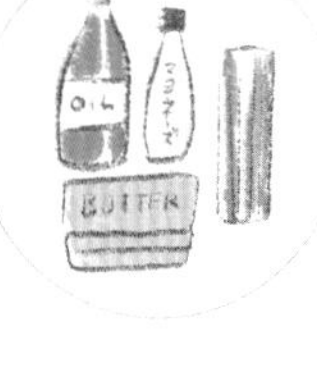

三大栄養素には相互変換がある！

炭水化物、たんぱく質、脂質は、それぞれバランスよく摂取するのが理想です。ただし大切な栄養素であるが故に、体内には、不足したときのための「相互変換」システムが存在します。例えばたんぱく質が極端に不足したときには、肝臓で炭水化物からたんぱく質が合成され、不足分を補います。また、炭水化物を制限しても、脂質、たんぱく質から糖質へ変換されます。そうした栄養素の代謝に必要なのがビタミン、ミネラル類です。

代謝調整のために必要な栄養素

ビタミン類

体内のさまざまな生理機能の調節や代謝などに関わる

現在、必須と考えられるビタミンは、ビタミンA、ビタミンB_1、B_2、ナイアシン、B_6、B_{12}、葉酸、パントテン酸、ビオチン、ビタミンC、D、E、Kの13種類。それぞれが体内でさまざまな働きを担っており、栄養素の代謝に関わったり、抗酸化作用によって活性酸素の害を防ぐなどの役割を果たしています。必要量はわずかですが、体内では合成できないため、必ず食事からとる必要があります。中でも、ビタミンB群、Cの水溶性のビタミンは、余分に摂取しても尿中に排泄されてしまうので、不足しないように、毎日とるようにしましょう。また、ビタミンDは免疫機能や骨・筋肉の合成に関わり、紫外線によって皮膚で合成できる唯一のビタミンですが、この年代の女性の40%がビタミンD不足といわれているので意識してとりましょう。

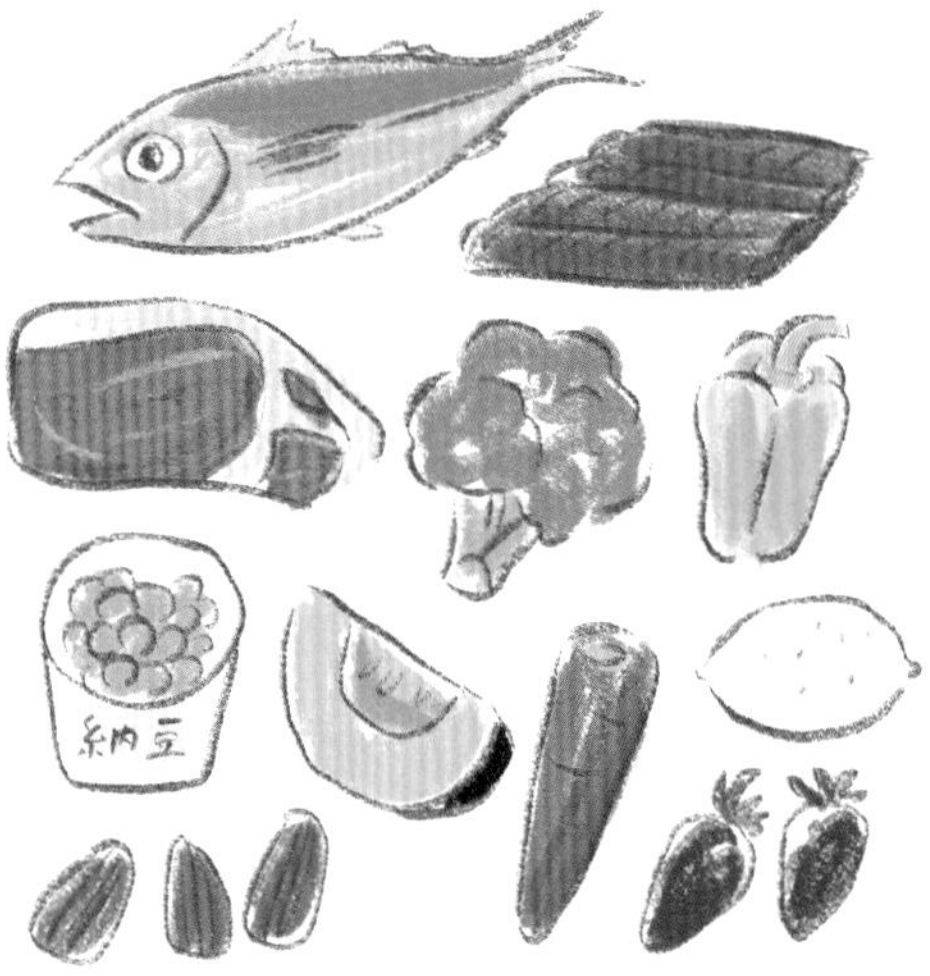

ミネラル類

骨や歯、赤血球、甲状腺ホルモンなどの体の構成成分。栄養の代謝、DNAの合成にも関わる

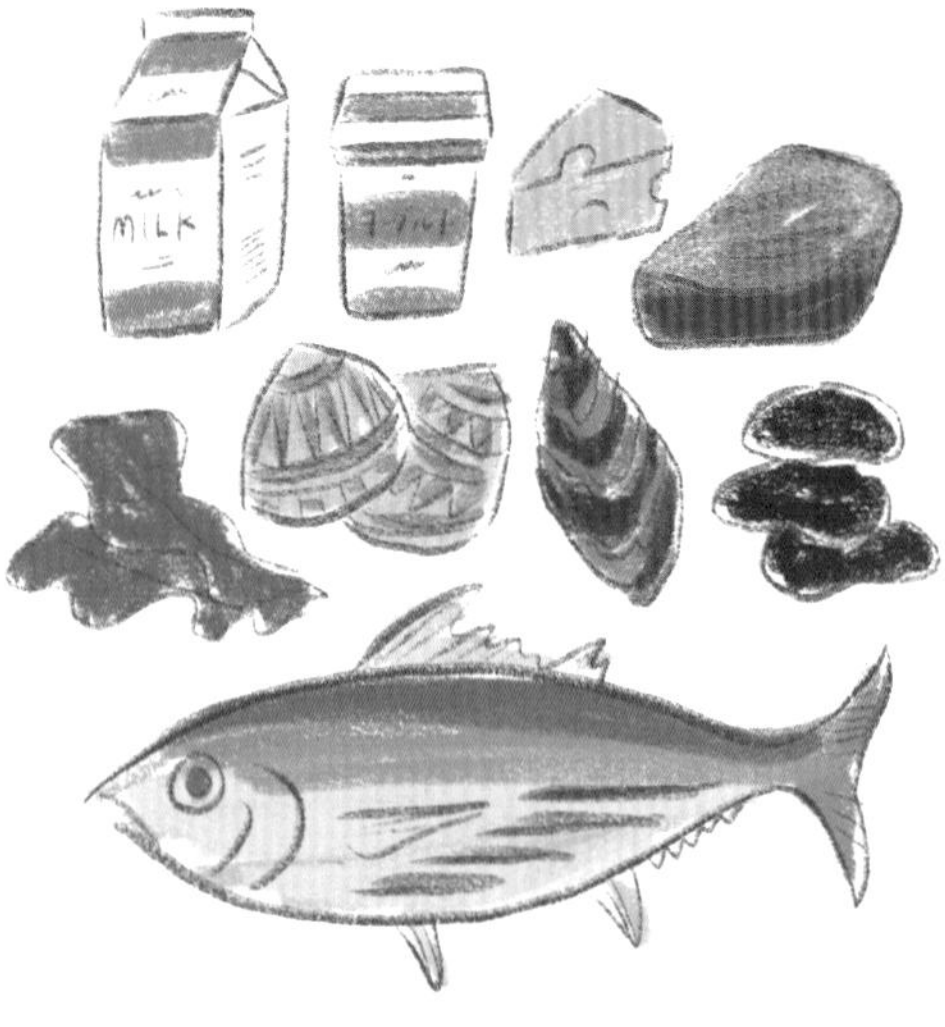

骨や歯など、体の構成成分となるほか、体内の生理機能の調整に関わっているのがミネラル類です。また、ビタミン類のように栄養素の代謝を調節する働きもあります。必須ミネラルはナトリウム、カリウム、カルシウム、マグネシウム、リン、鉄、亜鉛、銅、マンガン、ヨウ素、セレン、クロム、モリブデン、コバルトなど。これらのミネラル類は体内でつくられないので、食事から補う必要があります。日本人はカルシウム不足、塩分のとりすぎという傾向があり、とくに更年期の女性は深刻です。カルシウムは必要量の70%しか摂取できておらず、塩分は約40%もとりすぎているという国民栄養調査結果があります。そのほか、女性は月経があるため鉄分が不足しがちですが、更年期では閉経に近づいていくので、鉄不足の心配は解消されていきます。

機能性成分

食物繊維

消化・吸収できない成分で腸内環境を整える

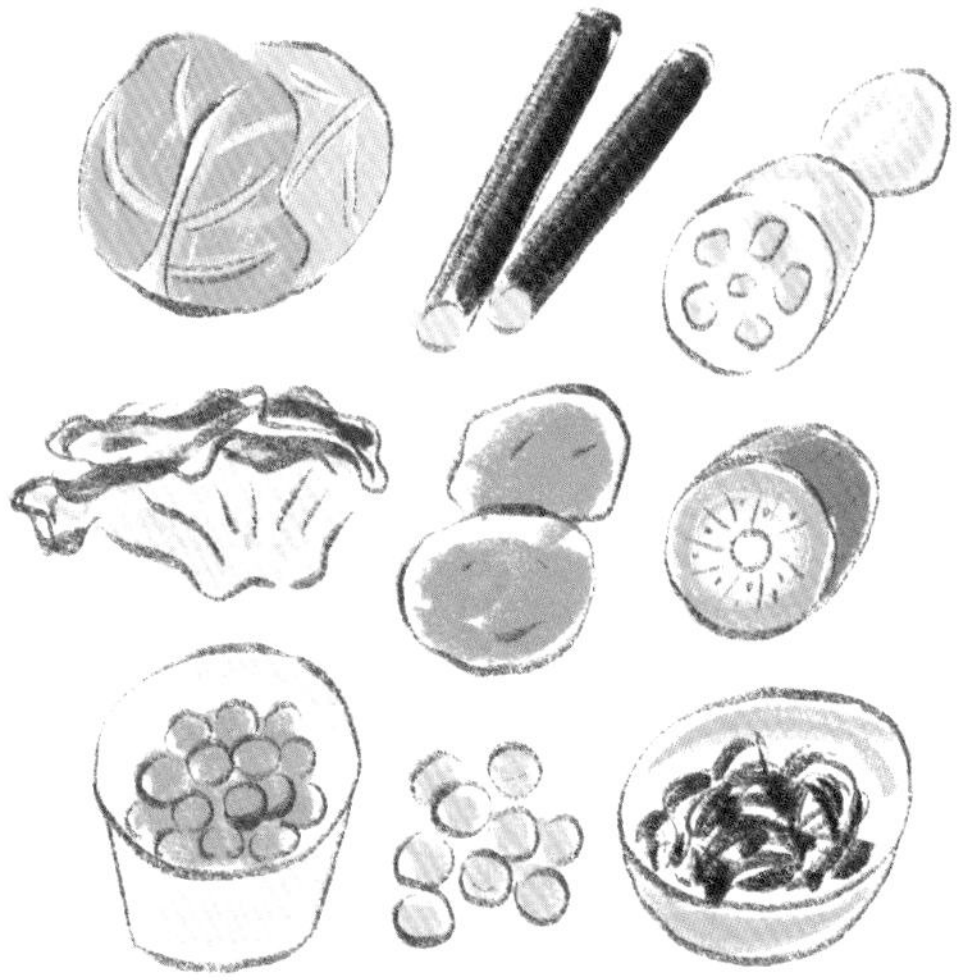

食物繊維は人間にとって、消化・吸収できない成分。そのため昔は「栄養にならないムダなもの」と考えられてきました。しかし、現代では、腸内環境を健全に維持するのに重要な役割を果たしていることが解明されました。とくに近年になって、腸内細菌が私たちの健康に深く関わっていることが、次々に明らかになってきています。食物繊維は腸のぜん動運動を刺激し、排泄を促して腸をきれいにしてくれます。また、私たちの食べた食品が腸内細菌のえさになり、善玉菌を繁殖させ、腸内細菌のバランス調整にも働きます。そのほか、糖質や脂質の吸収を穏やかにして血糖値の急上昇を抑えたり、余分なコレステロールなどを体外に排泄したりする働きも。野菜、いも、豆、果物、海藻などの植物性食品に含まれ、更年期には積極的にとりたい栄養素です。

植物性食品の色素

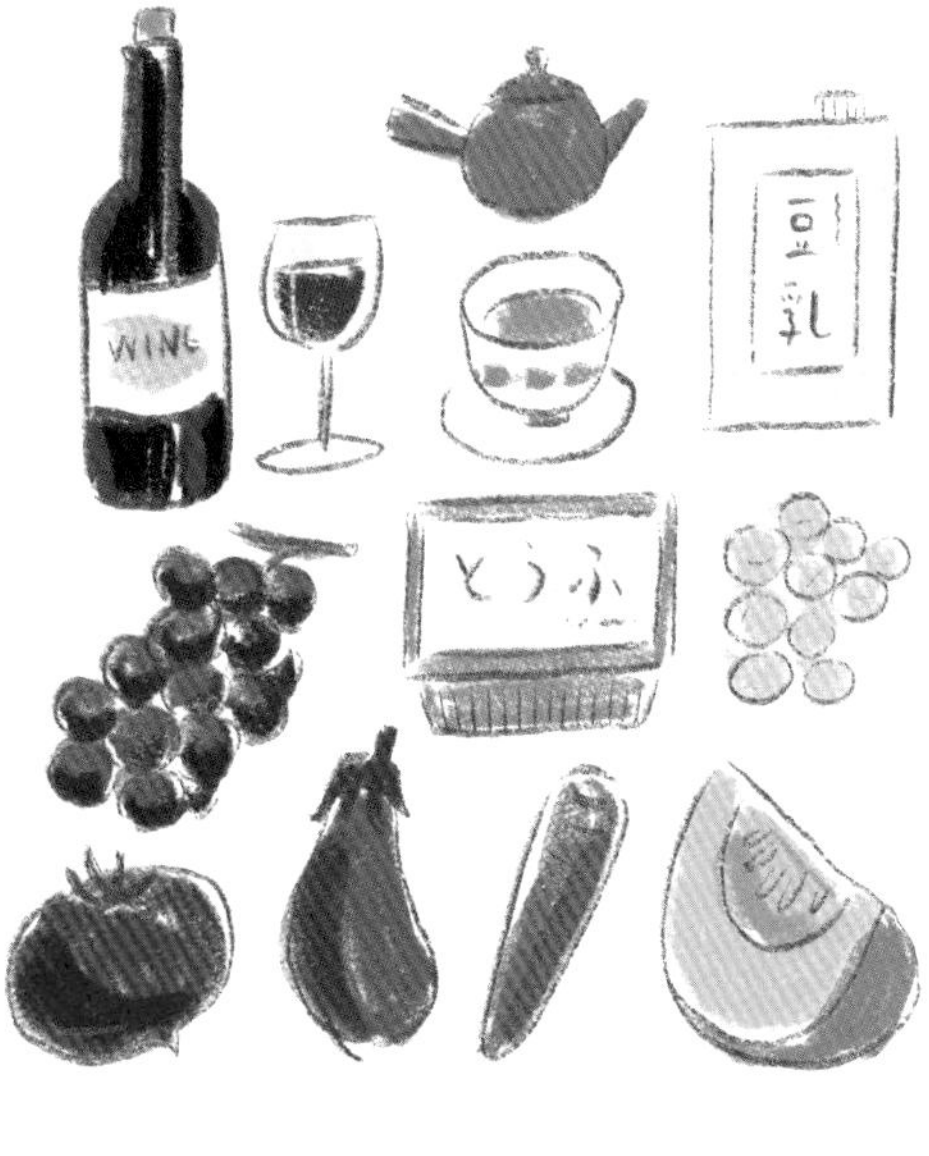

野菜や果物、茶が持つ色素。強い抗酸化作用を持つ

野菜や果物、茶に含まれる色素も、健康維持のために忘れてはならない栄養成分です。ココアや紅茶、緑茶、ベリー類などに多く含まれる色素成分の大きな役割は抗酸化。酸化とは細胞から出る「さび」のようなもの。植物の色素は、植物が自らを紫外線や悪い活性酸素から守るために蓄えたもので、人間はそれを食べることで、酸化の害から身を守ることができるのです。女性ホルモンは抗酸化機能を持っていますが、植物の色素は更年期から増加する動脈硬化や糖尿病、アレルギー等炎症性の疾患、高血圧、高コレステロールなどの予防が期待できる植物性成分として近年研究が急速に進んでいます。主な色素成分としては、大豆などのイソフラボン、野菜・果物のアントシアニンなどに代表されるポリフェノール、リコピンなどに代表されるカロテノイドなどがあります。

食事摂取基準

女性が毎日とらなければならない栄養素はどれぐらい？

生活習慣病を予防し、より健康に生活するための指標を参考に

私たちが健康に生きていくために必要な栄養素は、1日にどれぐらい摂取すればよいのでしょうか。

指標となるのが、厚生労働省がその基準値をまとめ、5年ごとに改訂を行っている「日本人の食事摂取基準」です。2020年に発表された最新版では、誰もがより長く元気に活躍できることを目指し、高齢者のフレイル予防や、若いうちからの生活習慣病予防に重点を置いて科学的根拠に基づいた数値が示されています。女性が1日に摂取すべきエネルギー量や栄養素を年齢ごとに示したものが以下の表です。自分の年齢では何をどの程度摂取すればいいのか、参考にするとよいでしょう。

なお、最新版では目標を踏まえ、より一層の改善がなされています。注目されるのは、**65歳以上**でフレイル予防を目的として**たんぱく質量の目標摂取量が引き上げられた**点と、過剰摂取による生活習慣病予防のために**成人の塩分及び飽和脂肪酸（脂質）の摂取量などが引き下げられた**点です。

【更年期以降の女性の主な栄養素の食事摂取基準】

		30〜49歳	50〜64歳	65〜74歳
エネルギー	推定エネルギー必要量（kcal/日）	1,750	1,650	1,550
たんぱく質	推奨量（g／日）	50	50	50
脂質	目標量（範囲）（%エネルギー）	20〜30	20〜30	20〜30
炭水化物	目標量（%エネルギー）	50〜60	50〜65	50〜65
塩分	目標量（食塩相当量）（g／日）	6.5未満	6.5未満	6.5未満
カルシウム	推奨量（mg／日）	650	650	650
ビタミンD	目安量（μg／日）	8.5	8.5	8.5
食物繊維	目標量（g／日）	18以上	18以上	17以上

出典：日本人の食事摂取基準（2020年版）より抜粋

1日のエネルギー必要量の計算の仕方

① 適正体重を計算する

1日の必要エネルギー量を求めるために適正体重を知りましょう。BMI指数を参考に。

適正体重 ＝

身長 □ m × 身長 □ m × BMI指数22

BMI指数って？

Body Mass Indexの略称で、体重と身長から算出される肥満度を表す国際的な指標。指数の22は、死亡率が最も低いと考えられる数値。

② 基礎代謝量を計算する

適正体重が分かったら、次はその体重に基づく基礎代謝量を計算しましょう。

※基礎代謝量とは、起きている時に必要な生命維持のための最低エネルギー量

基礎代謝量（kcal／日）＝

適正体重 □ kg ×

基礎代謝基準値 □ kcal／kg（体重／日）

【基礎代謝基準値（kcal／kg体重／日）】

年齢	男性	女性
30～49歳	22.5	21.9
50～64歳	21.8	20.7
65～74歳	21.6	20.7

出典：厚生労働省「日本人の食事摂取基準（2020年版）」

③ 1日のエネルギー量

基礎代謝量に1日の活動エネルギーを加えたものが推定エネルギー必要量。以下の式で計算を。

推定エネルギー必要量（kcal／日）＝ 基礎代謝量（kcal／日）× 身体活動レベル

【身体活動レベル】

低い	1.5	生活の大部分が座位で、静的な活動が中心の場合
ふつう	1.75	座位中心の仕事だが、職場内での移動や立位での作業・接客等、通勤・買い物での歩行、家事、軽いスポーツのいずれかを含む場合
高い	2	移動や立位の多い仕事への従事者、あるいは、スポーツ等余暇における活発な運動習慣を持っている場合

体を動かす量も栄養素の吸収率に影響します

1日の必要量を考える時に、気をつけなければならないのが、食品によって栄養素の吸収率が大きく異なること。例えば鉄分では、動物性食品から摂取した場合の吸収率は植物性食品の4～10倍。またカルシウムは乳製品から摂取した場合の吸収率は野菜の4～5倍です。そのほか、栄養素の吸収率は調理法によっても変わります。更年期以降は栄養素の吸収率が低下してくるので、食材や調理法を上手に選びながら各種の栄養素をとり入れましょう。そして忘れてはならないのが、日々の活動量。ほとんど動かない生活だから小食にしている方も多いと思いますが、これは大きな間違い。体を動かすと栄養素の吸収・代謝の効率がよくなりますが、体を動かさないとせっかく食べた栄養素の吸収が悪く、身につかず排泄。しっかり食べ、しっかり動くのが健康維持の秘訣なのです。

とりたい栄養素

更年期女性に必要な栄養素を知りましょう

女性ホルモンの減少によって補いたい栄養のこと

20代、30代では好きなものを好きなように食べていても、ほどほどに健康な状態が維持されます。栄養素の吸収や代謝が高いのに加え、女性ホルモンがさまざまな生活習慣病を抑える働きをしてくれているからです。しかし、更年期が近づき、女性ホルモンが減少するにつれて、健康診断のデータに異常が出てきます。

　まず、更年期の女性に必要な栄養素にカルシウムが挙げられます。この時期の女性に広く見られるのが、骨からカルシウムが徐々に溶け出し、骨の密度が減少してしまう骨粗しょう症。ＷＨＯや欧米の摂取基準では、骨が成長する思春期とほぼ同量のカルシウムを摂取するよう奨励していますが、日本の更年期での基準量はＷＨＯの定める値の半分近い低い値です。現在の日本人女性のカルシウム摂取量は低い基準値にかかわらず、30％も不足している状態です。日本の更年期女性のカルシウム不足は、極めて深刻なのです。

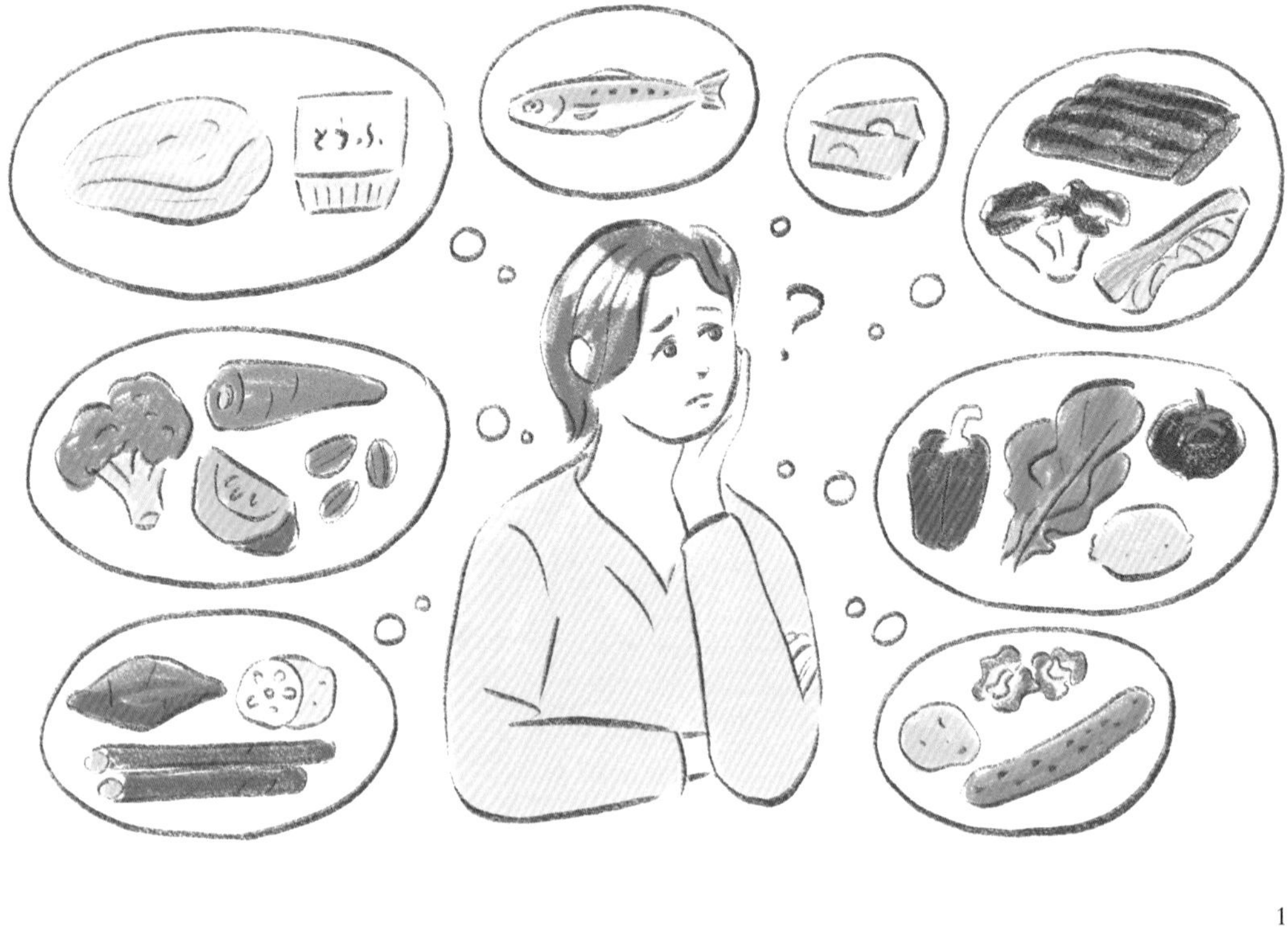

食事・運動改善のポイント

体重が増えた（減った）

体重は体脂肪量を知る目安になりますが、体重が減ったときは、筋肉の量も減っている可能性があります。年齢の影響により筋肉の量は減っていき、高齢期のフレイルを招くことに。たんぱく質摂取、運動などが重要です。

※フレイルとは、筋量や心身の活動が低下し、介護が必要になりやすい状態。

ウエスト回りの脂肪が増えた

お腹の脂肪はメタボリックシンドロームの一番の危険因子です。女性ではウエスト回りが90cmを超えると、内臓脂肪の面積が100c㎡以上に達すると推測され、糖質や脂質の代謝に悪影響があります。適度な運動と減量で内臓脂肪を減らしましょう。

血圧が上がった

更年期では、自律神経が乱れやすくなり、血管の柔軟性も減少し、血圧が徐々に高くなる傾向にあります。これまで以上に減塩を心がけ、増えた体重を減らし、適度に運動することで、血圧も低下しやすくなります。

脂質異常症が出現

更年期は、女性ホルモンの減少によってコレステロール値や中性脂肪値が高くなりがち。HDLコレステロールが低い場合は炭水化物を減らしましょう。LDLコレステロールが高い場合は脂肪摂取量を減らす必要があります。

血糖値が上昇

女性ホルモン（エストロゲン）の減少により、血糖値を低下させるインスリンの働きが弱くなり、血糖値が上昇しやすくなります。食物繊維の量を増やし、炭水化物や甘いものの摂取は控えましょう。加えてウォーキングなど運動を増やし、インスリンの効果を高めましょう。

栄養の問題点は健康にマイナスに影響します

女性ホルモンが豊富に分泌されている時期は、少々栄養バランスに問題があっても、女性ホルモンの働きで健康が保たれていました。例えばカルシウムが不足した場合でも、腸からのカルシウム吸収を増加させるなど、女性ホルモンが調整してくれていたのです。こうした女性ホルモンのサポートが減少する更年期では、栄養の過不足が顕著に健康に影響してきます。若い頃と同じ食生活をしていると、血圧が少しずつ上昇し、血中コレステロールも増えてきます。また体重は変わらないのに、お腹回りに男性のように内臓脂肪がつきやすくなります。唯一、プラスの影響といえるのは、月経がなくなっていくことにより、鉄分不足は改善されること。貧血の不調からは解放されるでしょう。いずれにせよ、更年期ではこれまで以上に、カロリー摂取に加えて脂質の過多、ビタミン、ミネラル類の不足に注視していく必要があるのです。

1 良質のたんぱく質

血管壁を丈夫にし、ハリのある肌や髪の毛、引き締まった筋肉をつくる

たんぱく質は体内のあらゆる細胞を構成するもととなります。筋肉はもちろんのこと、肌や髪、血管などの若さを保つのにも必須の栄養成分です。顔面の筋肉は、美しい顔の表情をつくり、丈夫な骨と筋肉は、美しく若々しいスタイルを保持してくれます。

ところが日本の女性は、カロリーを気にしすぎる傾向があり、結果としてたんぱく質不足に陥りやすいというデータがあります。また、更年期には消化吸収や代謝の機能が低下します。おまけに必須アミノ酸が不足するとたんぱく質が体の材料として使われにくくなり、一層、体の機能が損なわれます。よって、更年期ではより一層、良質なたんぱく質を積極的にとり入れる必要があります。

必須アミノ酸のバランスのよい
肉、魚介、大豆などのたんぱく質を

肉や魚介、卵、乳製品などの動物性たんぱく質や大豆・大豆製品は、体内でつくることができない必須アミノ酸のバランスがよいので積極的にとりましょう。

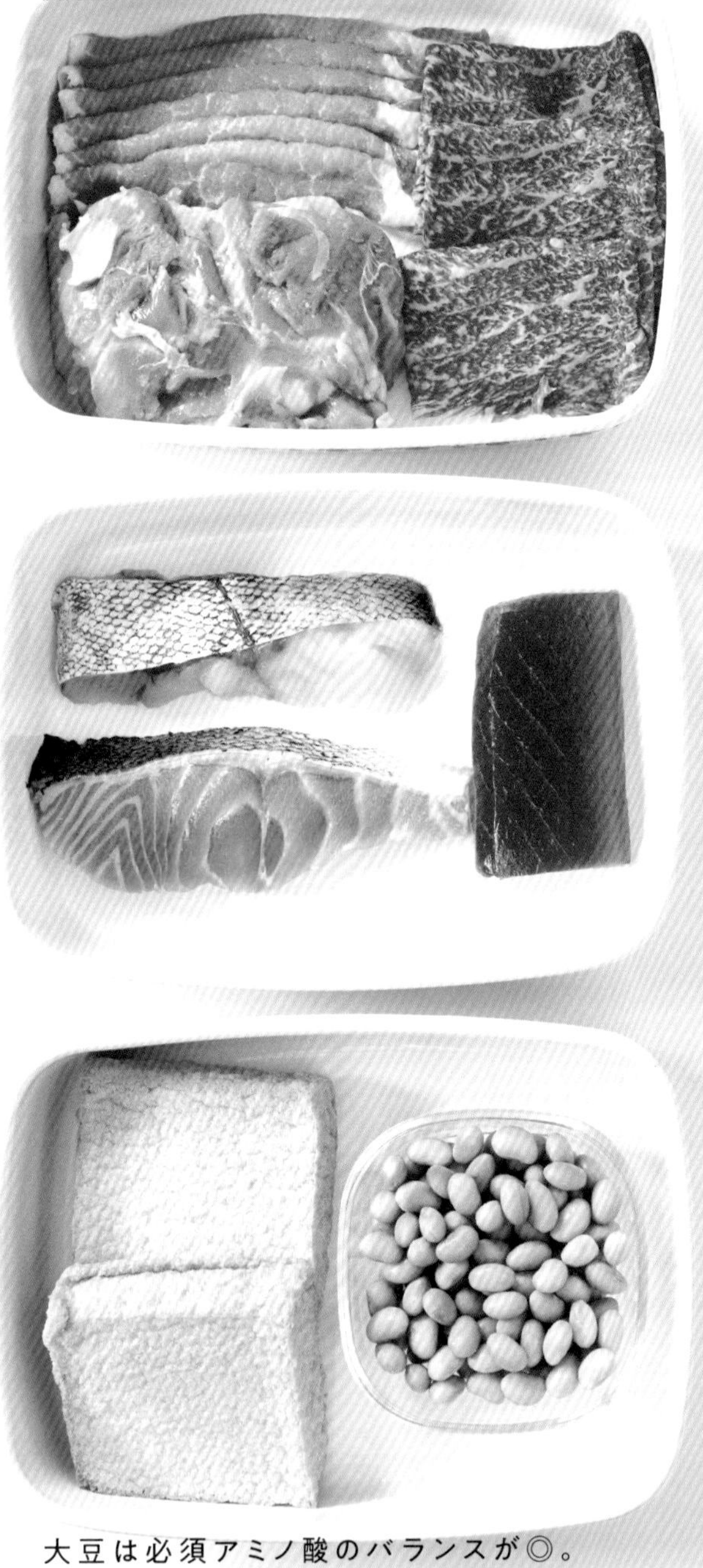

大豆は必須アミノ酸のバランスが◎。
大豆製品は動物性たんぱく質と一緒に

植物性たんぱく質である大豆、大豆製品もアミノ酸バランスに優れる。動物性のものとバランスよく組み合わせるのがおすすめ。

2 良質の脂質

悪玉コレステロールを低下させ、血管を若々しく、栄養素の循環と代謝を活発に

カロリーの高い脂質はダイエットの敵。体重を気にして控えめにしている人も多いでしょう。ただし、脂質も三大栄養素の一つとして、体内で重要な役割を担っています。例えば、更年期に減少する女性ホルモンなど、体内で分泌されるホルモンは脂質からつくられているものもあります。また、脂質は体の基礎となっている細胞膜の材料でもあります。不足すると、細胞膜の機能が働きにくく、必要な成分を細胞内に取り込みにくく、肌はガサガサに。不足しがちな良質の脂質は必須成分です。質の悪い脂質はとり過ぎると悪玉コレステロールや体脂肪が増える原因となります。良質な脂質を適度にとり、細胞や血管を健やかに保ちましょう。

DHA&EPAの豊富な青魚を積極的に食べましょう

あじ、いわし、さばなどの青魚に含まれるDHA、EPAは良質な脂質。血液や血管を良好に保ち、脳の神経機能を高める働きも。

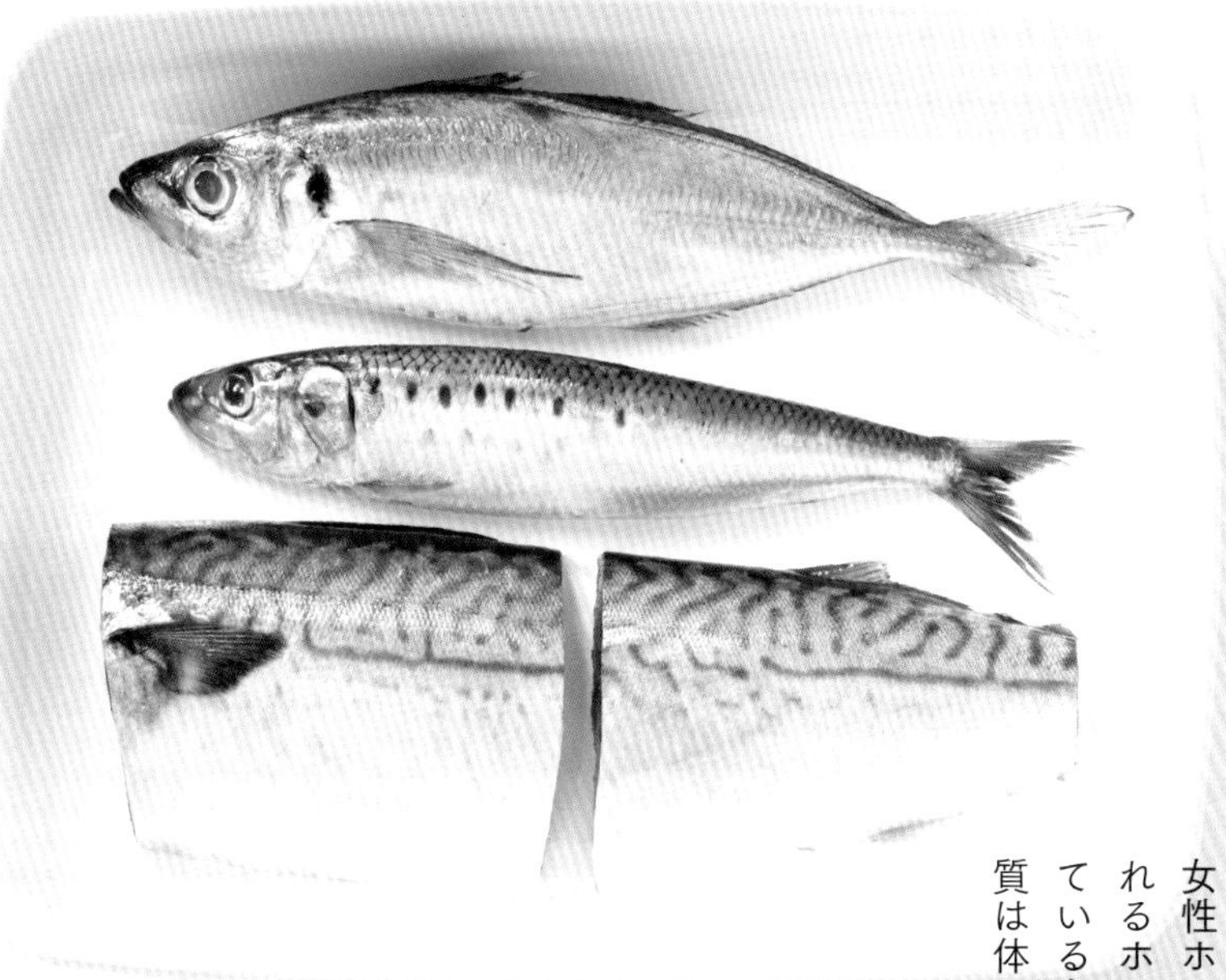

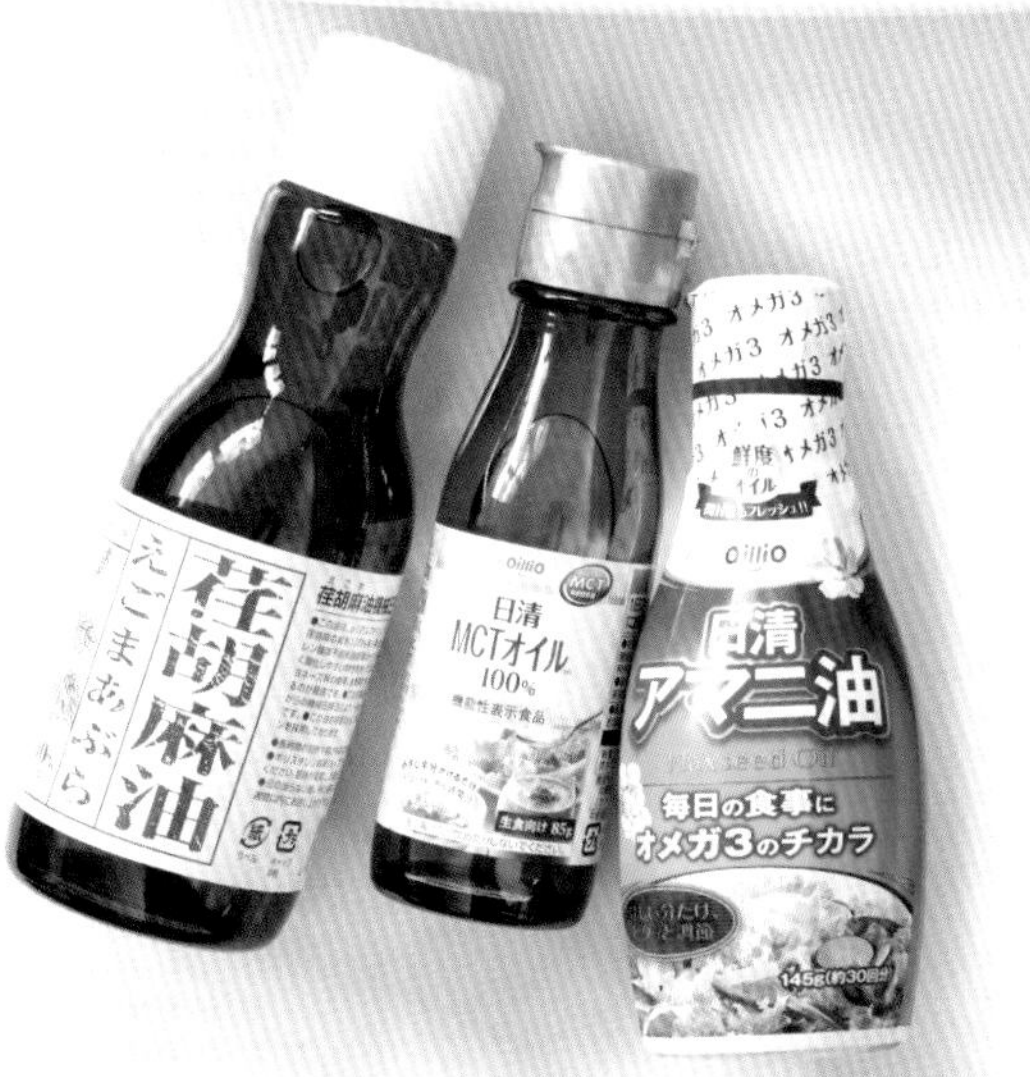

不足しがちなオメガ3系脂肪酸を

EPA、DHA、α-リノレン酸などのオメガ3系の摂取を意識しましょう。

3 吸収のいいカルシウム

骨粗しょう症の予防はもちろん、美しいスラッとした姿勢とスタイルを保つ

更年期は、女性ホルモン減少の影響で腸でのカルシウム吸収が減少し、加えて、骨からカルシウムが血液中に流出してしまいます。カルシウム不足の状態が続くと、骨がスカスカになる骨粗しょう症を招き、放置すると脊椎が変形し、重みで背骨がつぶれてしまい、背が低くなることがあります。そのほか、転倒すると、骨折するリスクも高まります。

つまり更年期の女性は、とくに意識的にカルシウムをとる必要があるのです。

カルシウムは含まれている食材によって体内への吸収率が異なります。例えば牛乳なら40％程度、小魚は30％程度となっています。なるべく吸収率の高い食材を選び、同時に良質のたんぱく質やミネラル類もとれるように数種類を組み合わせるのがおすすめです。

牛乳、チーズ、ヨーグルトで
カルシウムの吸収をアップ!

カルシウム吸収率の高さではトップクラスの牛乳や乳製品。発酵食品であるチーズやヨーグルトなら、乳酸菌もとれて一石二鳥。

カルシウムの吸収率が高い
大豆製品にも注目!

牛乳に次いで吸収率がよいのが豆腐や高野豆腐などの大豆製品。たんぱく質やイソフラボン（抗酸化物質）も豊富なので、積極的に活用を。

4 不足しがちなビタミンD

免疫力をアップし、筋肉量をキープして体幹が鍛えられると、転倒しにくい体に

ビタミンDは、カルシウムやたんぱく質といった栄養素の代謝に関わり、丈夫な骨や筋肉をつくったり、免疫機能を調整する役割を果たしたりと、免疫力アップのためにも大切な栄養素です。しかし、ビタミンDは日本人には不足しがち。ビタミンDは主に魚介類に豊富に含まれ、オメガ3系脂肪酸もとれるので積極的に摂取しましょう。また、日光にあたることで、皮膚でもビタミンDは生成されます。ウォーキングやランニングなど屋外での運動を習慣にするのもおすすめです。約30分の日光浴で必要なビタミンDは合成できます。

骨や筋肉を丈夫にするには、カルシウムやたんぱく質など、必要な栄養素をとり入れた上で運動をするのがもっとも効果的。食事と運動習慣で、女性ホルモンの減少からくる体力の衰えに歯止めをかけましょう。

うなぎ、小魚、鮭など
魚全般に豊富に含まれる

うなぎや小魚、ぶり、さんまなどの魚介類にはビタミンDが豊富。たんぱく質やDHA、EPAなども豊富なので、毎日の摂取がおすすめ。

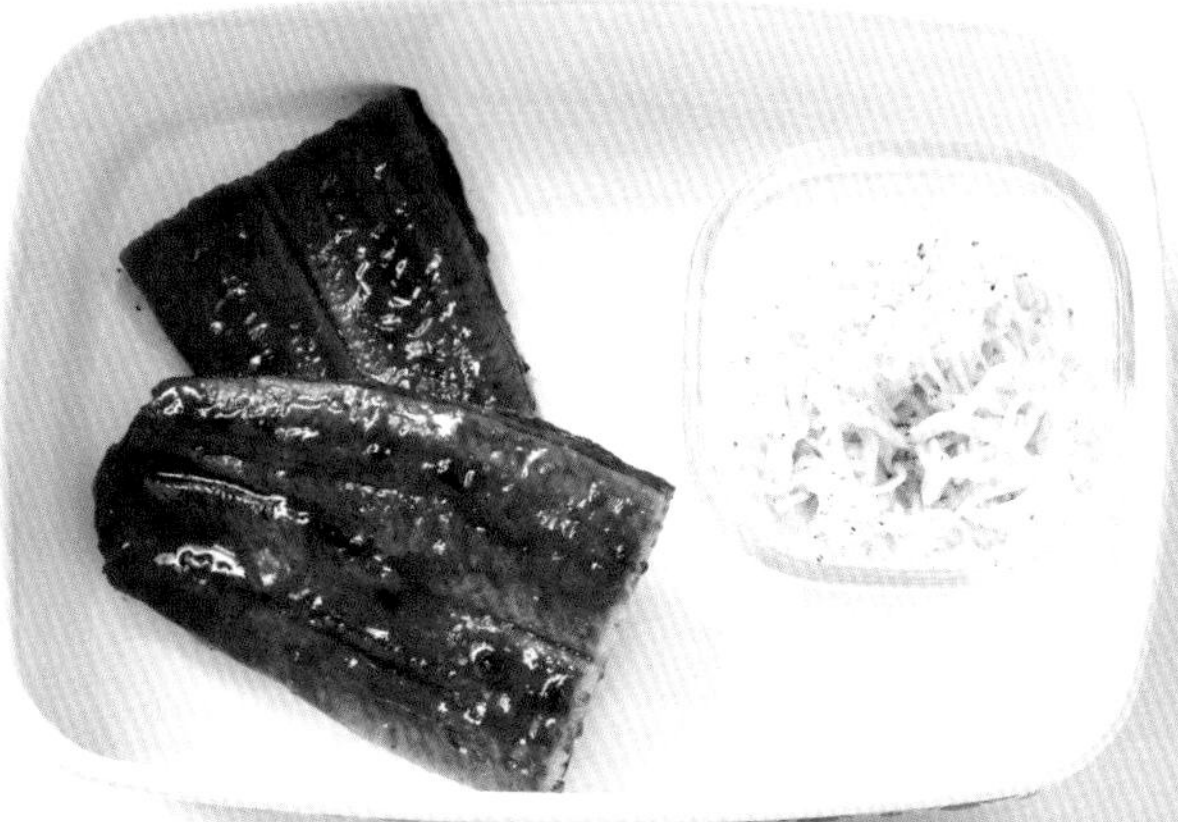

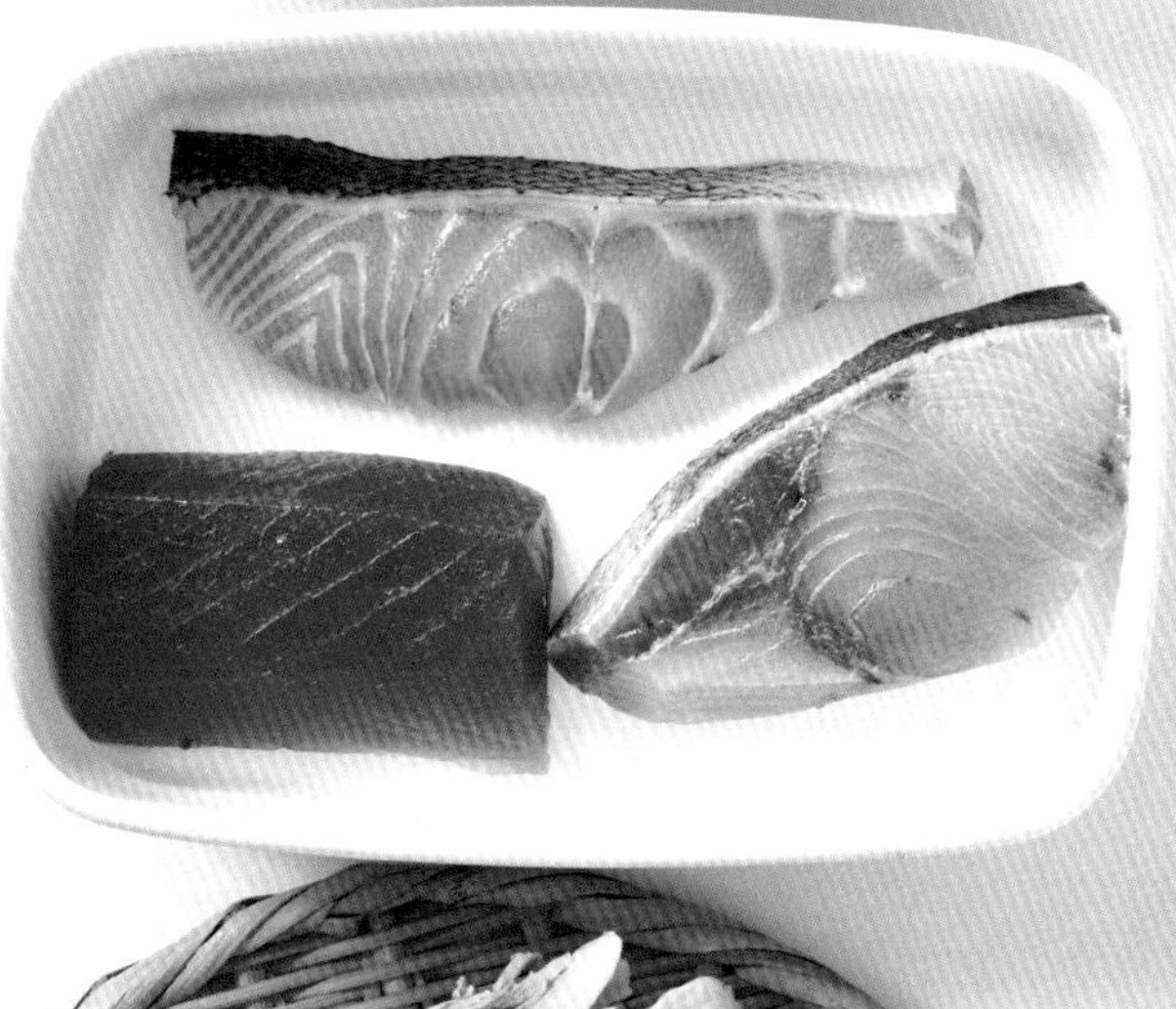

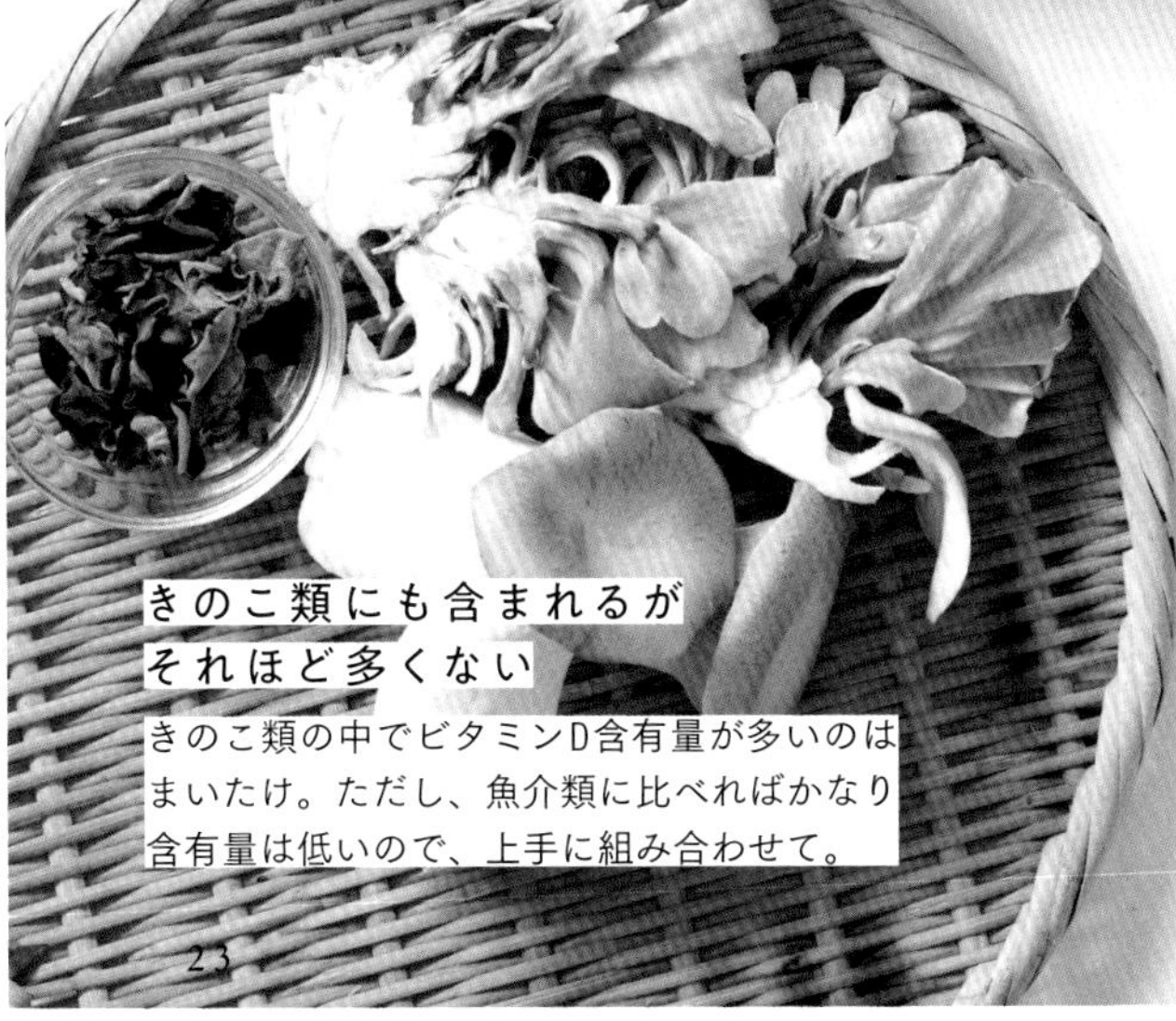

きのこ類にも含まれるが
それほど多くない

きのこ類の中でビタミンD含有量が多いのはまいたけ。ただし、魚介類に比べればかなり含有量は低いので、上手に組み合わせて。

5 抗酸化物質

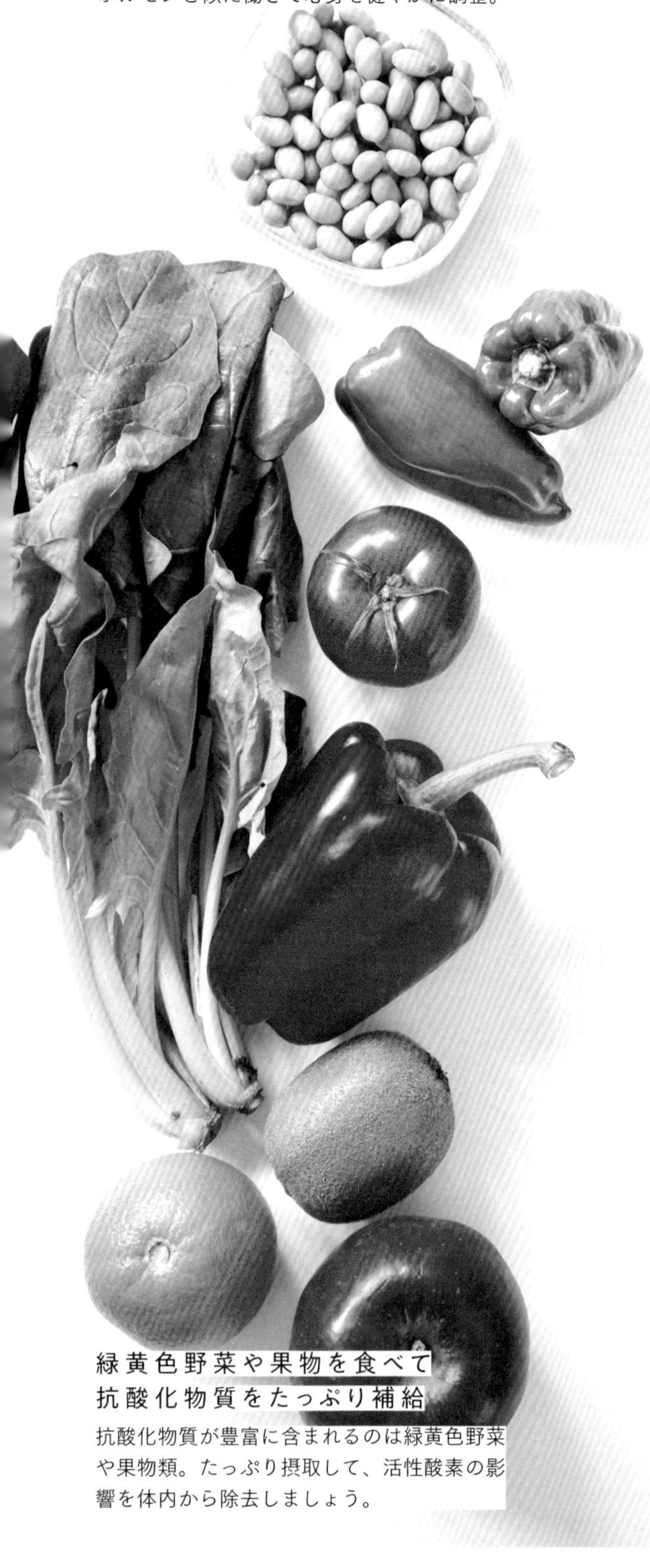

大豆に含まれるイソフラボンが、老化をストップ!

大豆に含まれるポリフェノールの一種「イソフラボン」には抗酸化作用があるほか、女性ホルモンと似た働きで心身を健やかに調整。

緑黄色野菜や果物を食べて抗酸化物質をたっぷり補給

抗酸化物質が豊富に含まれるのは緑黄色野菜や果物類。たっぷり摂取して、活性酸素の影響を体内から除去しましょう。

老化の大敵、活性酸素を撃退し、フレッシュな細胞を維持する

活性酸素は酸素を取り込む過程で生じてしまう物質。免疫機能なども受け持つ一方で、過剰に発生すると細胞を酸化させ、老化を招きます。例えば、シミやシワといった美容の悩みのほか、がんや血管の老化、生活習慣病を招く原因にも関わっています。エストロゲンには活性酸素を消去する働きもありますが、更年期には分泌が減少してしまいます。

活性酸素の害から私たちを守ってくれるのが抗酸化物質です。大豆、野菜、果物などの食べ物からも摂取することができます。

例えばビタミンA、C、Eなどの「抗酸化ビタミン」や、緑茶、赤ワインなどのポリフェノールには高い抗酸化力が備わっています。これらの抗酸化物質は、強い紫外線などの影響から身を守るために、植物が自ら生み出した物質。それを私たちが食べることで、酸化による老化を防止できるのです。

6 ビタミンやミネラル類

**緑黄色野菜、うなぎ、たらこで
抗酸化ビタミンACEを摂取**

抗酸化ビタミンの中でも脂溶性のビタミンが多いのが、緑黄色野菜やうなぎ、たらこなど。油と相性がよいので加熱調理がおすすめ。

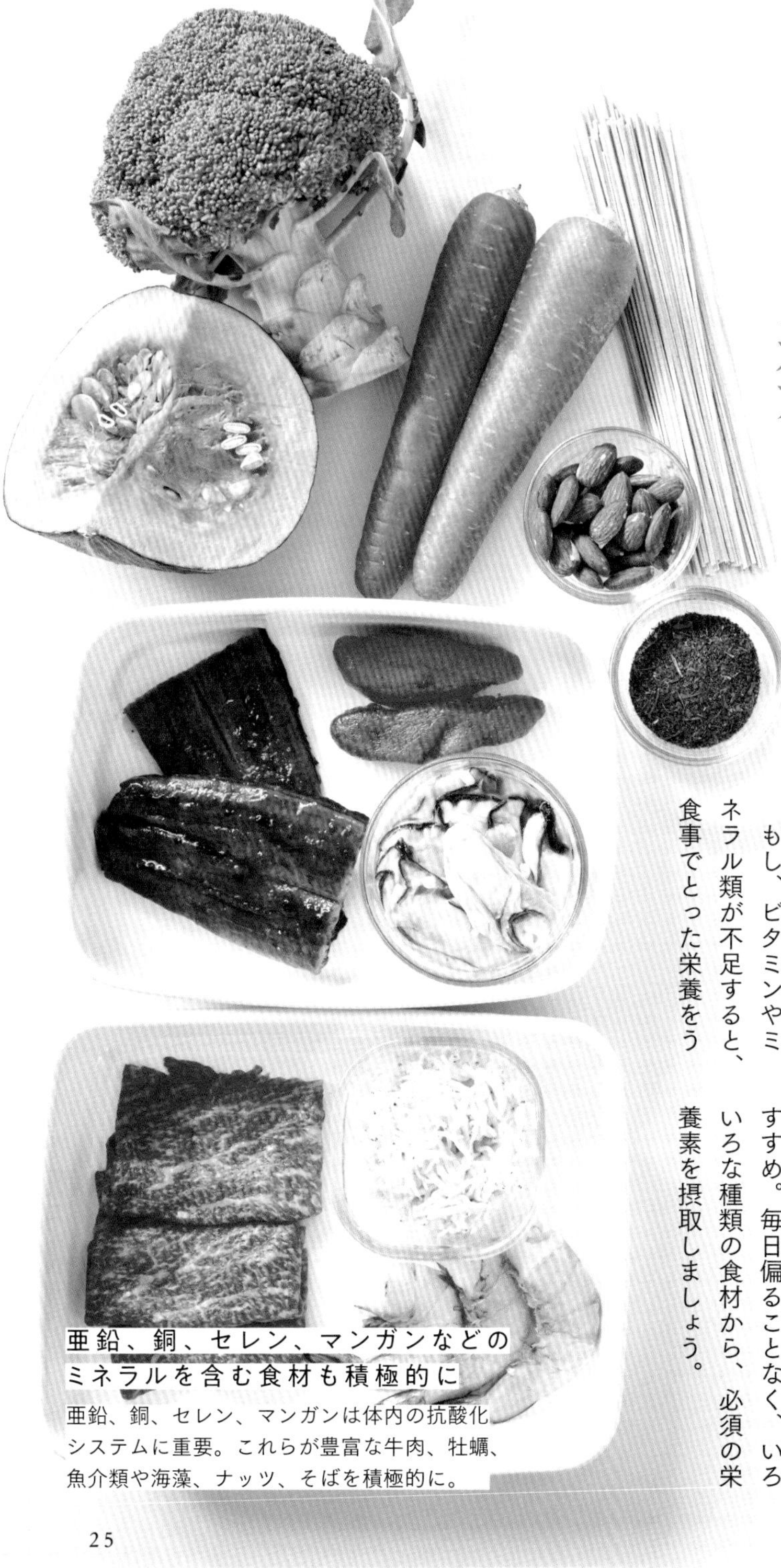

**亜鉛、銅、セレン、マンガンなどの
ミネラルを含む食材も積極的に**

亜鉛、銅、セレン、マンガンは体内の抗酸化システムに重要。これらが豊富な牛肉、牡蠣、魚介類や海藻、ナッツ、そばを積極的に。

サプリメントではなく、食事から不足なくとり入れて

ビタミンやミネラル類は、エネルギーをつくるもとになるわけではありませんが、栄養の代謝や体内の機能調整に関わっており、生きていく上で欠かせない栄養素です。しかし、体内でつくることができないため、食事からとる必要があります。

もし、ビタミンやミネラル類が不足すると、食事でとった栄養をうまく使うことができなくなります。例えば、エネルギー代謝に関わるビタミンB_1が不足した場合、疲れやすくなったり、脳や神経の働きが悪くなったりすることも。また、鉄分が不足するとスタミナ不足の原因になります。

なるべく、食事からとるのがおすすめ。毎日偏ることなく、いろいろな種類の食材から、必須の栄養素を摂取しましょう。

根菜やそばなどに豊富な食物繊維

穀類やごぼうなどの根菜に含まれるのがいろいろな食物繊維。腸内で水を吸ってふくらみ、不用なものを排出させ、活発なぜん動運動を引き起こす働きがあります。

食物繊維 7

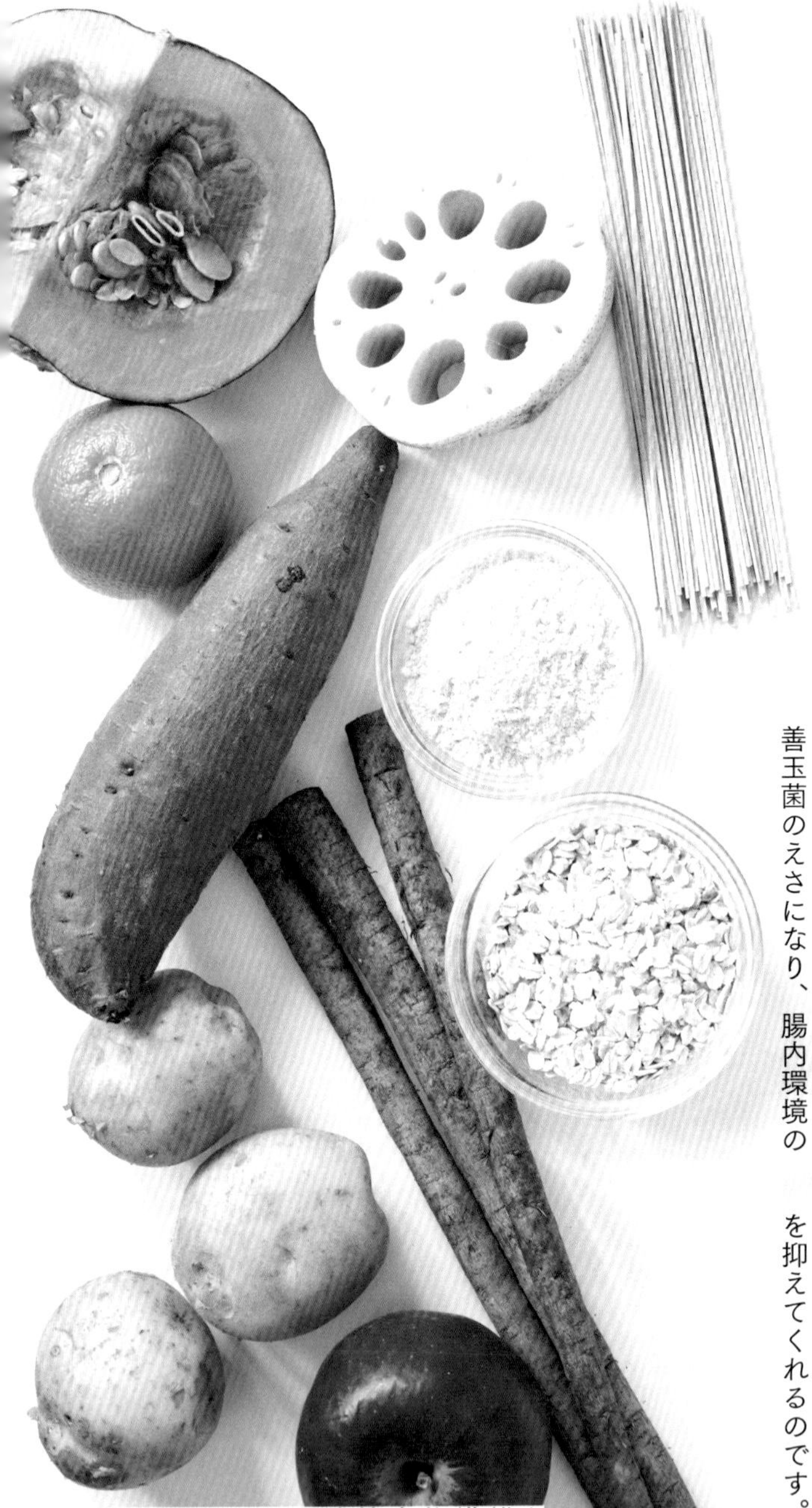

りんごなどの水溶性食物繊維もバランスよく

善玉菌のえさになるほか、血糖値や中性脂肪の上昇を緩やかにする水溶性食物繊維。りんごなどの果物、オートミールなどに豊富です。

腸内環境を整え便秘予防に血糖値上昇の抑制などの効果も

　更年期では、女性ホルモンの減少による自律神経の乱れから、腸のぜん動運動が起こりにくくなることがあります。腸内環境が悪くなると太りやすくなったり、肌トラブル、便秘などほかの不調にもつながったりします。

　食物繊維は腸を刺激してぜん動運動を引き起こし、老廃物を体外へ排出する作用があります。また、善玉菌のえさになり、腸内環境のバランスを整えたり、血糖値の上昇をやわらげたりする働きもあるので、不足しがちな食物繊維をたっぷりとりましょう。食事をするときに、食物繊維が豊富なものから食べる「ベジタブル・ファースト」が推奨されるのもそのため。食物繊維を先に食べることで、糖質の体内に取り込まれるスピードがゆっくりになり、血糖値の上昇を抑えてくれるのです。

8 低塩（低ナトリウム）高カルシウム・カリウム・マグネシウム

血圧を下げることで心臓や血管の疾患予防に

高血圧の大きな原因となるのが、塩のとりすぎ。塩分濃度を調節するために血液量が増えてしまうため、血管への圧力が高まります。これが、過剰な塩分が高血圧を引き起こすメカニズムです。酢やハーブ、スパイス、だしなどをうまく使って、食事の塩分を少しずつ減らしましょう。

それとともにとりたいのが、カルシウム、カリウム、マグネシウムなどのミネラル。これらには腎臓でナトリウムを尿に捨てさせ、私たちの体を守ってくれる働きがあるのです。

そのためカルシウム、カリウム、マグネシウムも高血圧の予防には欠かせないミネラルです。

カルシウム、カリウム、マグネシウムを含む食品を積極的に摂取

牛乳や乳製品、大豆製品などのカルシウム源のほか、カリウム、マグネシウムの多い野菜、海藻、ナッツ類などを摂取して積極的にナトリウムを排泄しましょう。

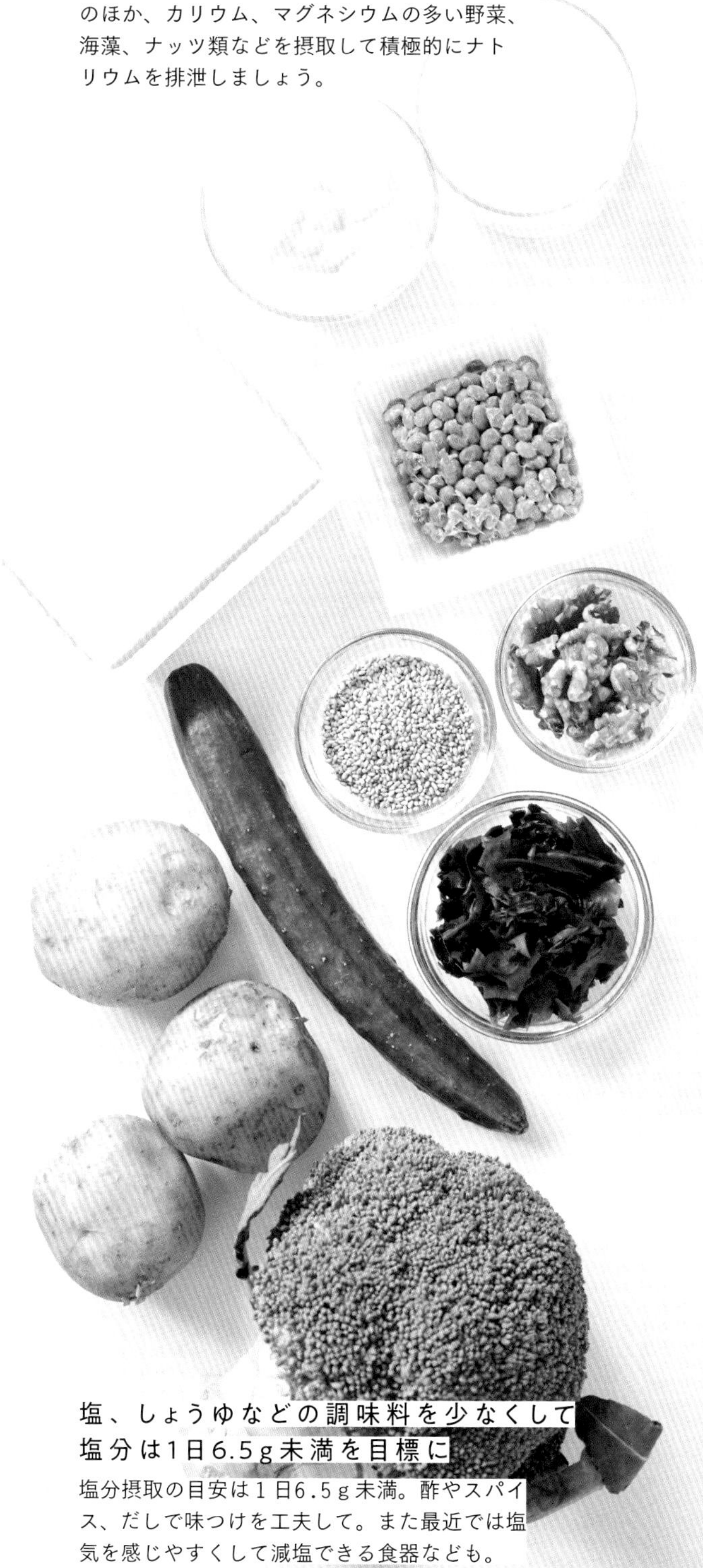

塩、しょうゆなどの調味料を少なくして塩分は1日6.5g未満を目標に

塩分摂取の目安は１日6.5ｇ未満。酢やスパイス、だしで味つけを工夫して。また最近では塩気を感じやすくして減塩できる食器なども。

不調別おすすめの食材と食べ方

更年期の不調は食事と運動で改善しましょう

それぞれの不調によって必要な栄養素は異なります

　妊娠・出産に備えて体を整える働きを持つ女性ホルモン。それだけでなく、女性の健康を支える重要な役割も果たしています。更年期は、卵巣機能の衰えにより、女性ホルモン（エストロゲン）が急激に減少するのに伴い、心身にさまざまな不調が表れてきます。

　そして、生活習慣病のリスクも高めます。これは、女性ホルモンのサポートが得られなくなるため、これまでの好ましくない食事や生活習慣の悪影響が体調に表れやすくなるのです。

　残念なことのように思えますが、一方で、自分を振り返り、より健やかな食事にするなど、生活習慣を改善できるグッドチャンスと捉えましょう。なぜなら、体に表れている不調は、栄養不足やとりすぎを知らせる体からのサインでもあるからです。人生100年といわれる時代、更年期後もできるだけ老化を抑え、いきいきとした幸せな生活を送れるよう、食事や生活を見直してみましょう。

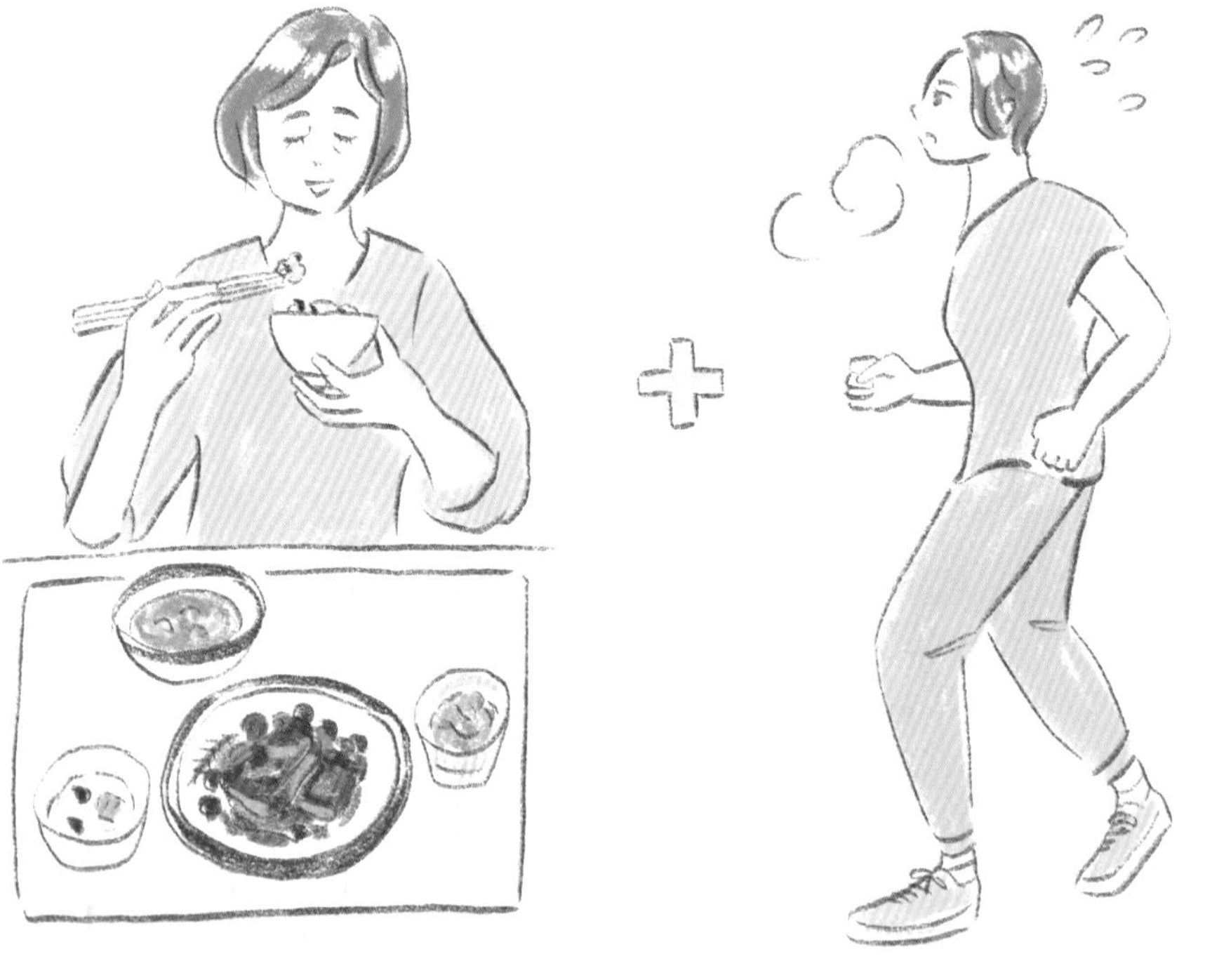

更年期の不調いろいろ

① → P30
のぼせ、ほてり、発汗、動悸、疲労感

② → P31
骨密度の低下

③ → P32
イライラ、意欲低下、情緒不安定

④ → P33
肌の乾燥、シワ

⑤ → P34
高血圧、脂質異常症

⑥ → P35
記憶力の低下

↓

それぞれに必要な適量の栄養素

＋

適度な運動

↓

不調が改善できる！

食事だけでなく、適度な運動でさらに効果アップ

健康を保つためには、食事に気をつけるだけでは不十分。食事に加えて、適度な運動、そして十分な睡眠が、健やかな生活に必須の3要素とされています。

とくに運動は、食事とセットで考える必要があります。

例えば、骨粗しょう症の予防には不足しがちなカルシウムや良質のたんぱく質、ビタミンDなどの栄養素が欠かせません。そこに速歩や筋トレなど、骨に刺激を与える運動を組み合わせることによって、更年期に減少する骨量を効率よく増加させることができます。

また、運動をすると全身の血流がアップして、食事でとった栄養を、骨を含め、全身の細胞に届けることができます。

ウォーキングやジョギング、水泳などの有酸素運動と、筋トレなどの無酸素運動を組み合わせるのが理想的。できれば週に2～3回、20～30分が目安ですが、大切なのは継続すること。はじめは無理のない程度に、日々の生活に取り入れていきましょう。

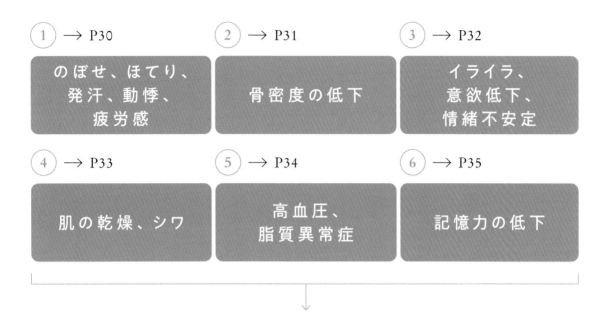

不調①

のぼせ ほてり 発汗 動悸 疲労感

血管の収縮や拡張をコントロールしている自律神経が乱れるのが原因

「突然、体が熱くなって汗がふき出る」「暑いと思ったらしばらくすると背中がぞくぞくする」。更年期には、「ホットフラッシュ」に代表される、のぼせ、ほてり、発汗などのような体温調節がうまくできなくなる不調が起こりやすくなります。そのほか、心臓が急にドキドキしたり、めまい、頭痛、疲労感などを感じることも。

これらは更年期の不調として代表的なもので、自律神経の乱れによって起こります。自律神経は、体温調節や心臓の鼓動といった、生きていくのに欠かせない体の機能をコントロールしていて、脳の視床下部の指令によって動いています。そして、この視床下部は、さまざまなホルモンの分泌を制御する脳の中枢です。このように視床下部という神経の核を通じ、ホルモン分泌と自律神経系は互いに影響し合っています。そのため、更年期で女性ホルモンのバランスが崩れると、自律神経系も乱れやすくなってしまうわけです。

自律神経系症状の緩和には、心身のリラックスが大切です。入浴はシャワーで済ませず、ぬるめの湯船に浸かるのがおすすめ。寝る1時間ぐらい前に入ると眠りやすく、さらに質の良い睡眠につながります。また更年期には、身体面、美容面でどうしても「老い」を感じてしまうことや、人によっては子離れも重なることから、自信がなくなったり、空虚な気持ちになりがちです。このような精神状態が、不調を重くしてしまうことも。更年期は誰にでも訪れる一時的なものであり、時期が過ぎれば不調も治まってきます。自分自身を責めず、また家族や友人などの周囲の人にも相談しながら、うまくやり過ごすことが大切です。

おすすめ食材&食べ方

抗酸化物質、ビタミン、ミネラル類が豊富な野菜や果物を積極的に

自律神経の働きを助けるビタミンやミネラル類、抗酸化物質を。ビタミンEやC、カロテノイドを豊富に含む緑黄色野菜を積極的に。大豆に含まれるイソフラボンは抗酸化力のほか、女性ホルモンに似た働きを持つ可能性も。

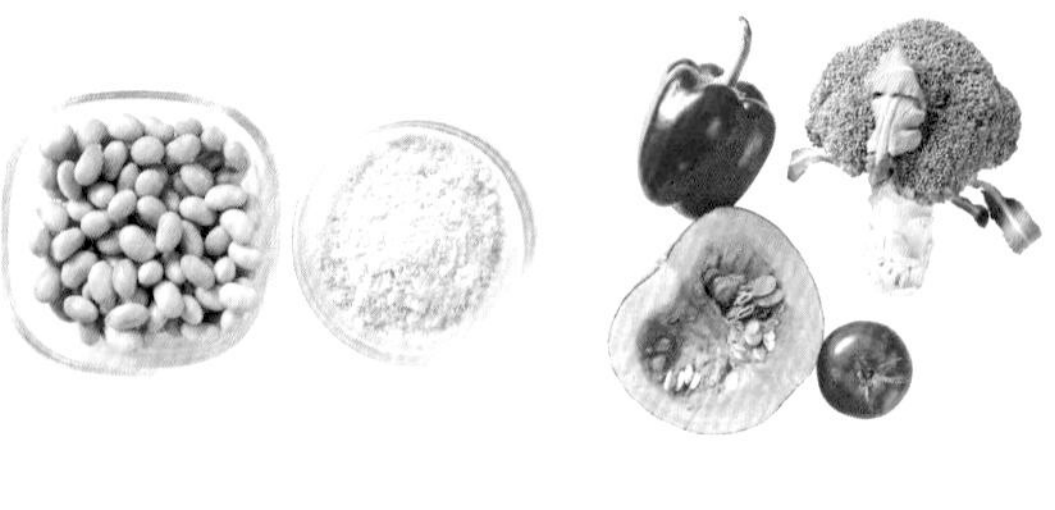

骨密度の低下

女性ホルモンの減少によって骨密度が低下し、骨がもろく骨折しやすくなる

　女性が年齢を重ねるごとに気をつけたい病気が、骨粗しょう症です。骨密度が低下して骨がもろく弱くなり、背骨が曲がったり、ちょっとしたことで骨折してしまったりするようになります。また、更年期には転倒しやすくなります。

　骨密度の減少が進むのが更年期からです。骨はカルシウムの貯蔵庫でもあり、全身のカルシウムの量を調節するために、骨を壊して血中にカルシウムを供給する一方、食からの十分なカルシウムにより新しい骨をつくる「骨形成」を繰り返しています。そしてこれらに大きく関わっているのがエストロゲン。骨形成を促し、骨を壊す働きを抑える働きを担っています。

　更年期にはエストロゲンが減少するため、骨を壊す働きは進行する一方、新しい骨がつくられにくくなるため、骨密度が減ってしまうのです。

　女性はもともと骨密度量が低いのに加え、妊娠・授乳の影響で骨に十分なカルシウムが蓄積できていないこともあります。そこへ更年期や加齢の影響も重なり、骨粗しょう症のリスクが高まり、腰や背中が曲がりやすくなるわけです。

　骨粗しょう症予防のためには、必要な栄養素を十分に摂取すること。とくに日本の女性はもともとカルシウムの摂取量が不足しています。さらに更年期では、若い頃に比べ、栄養素の吸収率が低下してきます。したがってカルシウムが効率的にとれる牛乳や乳製品を日に2回以上、こまめにとるのがおすすめ。また骨や筋肉は運動をすることで強くなります。速歩や筋トレなど、筋肉を動かす習慣をつけましょう。毎日できれば理想的ですが、頑張り過ぎて続かなくなってしまっては本末転倒。継続的に行うことが大切なので、テレビを見ながら、料理をしながらの「ながら運動」など、自分に合うやり方で運動を取り入れていきましょう。

おすすめ食材&食べ方

良質のたんぱく質、カルシウム、ビタミンDをしっかりとることが大切

カルシウムをしっかりと摂ることはもちろん、骨形成を促したり、骨をしなやかにする栄養素も忘れずに。カルシウムやたんぱく質を効率的にとれる牛乳や乳製品、卵、ビタミンDが豊富な魚介類などを積極的に摂取して。

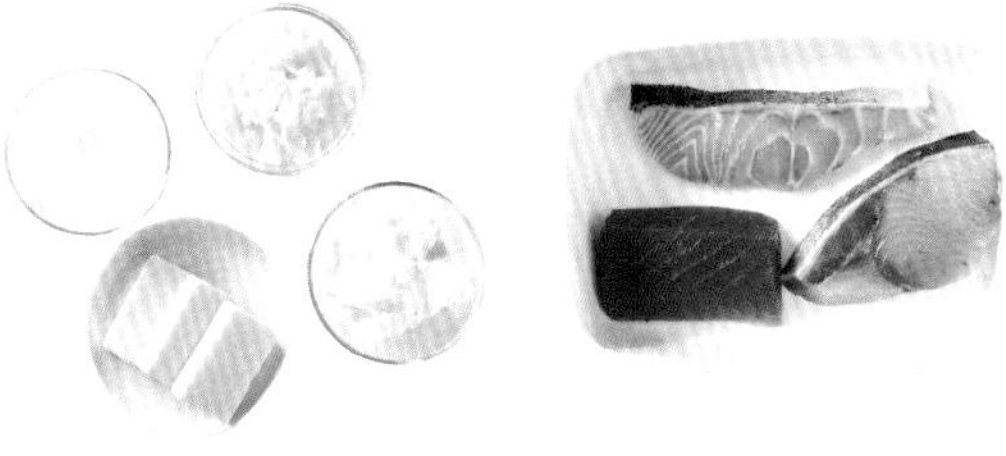

不調③

イライラ 意欲低下 情緒不安定

セロトニンが不足したり、視床下部の変調などによる精神神経症状が起こりやすく

更年期で起こる気分の浮き沈みやイライラ、不眠、意欲低下といった精神神経症状には、さまざまな原因が考えられます。

そのうちの一つが、エストロゲンの減少による自律神経への影響。女性ホルモンのエストロゲンは、脳内のセロトニンやノルアドレナリンといった、神経伝達物質の働きにも関わっています。これらの神経伝達物質は幸福感や生きる意欲を司っているホルモンの一種。そのため更年期にエストロゲンが減少してくると、憂うつな気分や意欲の低下、疲労感などを感じやすくなるのです。さらに、寝つきが悪い、夜中に目が覚める、寝ても疲れがとれないなど、睡眠に影響してくることもあります。

同時に、更年期は、子どもの自立や親の介護といった環境面での大きな変化を迎える時期でもあり、働く女性の多い現代では、仕事上の悩みや不安を抱える人も多いでしょう。更年期は女性のターニングポイントとなります。「女性としての魅力が減少してしまう」という心配も大きなストレスとなります。

これらへの対処法は、まずはそんな自身の状態を「女性ホルモン減少による、誰にでも起こりうる現象」として受け止めることが大切です。そして自分がリラックスできるものや居心地のよい環境を見つけましょう。できるだけ規則正しい生活を心がけ、屋外で散歩するなどして軽く体を動かし、活動と休息にメリハリをつけることで、気持ちや睡眠にもよい影響が表れてきます。症状がひどい場合は迷わず医師に相談を。

おすすめ食材&食べ方

抗酸化物質、ビタミン、ミネラル類を積極的に摂取して自律神経を整える

セロトニンのもとになる必須アミノ酸のトリプトファンを含む食材や、トリプトファンをセロトニンに変換する際に必要なビタミンB群、C、カルシウム、マグネシウム、マンガン、亜鉛などを含む食材をバランスよくとりましょう。

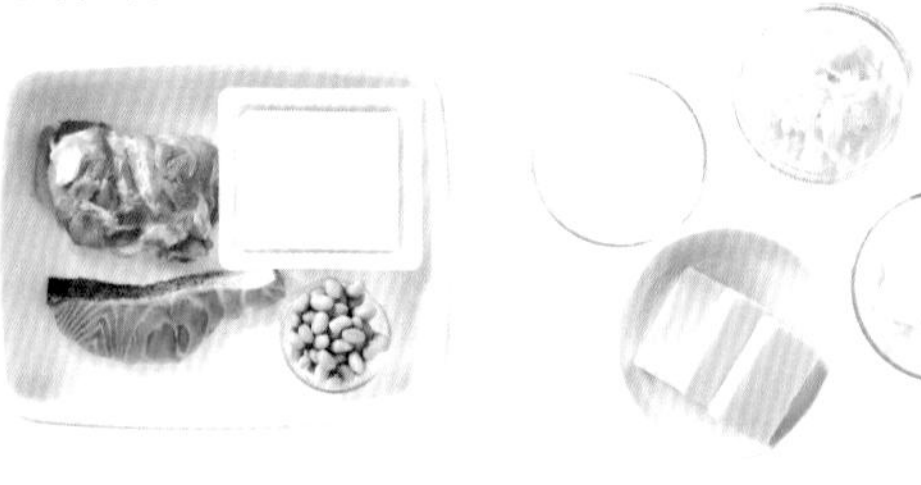

不調④

肌の乾燥 シワ

女性ホルモンの減少により、コラーゲンの合成やターンオーバーが促進されなくなる

「エストロゲン」は美肌ホルモンとも呼ばれ、肌の弾力を保つコラーゲンを生成したり、水分量を保持する役割を担ったりしています。また、エストロゲンにはターンオーバー（代謝）、つまり肌細胞の生まれ変わりを促進する働きも。女性の肌がピンと張って、ふっくらとみずみずしいのは、エストロゲンのおかげなのです。

更年期では、このエストロゲンの分泌が低下し、皮膚が薄くなって水分が蒸発しやすくなってしまい、肌が乾燥しやすくなります。さらにコラーゲンなどの減少により、シワ、たるみ、くすみといった、さまざまな肌の悩みが出てくるのです。とくに肌の乾燥がひどくなると、かゆみを引き起こしたり、肌の外からのバリア機能を低下させて肌荒れの原因になることも。

まずは保湿をこまめに行うことが大切です。化粧水だけでなく、乳液やクリームなども利用して油分も補いましょう。内側からのケアとしてはコラーゲンや、肌の材料となる良質のたんぱく質、代謝を助けるビタミン、ミネラル類がおすすめ。これらの栄養素をとることはもちろん、質のよい睡眠と順調なお通じも大切です。

おすすめ食材＆食べ方

良質なたんぱく質とビタミン、ミネラル類を十分に摂取して

たんぱく質は美しい肌のためにも欠かせない栄養素。また皮膚や粘膜の健康を保ち、肌の酸化を抑えたり、ターンオーバーを促進させる役割があるビタミンB群やビタミンA、C、E、亜鉛なども積極的にとりましょう。

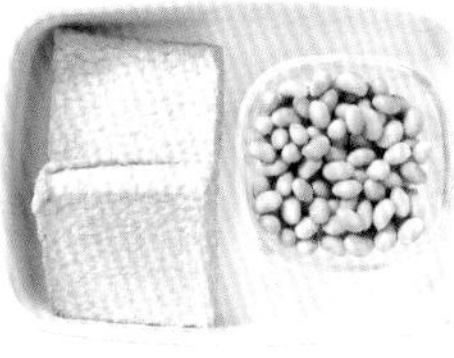

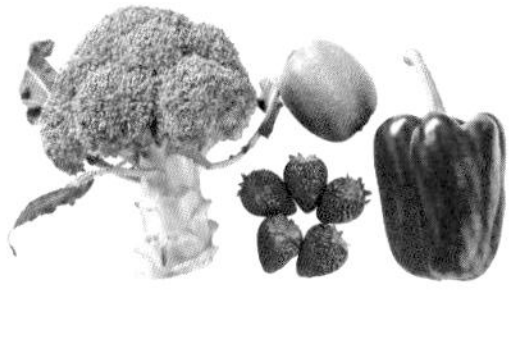

不調⑤

高血圧 脂質異常症

閉経以降は、女性ホルモンの保護がなくなり、生活習慣病のリスクが一気に高まる

卵巣でつくられている女性ホルモン「エストロゲン」と「プロゲステロン」の主要な働きは、妊娠・出産の準備とそのために体を整えることです。肝臓などの臓器や血管などを健康に保ち、女性の体をさまざまな病気から守るという大切な役割も果たしています。具体的には、エストロゲンには、悪玉コレステロールを減らし、善玉コレステロールを増やす働きが備わっています。そのためエストロゲンの分泌が低下する40代半ば頃からメタボリックシンドロームの因子が増えます。食事内容は若い頃から変わっていないのに、コレステロール値、血圧、血糖値など健康診断の数値に異常がだんだんと表れるように。体型も気になりはじめ、ぽっこりとお腹だけが出る内臓脂肪蓄積型肥満へと変化していきます。怖いのは、高血圧や高コレステロール、高血糖などが重なっていくと、より重大な疾患につながるリスクを高めてしまうことです。まず血管の壁が厚く、かたくなる動脈硬化を発症。やがて心筋梗塞、脳梗塞などの血管障害を起こす原因となります。

食事では、これまでとりすぎていた塩分や脂質を意識し、摂取量に注意しましょう。また、適度な運動を習慣にすることも大切。ウォーキングや軽い筋トレなどを取り入れるほか、家事などでできるだけ体を動かす意識を持つようにしましょう。

おすすめ食材&食べ方

低塩はもちろん、良質の脂質、ビタミン、ミネラル類を摂取して

塩分を控えめにし、良質の脂質を効果的に摂取できる青魚などを。代謝を助けるビタミンB群（B_2、B_6、B_{12}、葉酸）やビタミンC、ミネラルもバランスよく摂取を。

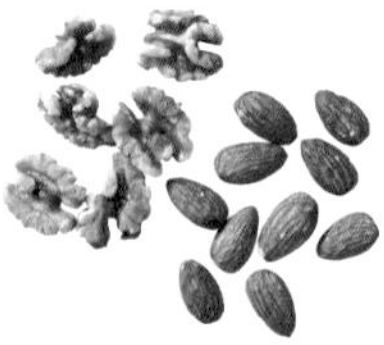

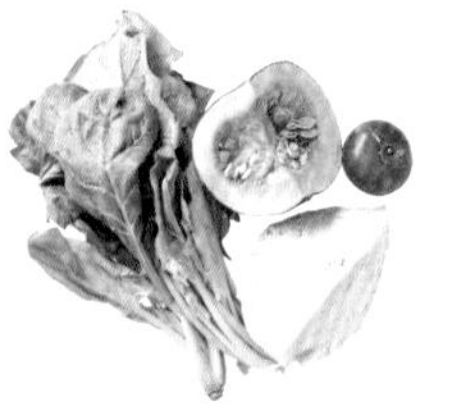

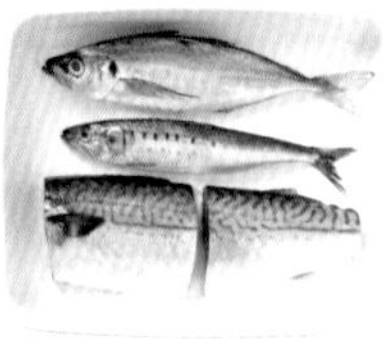

不調⑥

記憶力の低下

女性ホルモンが減少することで、記憶を司る海馬の働きが低下

うつやイライラといった精神神経症状も更年期の不調の一つですが、それと同時に、「物忘れ」が起こりやすいことも、最近の研究で分かってきました。エストロゲンは脳に作用する働きがあり、中でも記憶や学習を司る脳の海馬（かいば）や、恐怖や不安などの感情をコントロールする扁桃体などに影響を与えているのです。

更年期にエストロゲンが減少すると、海馬で合成される神経伝達物質が減少してしまい、記憶力や認知機能が低下するのです。エストロゲンには海馬の神経細胞を保護する働きがあるので、減少することで記憶力に影響すると考えられます。

物忘れが多くなると困るのが、約束や予定をすっぽかしてしまうことでしょう。カレンダーなどに目立つように書いておき、いつもチェックする習慣をつけるといいですね。

また脳機能の低下は、頭を使うことである程度食い止められます。例えば人の名前などが思い出せないときは、すぐに人に聞いたり調べたりすると、頭を使うことになりません。「どんな漢字が使われていたか」「その人の名前から浮かんでくるイメージは」など、周辺情報の記憶をたぐりながら、思い出すよう努力しましょう。その過程で脳のさまざまな機能が使われ、機能が回復されます。

おすすめ食材&食べ方

良質の脂質、ビタミン、ミネラルの摂取して 脳の活性化を

脳の血流をよくする栄養素で、脳の若さを保ちましょう。DHA、EPAなどの良質の脂質を含む青魚やビタミンB群、ビタミンA、E、亜鉛がおすすめ。

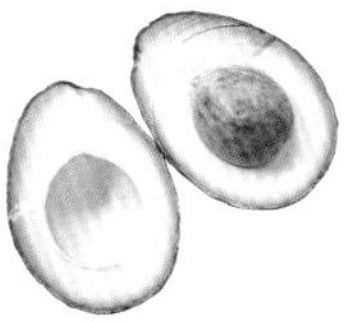

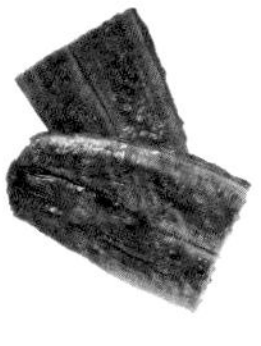

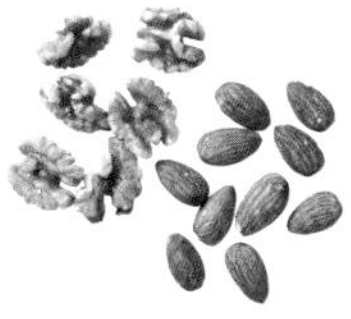

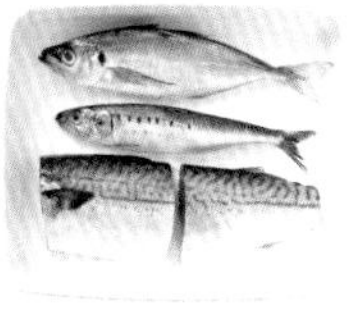

最強の献立ルール8

体にいい献立のルールを覚えましょう

このルールさえ覚えれば女性に不足しがちな栄養がしっかりとれます

　さまざまな不調が表れる更年期。そんなときだからこそ、一番身近な食事や生活習慣を改めて見直すことが何より大切です。前のページでは、更年期の不調を改善するためにとりたい栄養素のことをお伝えしてきました。

　更年期を生き生きと過ごすためには不足しがちな栄養素に気づくことがとても大切ですが、いざ実践しようとするとなかなか大変なものです。どんな食材にどんな栄養素が豊富に含まれているのか、把握しきれません。

　ここでは、女性の健康を支えるための「最強の献立ルール」をご紹介します。以下に挙げる8つのルールを守っていれば、更年期の女性に不足しがちな栄養素が過不足なくとれるでしょう。難しく考えず楽しみながら、女性の健康にうれしい、栄養バランス満点の食生活へと切り換えていきましょう。

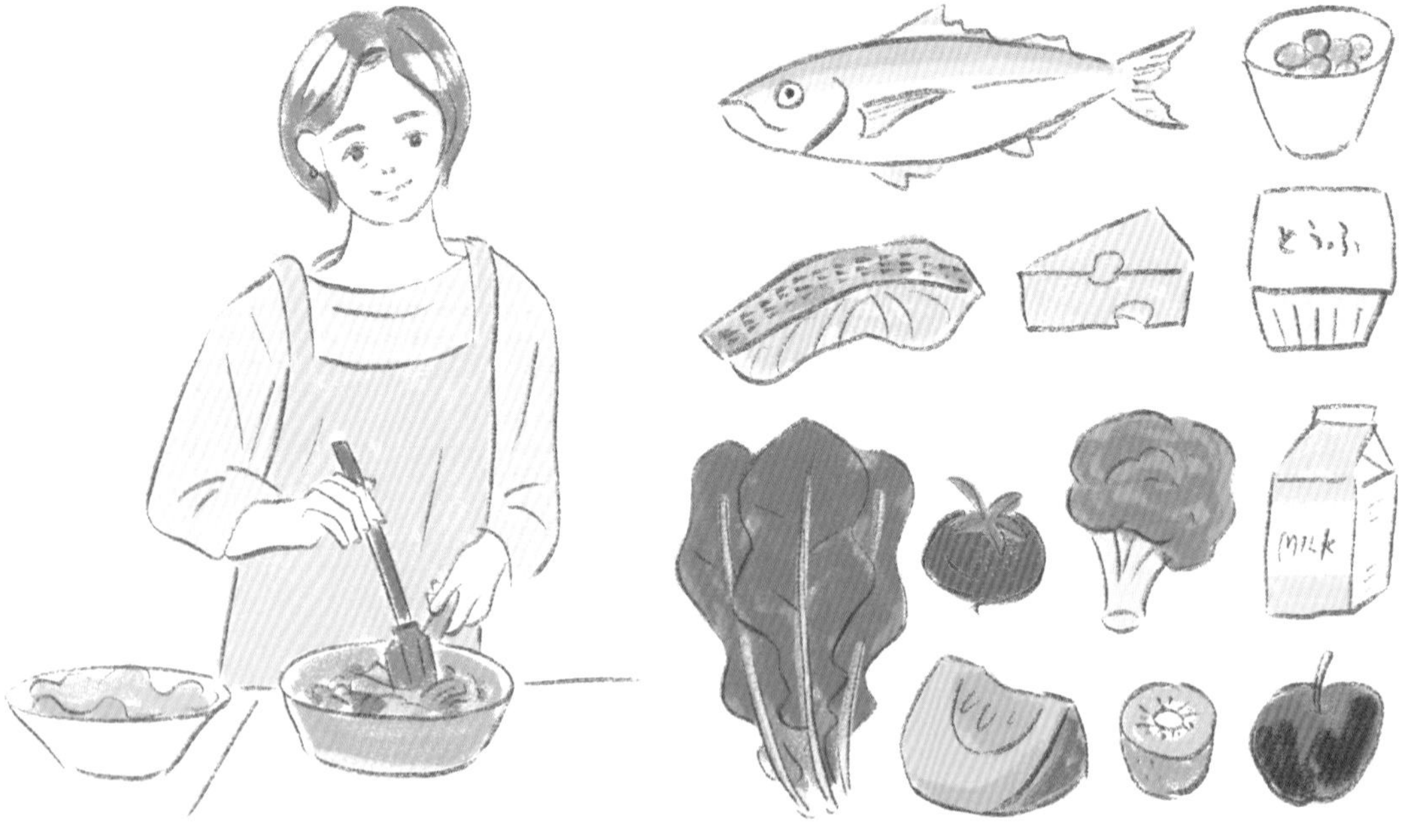

1食で考える基本の献立

まずは、1食分の基本の献立を覚えましょう。主食、主菜、副菜、汁物を揃えると
栄養バランスを確保しやすくなります。

副菜①

野菜や大豆製品などのおかず。主菜では不足しがちなビタミンやミネラル類、食物繊維などを補う。

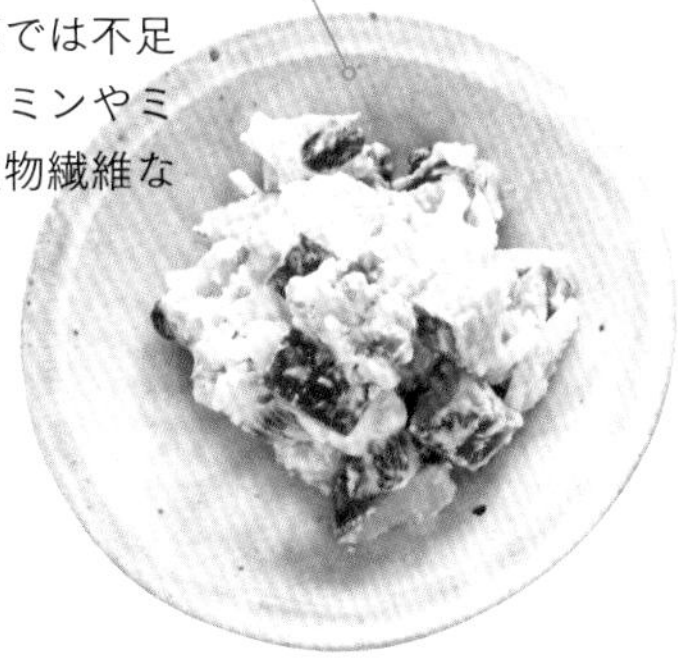

副菜②

副菜①だけでとりにくい栄養素を補うためのおかず。油料理でないものがおすすめ。

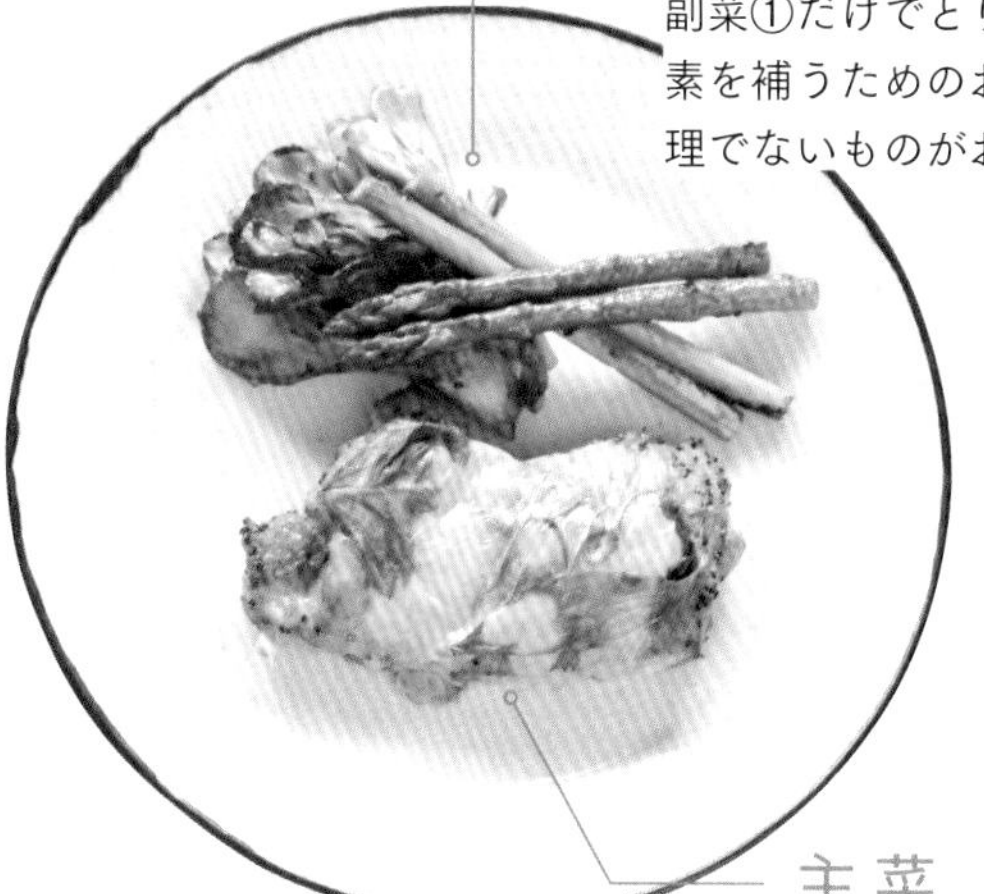

主菜

肉（牛・豚・鶏）や魚、大豆製品などのメインのおかず。三大栄養素のうち、良質のたんぱく質をしっかりとることができる。

主食

ごはんや麺類、パンなど。三大栄養素の一つである炭水化物は、エネルギー過多にならないように気をつけながら毎日とることが大切。

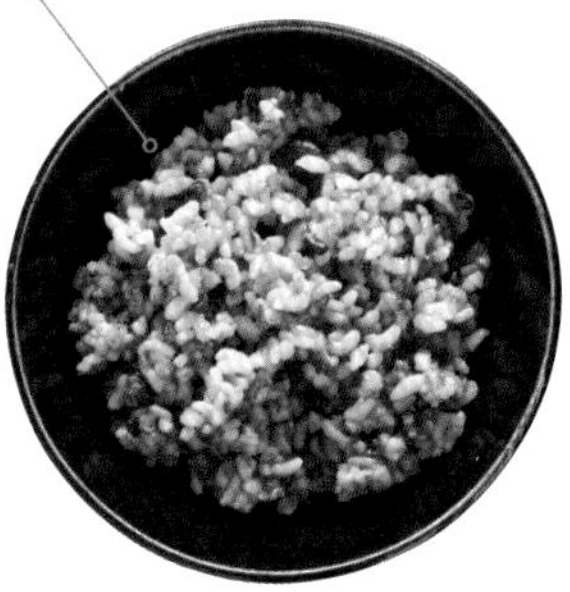

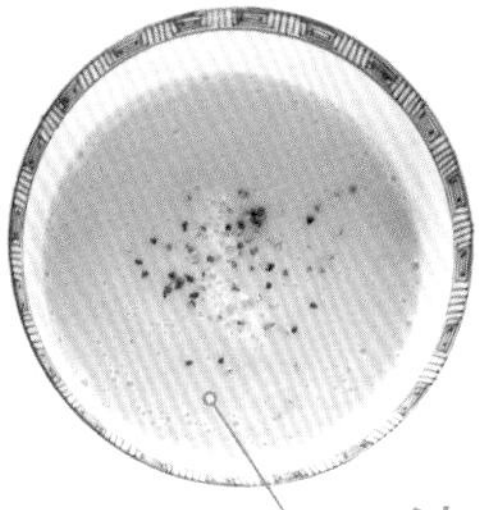

汁物

胃腸を温めて食欲を促進させる。塩分が多くなりがちなので具を多くするのがポイント。

主食、主菜、副菜を揃えて乳製品、果物を加えましょう

基本の献立は「一汁三菜」。つまり主食に汁物、主菜と副菜など3つのおかずを組み合わせた食事です。食材の種類が増え、とれる栄養素も自然と多くなり、全体として彩りよく、栄養バランスが整うようになります。主菜は肉や魚など、たんぱく質がメインのおかずなので、副菜や汁物には野菜や海藻などを使い、ビタミンやミネラル、食物繊維を補います。主菜が植物性たんぱく質の豆腐などの場合は、副菜や汁物に動物性たんぱく質をプラスするのも◎。主食はごはん、麺、パンなどですが、真っ白く精製されているものより玄米や雑穀、全粒粉、胚芽入りを選ぶとビタミン・ミネラル類や食物繊維が増えます。

上記の基本の献立に加え、デザートや間食として乳製品や果物を組み合わせましょう。更年期にとりたいたんぱく質、カルシウム、そのほかのミネラル、ビタミン類、抗酸化物質などを補えます。

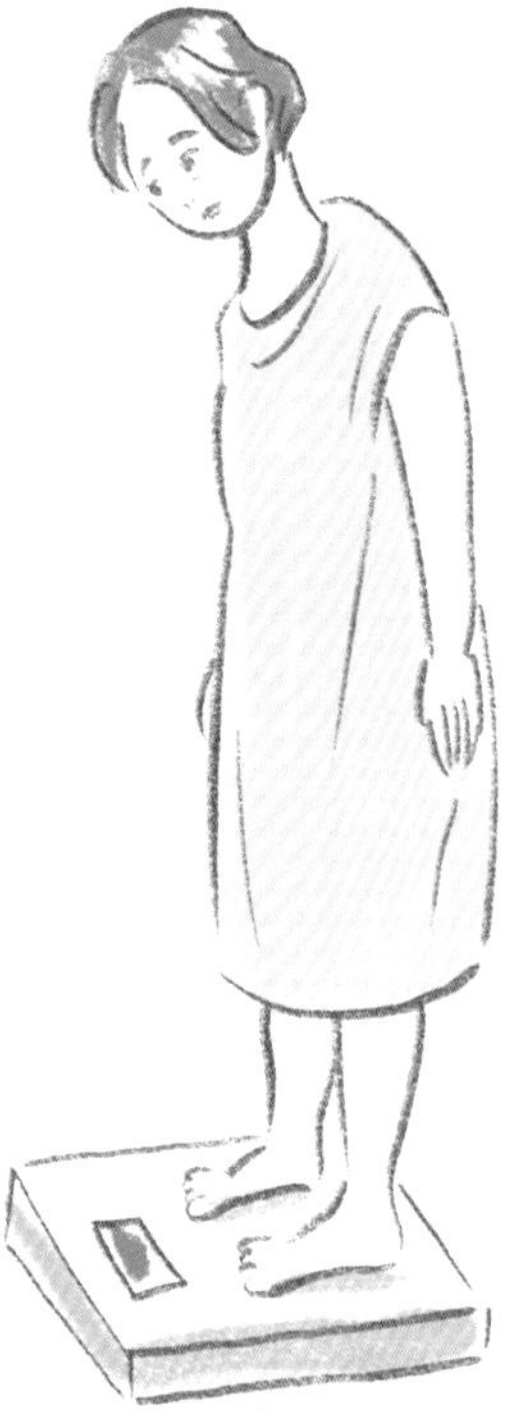

最強の献立ルール 1

食べすぎないように毎日の体重をチェック

更年期では基礎代謝が落ちるため、食べすぎたカロリーが体脂肪として蓄積されやすくなり、内臓脂肪へと蓄えられます。一方で栄養素の吸収率も徐々に下がっていくため、適正カロリーを守りながら栄養を過不足なくとるという、バランス感覚が重要。体重はそれを教えてくれるバロメーターです。できるだけ毎日チェックしましょう。できれば毎朝、起床時に測定し、メモする習慣を。増加傾向にあれば食事の内容や量がチェックできます。

最強の献立ルール 2

良質のたんぱく質を毎食とる

更年期の女性はとくに、良質のたんぱく質をきちんととることが大切です。筋肉を維持するためには、目安として体重1kgにつき１ｇのたんぱく質が必要と考えられています。体重50kgの人なら50ｇとなり、この量を１日に摂取するのは意外と大変です。三度の食事でたんぱく質量としてどれぐらいとれているのかを把握してみましょう。例えば、肉や魚介類なら、脂肪の少ない部位でそれぞれ100ｇあたり約20ｇのたんぱく質を含んでいます。大豆製品はたんぱく質量はいろいろですが、カルシウムや抗酸化物質も含んでいるので、週２回以上とるようにしましょう。

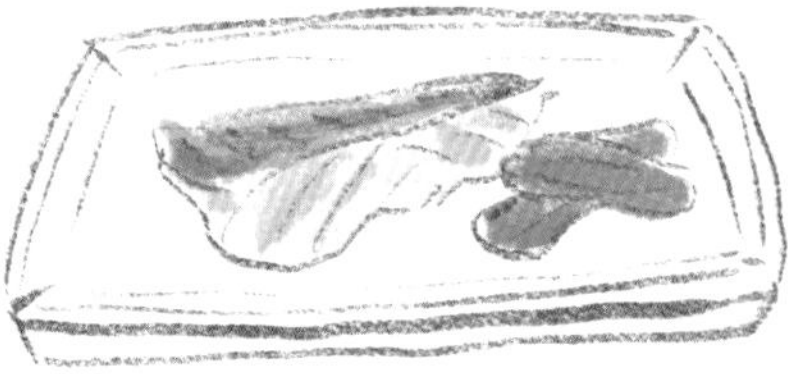

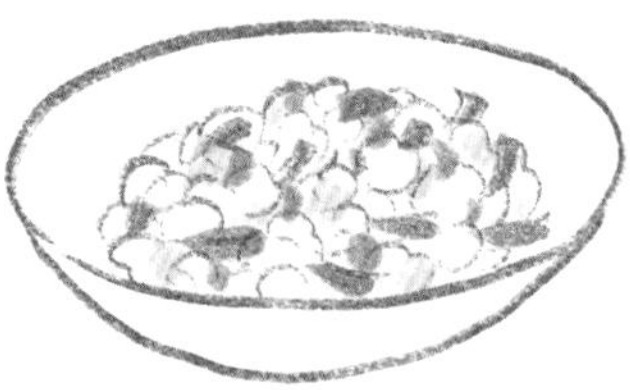

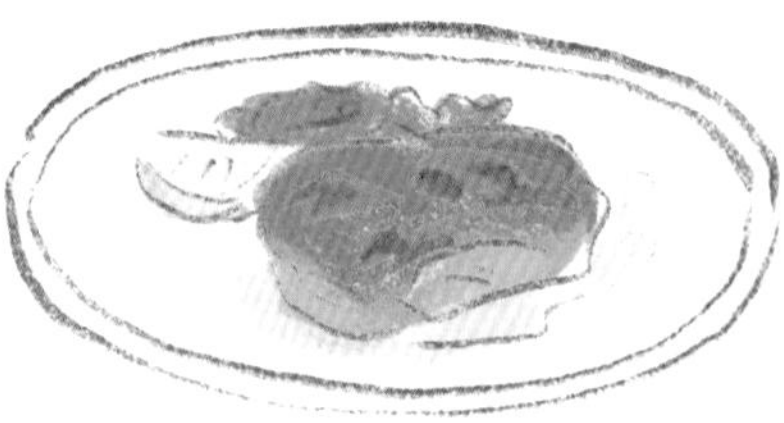

最強の献立ルール

3 牛・豚の脂肪のとりすぎに注意する

更年期は、LDL（悪玉）コレステロール値が上昇しやすく、動脈硬化などを引き起こしやすくなるので、脂質のとり方に注意が必要です。優先してとりたいのは、青魚の油や、えごま油、亜麻仁油といったオメガ3系の良質な脂質。良質のたんぱく質は積極的にとる必要がありますが、豚肉や牛肉は部位により脂肪が多く、食べすぎると動物性脂肪のとりすぎにつながるので、注意しましょう。鶏肉ならむね肉やささみ、豚肉、牛肉ならもも肉、ヒレ肉などの赤身を。ひき肉は脂肪がどのぐらい入っているかわからないので、鶏ならむね肉、豚、牛なら赤身のものを選びましょう。

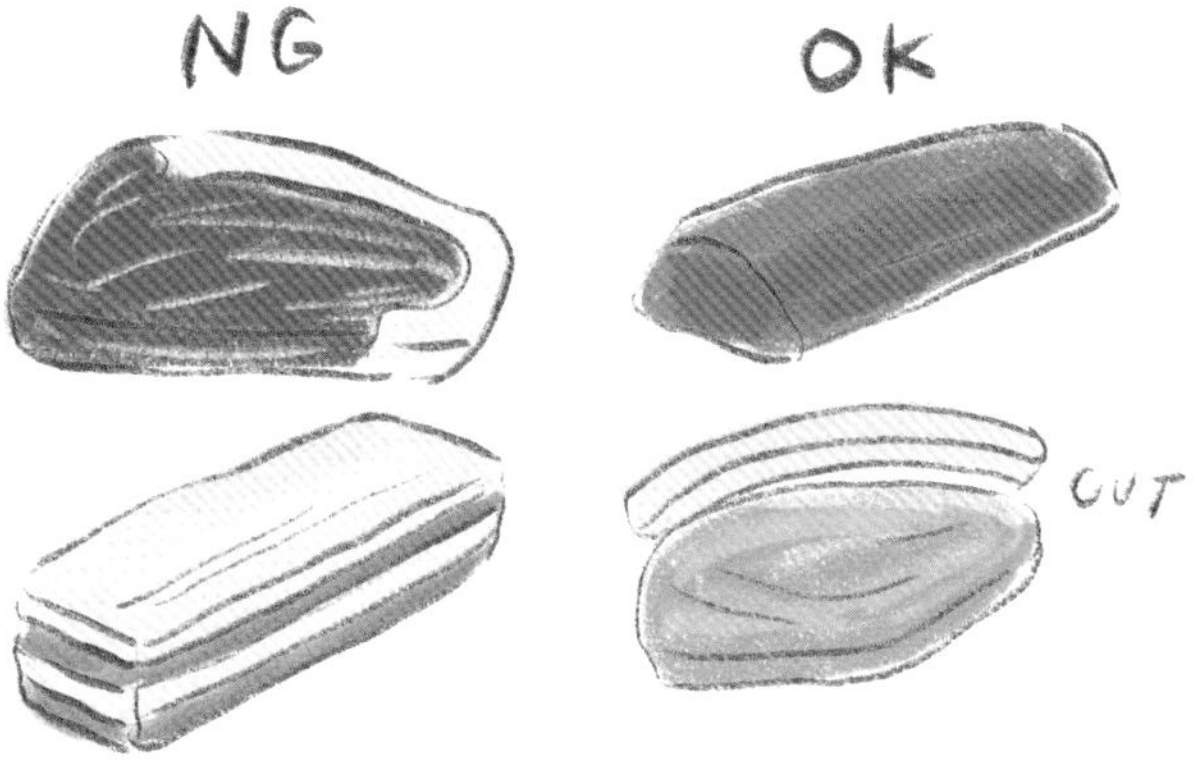

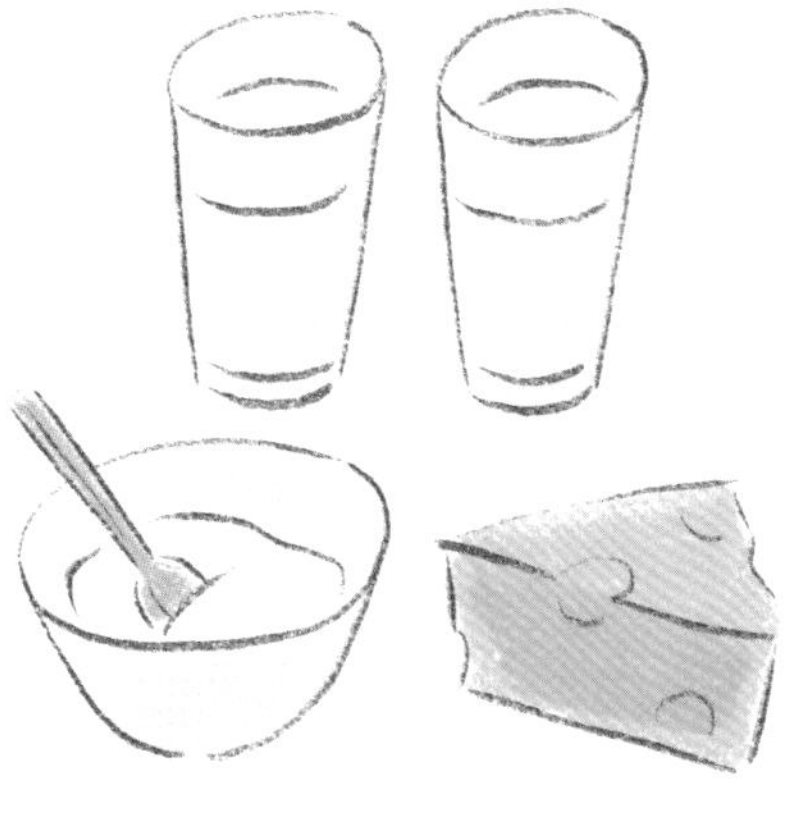

最強の献立ルール

4 牛乳・ヨーグルト・チーズのどれかを毎日2回以上とる

牛乳や乳製品は、更年期でとくに不足しがちなたんぱく質、カルシウムが豊富です。そして、注目すべきは、カルシウムの吸収率の高さ。骨粗しょう症や骨折の予防に有効です。骨粗しょう症予防には1日にカルシウムを700～800㎎とることが望ましいとされており、牛乳なら毎日コップ2杯（カルシウム約400㎎）飲むことが推奨されています。加えて、ヨーグルト、チーズのどれかをとるようにすると、効率よくカルシウムを摂取することができるでしょう。また、乳製品にはカリウムやマグネシウムも多いので、高血圧や心臓病などの循環器疾患予防にもおすすめです。

最強の献立ルール

5

新鮮な魚を週2～3回以上とる

今、世界的に魚食が注目されています。2010年に「週に２～３回魚を食べると虚血性心疾患や突然死などのリスクが低下」という研究結果がアメリカで発表されて以来、魚食の健康効果に関する研究が進んでいるのです。日本は豊富な海産物に恵まれているにもかかわらず、魚を食べる機会が減ってきていますが、これはもったいないこと。週に２～３回と言わず、毎日でも魚を食べ、血管の若さを保ちましょう。ただし干物や加工食品は塩分が高くなりがちなので控えめにし、生の魚（冷凍もOK）を刺身、塩焼き、煮魚などにして食べるのがおすすめです。

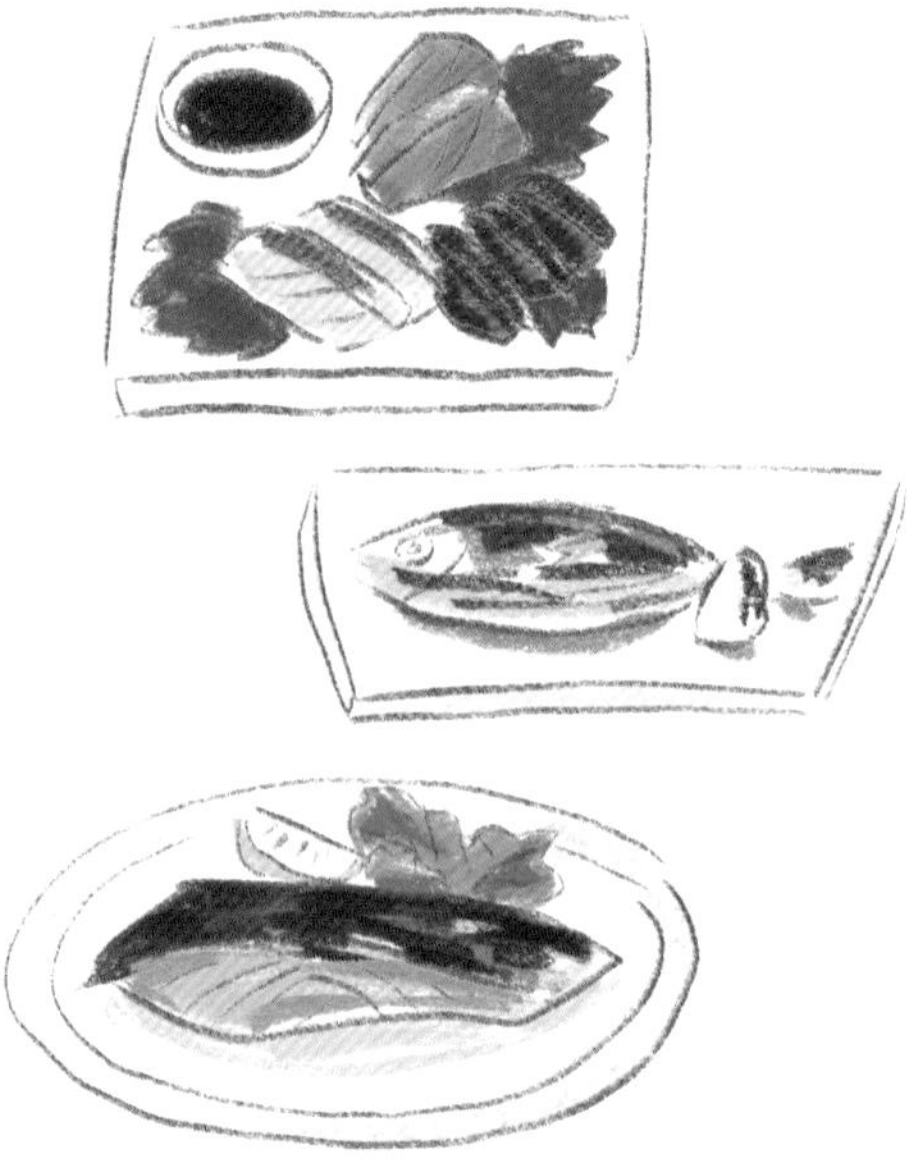

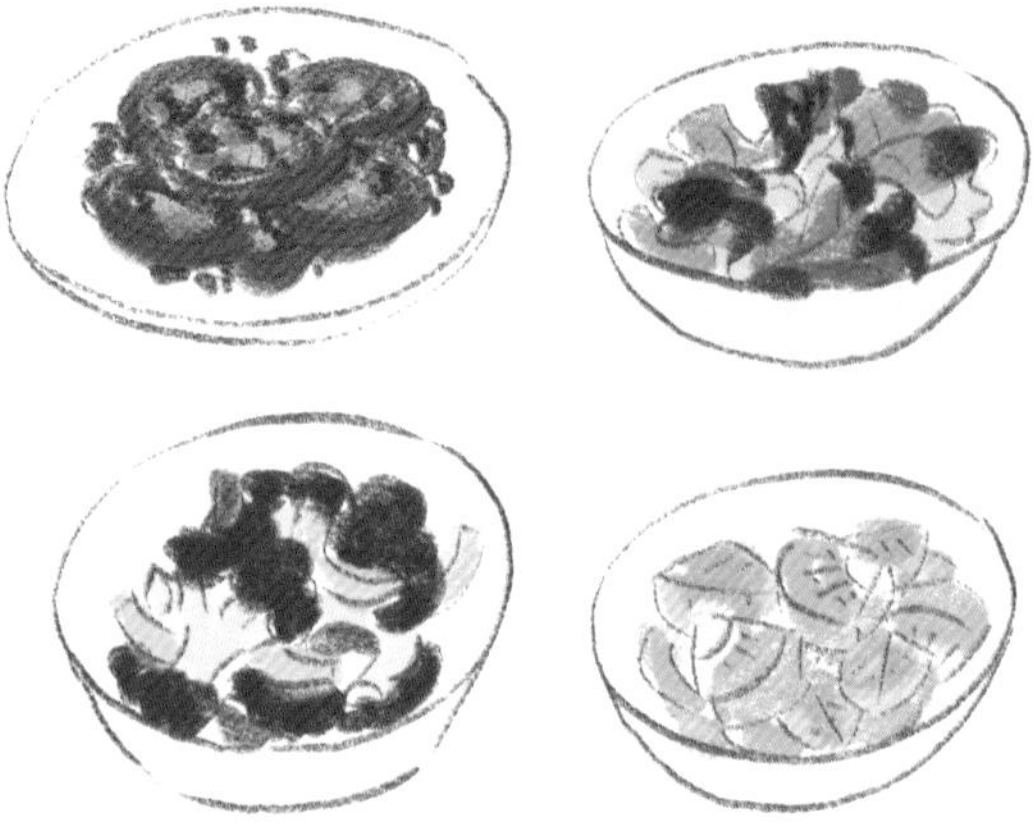

最強の献立ルール

6

野菜・果物を1日2～3回はとる

健康のためには、野菜をたくさん食べることが大切とわかっていても、意識しないと十分な量を摂取することはできません。１日の摂取推奨量の350ｇと果物200ｇをとるのは意外と難しいもの。重要なのは、なるべく毎食、意識して野菜や果物をそれぞれとるということ。野菜や果物に含まれるビタミンやミネラル類の多くは排泄されやすく、体内に長く貯蔵できないのでこまめにとる必要があるのです。また、加熱することによって失われたり、こわれたりする栄養素もあります。いろいろな調理法でとるようにしましょう。

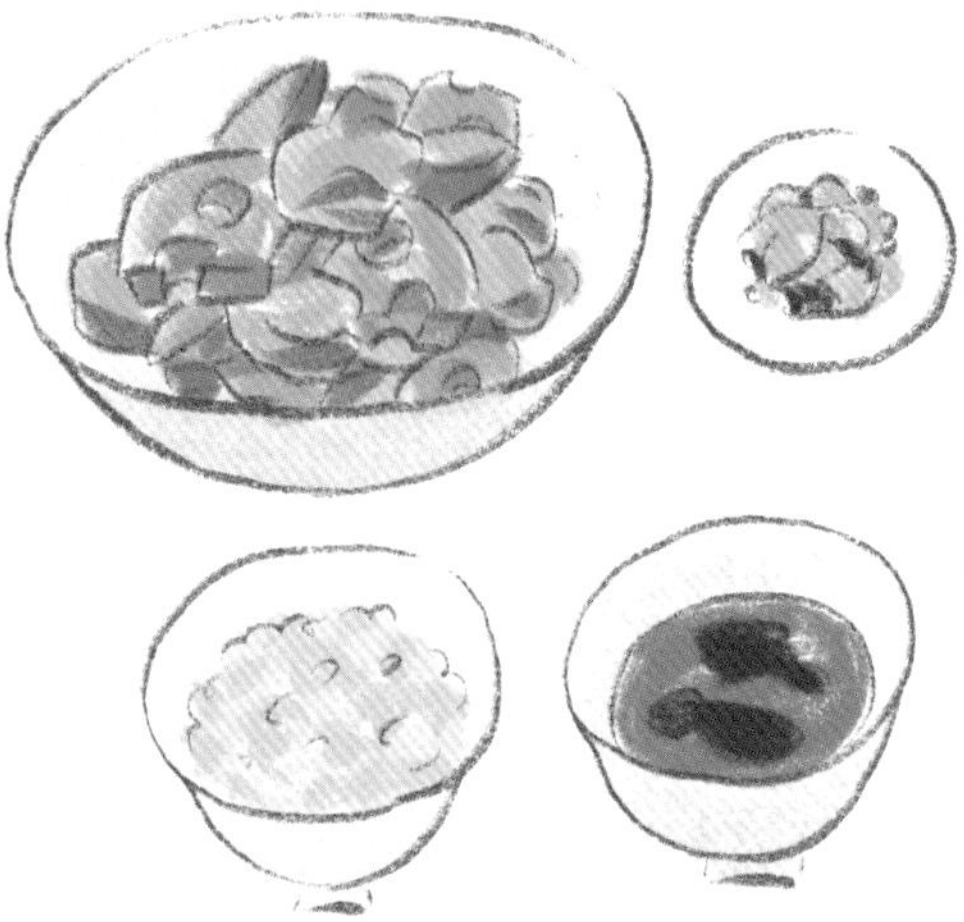

最強の献立ルール

7

食物繊維の多い食事で腸内環境を整える

更年期には、自律神経の乱れなどでお通じも不調になりがちです。腸の状態は自律神経を通じて心身の健康にも影響を与え、さらなる不調の原因になるなど、悪循環を招いてしまいます。便秘を防ぎ、腸内の善玉菌を増やしてくれる可能性がある食物繊維を多めにとって、腸内環境を良好に整えましょう。食物繊維には不溶性と水溶性があり、それぞれの働きがあります。食物繊維が多い野菜や果物、海藻、ナッツなどを意識してとるほか、主食には玄米や雑穀、オートミール、ライ麦パンなどもおすすめです。

最強の献立ルール

8

外食での塩分と脂肪のとりすぎをおうちの食事でリカバリー

毎日忙しいからと、つい外食したり、スーパーやコンビニの弁当・惣菜に頼ってしまいがち。そのような食生活では、野菜不足、脂肪や塩分過多となり、栄養が偏ってしまい、さらに不調を助長する結果になります。だからこそ、自炊できるときは塩分と脂質を抑え、野菜を増やす工夫をしましょう。本書で紹介している献立は、極力脂質を控えめに、塩分は１食２ｇ以下としています。また、とりすぎた塩分や脂肪を排出してくれるカリウム、食物繊維などを積極的に摂取しましょう。野菜や海藻を多めにし、素材の味を引き出す調理法がおすすめです。

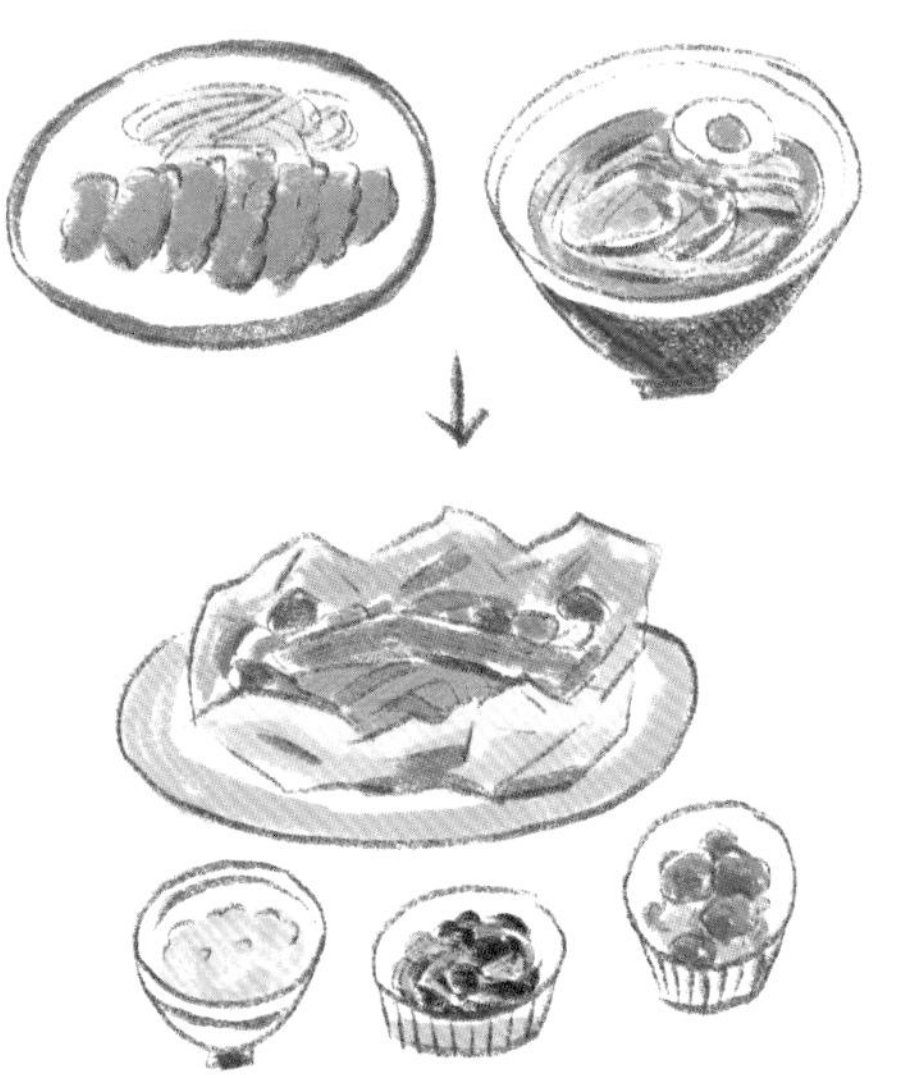

朝・昼・夜

朝・昼・夜の1日で考える献立のこと

いつまでも若々しくいるためのグッドチャンス
1日の献立を通して食生活の改善を

女性の人生のターニングポイントであり、健康の不安も多くなってくる更年期。マイナスに捉えがちですが、逆に、人生の後半をいかに生きるかを見つめられるグッドチャンスでもあるのです。毎日の食生活や運動などの生活習慣が健康に大きく影響し始める更年期だからこそ、これまでの食事の内容や生活スタイルを振り返り、対策を立てることで、いつまでも若々しく過ごすことができます。

　これは女性にとって効果的なアンチエイジング対策。60歳を過ぎると、急激な老化が進む人と若々しく人生を送る人の差が見た目にもかなり表れてくるようです。老化へ向かう入り口である更年期に、健康を維持する生活へシフトすることが、人生の後半に若く、元気でいられる秘訣です。

　健康的な食生活を1日の献立で考えていきましょう。朝と昼はしっかりと食べ、日中はアクティブに活動。夕食は、体と脳を修復する睡眠に備えて軽めにし、内臓を休ませます。食を中心に、おのずと生活リズムも整ってきます。

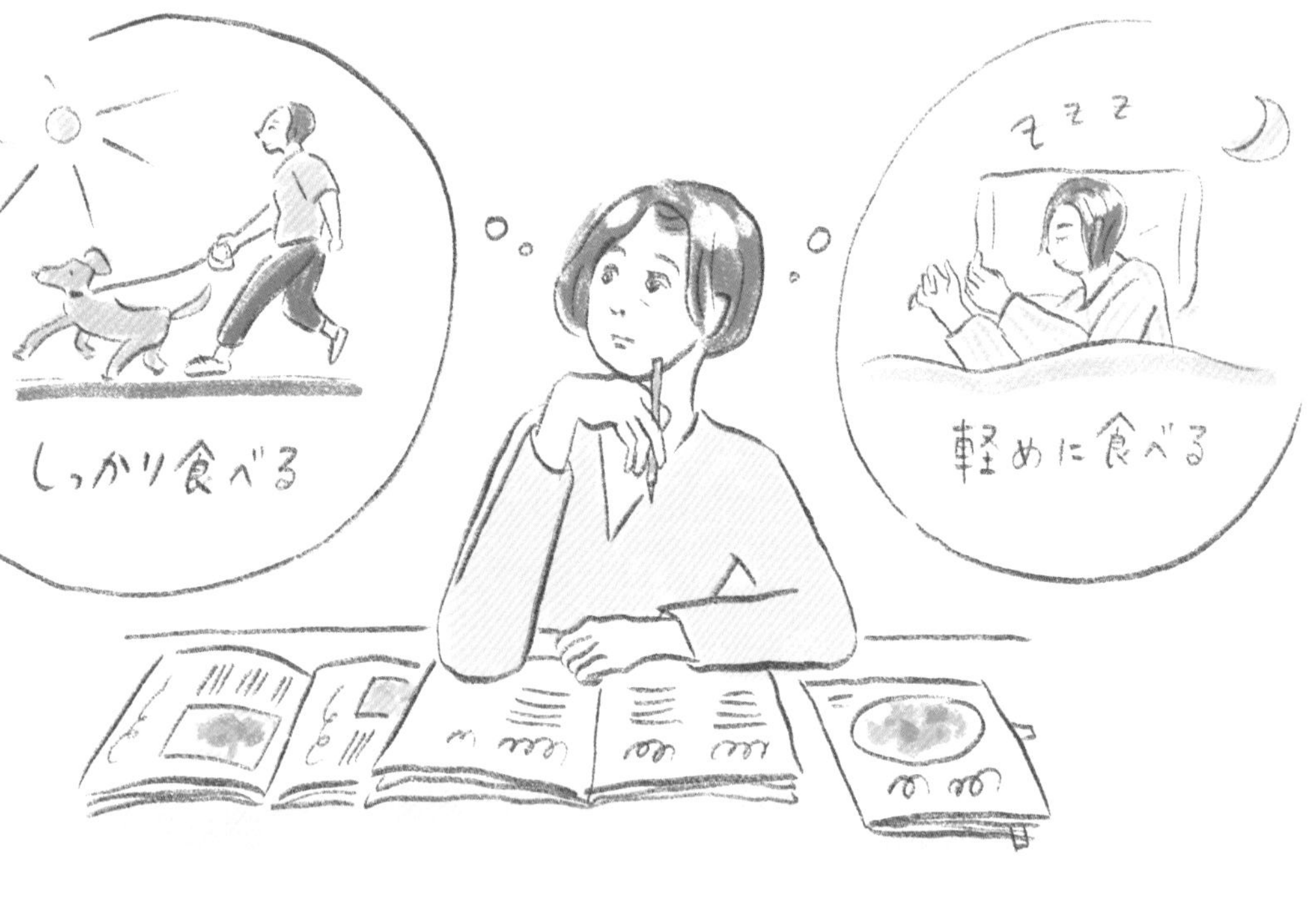

おすすめの1日の献立

朝

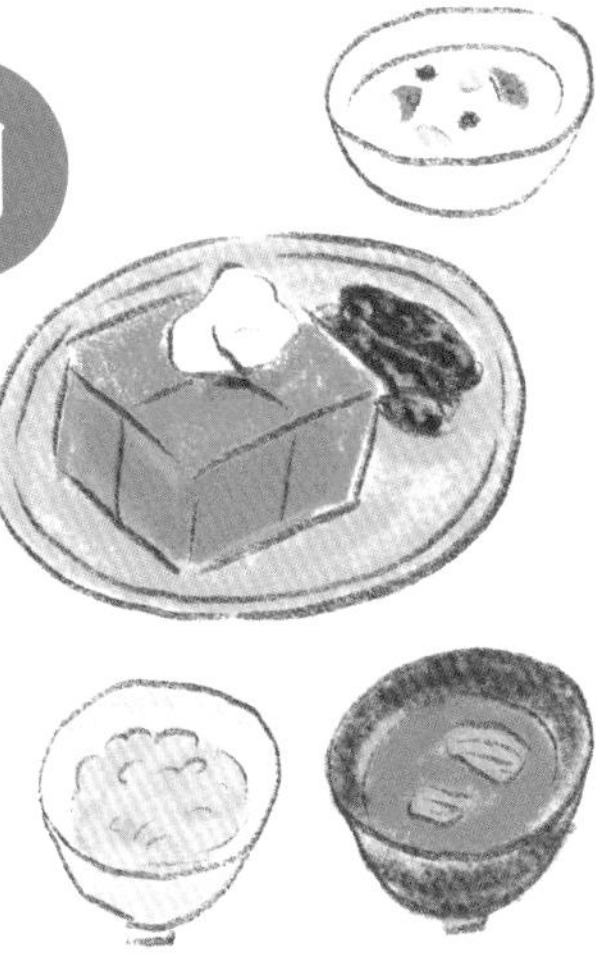

活動するエネルギーを供給するために三大栄養素をしっかり確保

夕食から時間があく分、朝の体は栄養を欲しています。また１日の活動エネルギーをつくるために、朝食は糖質、たんぱく質、脂質、ビタミン類、ミネラル類を意識して、バランスよくとりましょう。とくにたんぱく質はしっかりとりたいもの。納豆や豆腐などの大豆製品、乳製品など手軽に食べられるものを活用しましょう。卵はコレステロールが高いので、スープなどにサブ的に取り入れて。これまで朝食を軽めにしていた人は、なかなか食欲が起こらないかもしれませんが、生活リズムが整ってくると、自然と朝にお腹が空くようになってきます。

昼

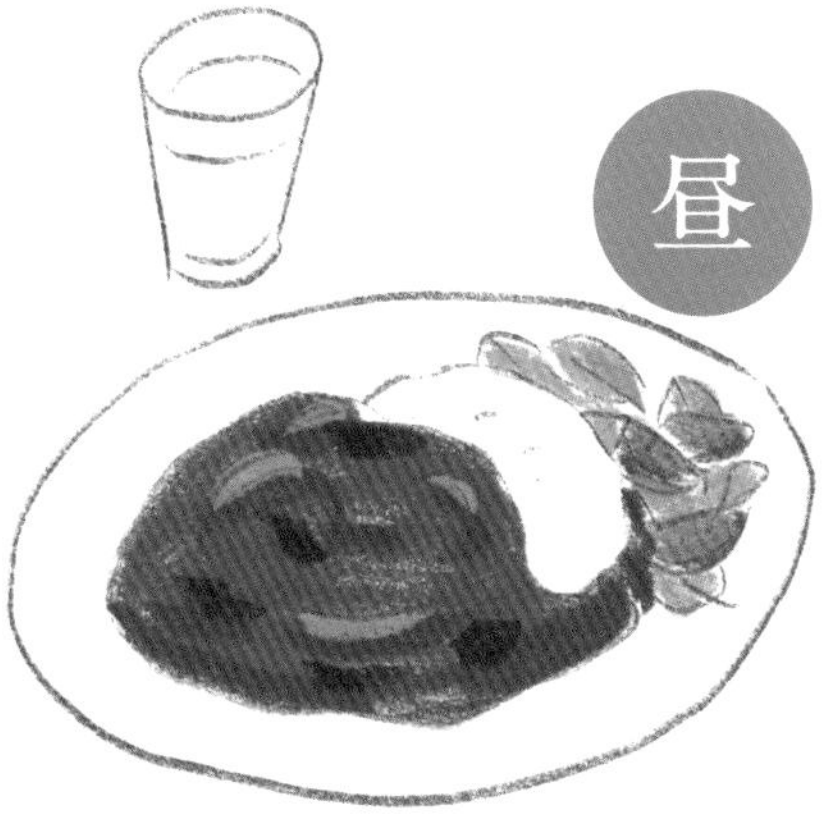

丼や麺類などにはたんぱく質と野菜を加えて栄養満点に

ランチは外食が多くなりがちかもしれません。短時間で食べられる丼や麺類などを選ぶことも多いでしょう。ただ、こうしたワンディッシュメニューの場合、糖質過多や脂質過多になりやすいもの。外食では不足しがちなたんぱく質や野菜の多い定食などのメニューを選びましょう。おうちで昼ごはんを作るなら、いつものカレーライスやハヤシライス、パスタやうどんなどの麺メニューの炭水化物は少なめに、たんぱく質と野菜・果物をたっぷり加えてヘルシーに。

夜

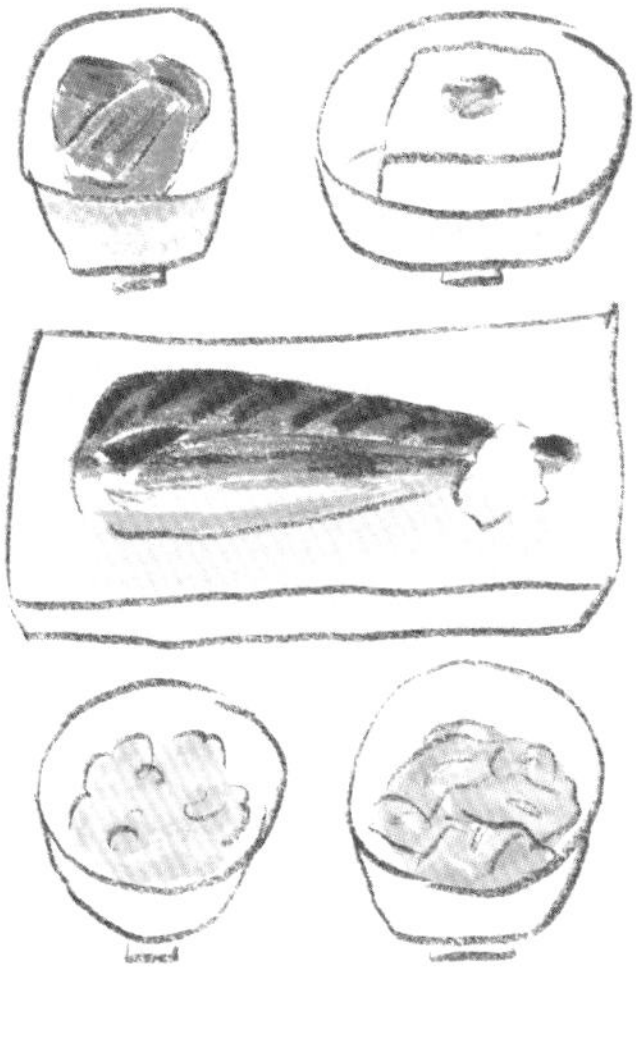

体を修復させる夕食は軽めが基本。脂肪を多くとりすぎないように注意

夕食にとったカロリーは体脂肪として蓄積されやすくなります。腹七分目ぐらいにしておくのがよいでしょう。とはいえ、睡眠時に筋肉や骨などの合成が進むため、たんぱく質やビタミン、ミネラル類は十分にとる必要がありますが、一方で、高たんぱく食材の多くは脂肪過多！太りやすく、また、消化に時間がかかって睡眠を妨げる恐れもあるのでほどほどに。お酒を嗜む人は、その分主食を減らして、カロリーの調整を。夜のおかずには、消化吸収のよい魚や豆腐などの植物性たんぱく質を組み合わせ、糖質、脂質、塩分のとりすぎに注意しましょう。

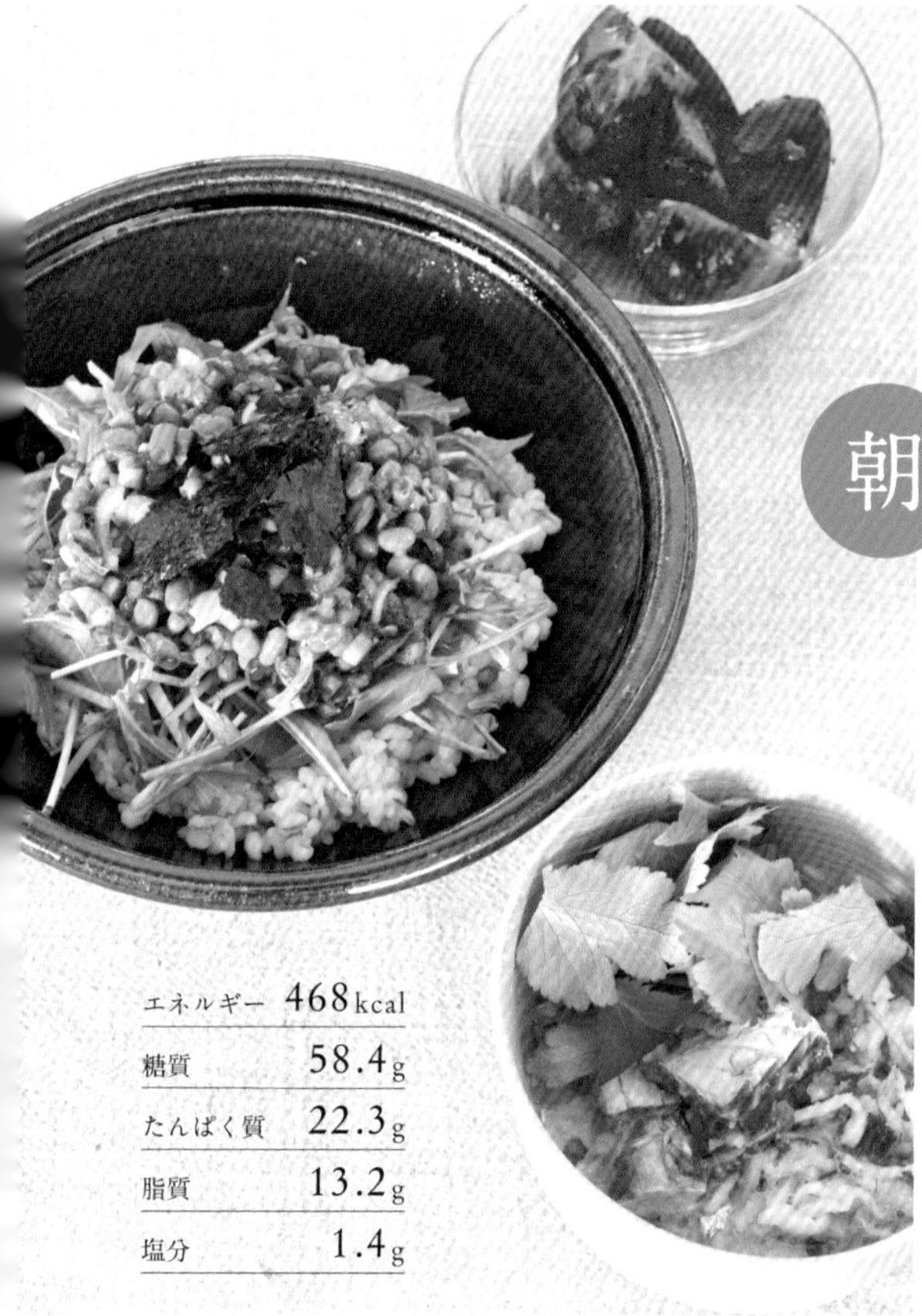

エネルギー	468kcal
糖質	58.4g
たんぱく質	22.3g
脂質	13.2g
塩分	1.4g

朝

薬味たっぷりの納豆丼で1日の活動エネルギーをチャージ!

時間のない朝でも、これから始まる1日に備え、三大栄養素とミネラル類、野菜（果物）をしっかりとりましょう。薬味がたっぷり入った納豆丼は、減塩しながら、たんぱく質や植物の色素成分をたっぷり摂取。魚や乾物入りの汁物でたんぱく質やカルシウムをプラス。朝食をしっかり食べると体温が上がり、代謝を高め、脳も活性化。ごはんは少なめにすれば、ダイエットにも効果的。

Menu

薬味たっぷり納豆丼献立 → P110

［主食・主菜］薬味たっぷり納豆丼

［汁物］さばと切り干し大根のみそ汁

［副菜］トマトとバジルのサラダ

エネルギー	459kcal	脂質	13.0g
糖質	61.4g	塩分	0.9g
たんぱく質	20.4g		

昼

たんぱく質とビタミン豊富なガパオランチ

ランチにはササッと食べられ、楽しく、やる気がでて午後もしっかり動けるように必要な栄養がきちんととれるメニューを。ガパオには良質なたんぱく質を含む鶏肉と、β-カロテンとビタミンC、Eが豊富なパプリカなどを使っているので、抗酸化作用抜群&栄養バランスも◎。バジルの香りで、減塩でも十分においしく食べられます。

Menu

ガパオ → P118

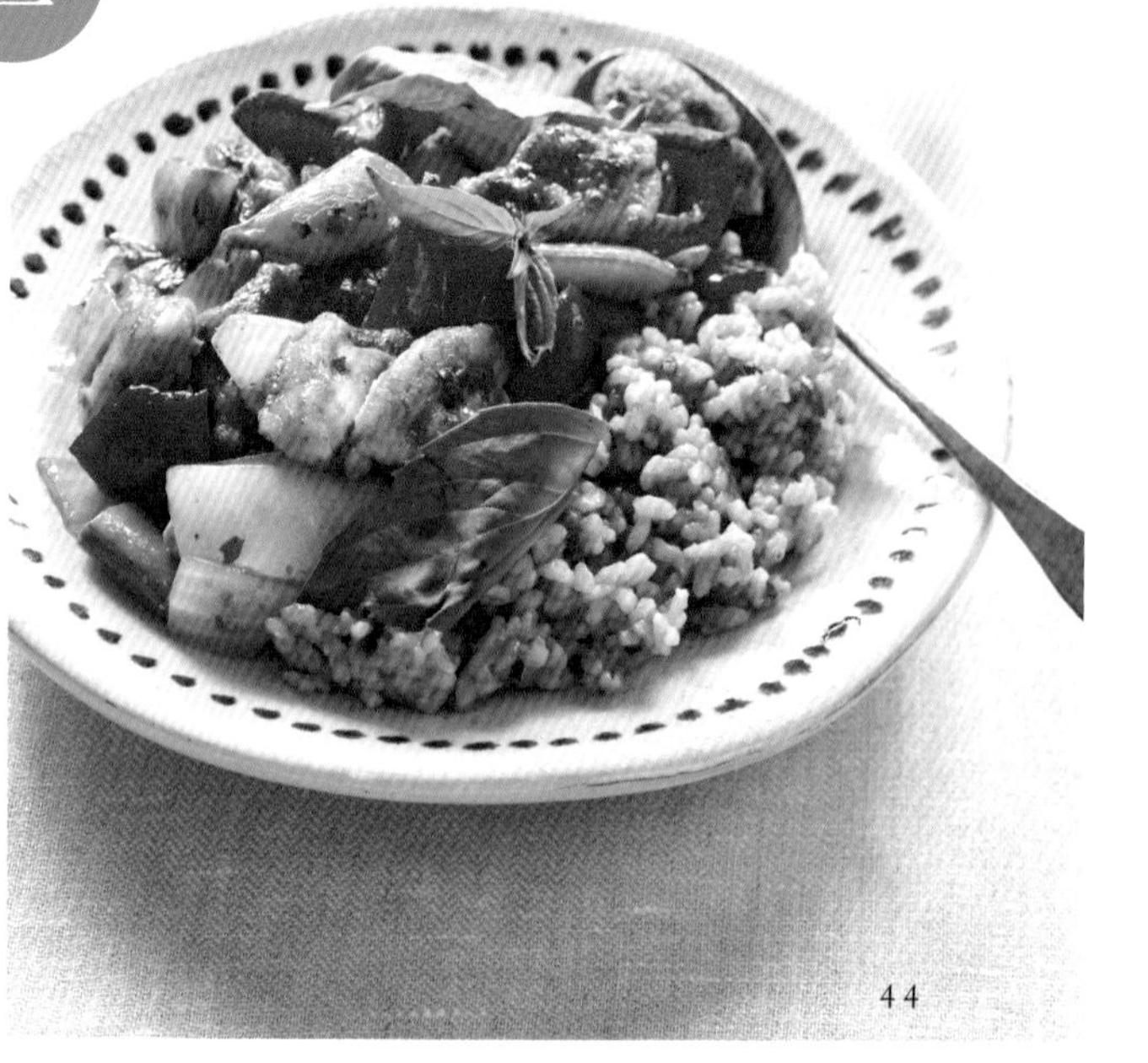

食物繊維がたっぷりとれて ヘルシーな肉豆腐の献立

夕食では1日の疲れを癒しつつ、消耗した体を修復し、明日に備える栄養素を。良質なたんぱく質のほか、栄養素の代謝を助けるビタミン、ミネラル類をしっかりとりましょう。主菜は植物性と動物性のたんぱく質をバランスよく組み合わせた肉豆腐。牛肉は脂質の少ない赤身を選ぶのがおすすめ。副菜は青菜やいもで食物繊維やビタミン、ミネラル類を補給。炭水化物のほか、エネルギー代謝に働くビタミンB群がとれる雑穀入り玄米ごはんを主食に選べば、栄養バランスは満点です。

Menu

肉豆腐献立 → P60

[主菜] 肉豆腐
[副菜] きゅうりときくらげの和え物
[副菜] さつまいものごま焼き
[主食] 雑穀入り玄米ごはん

夕

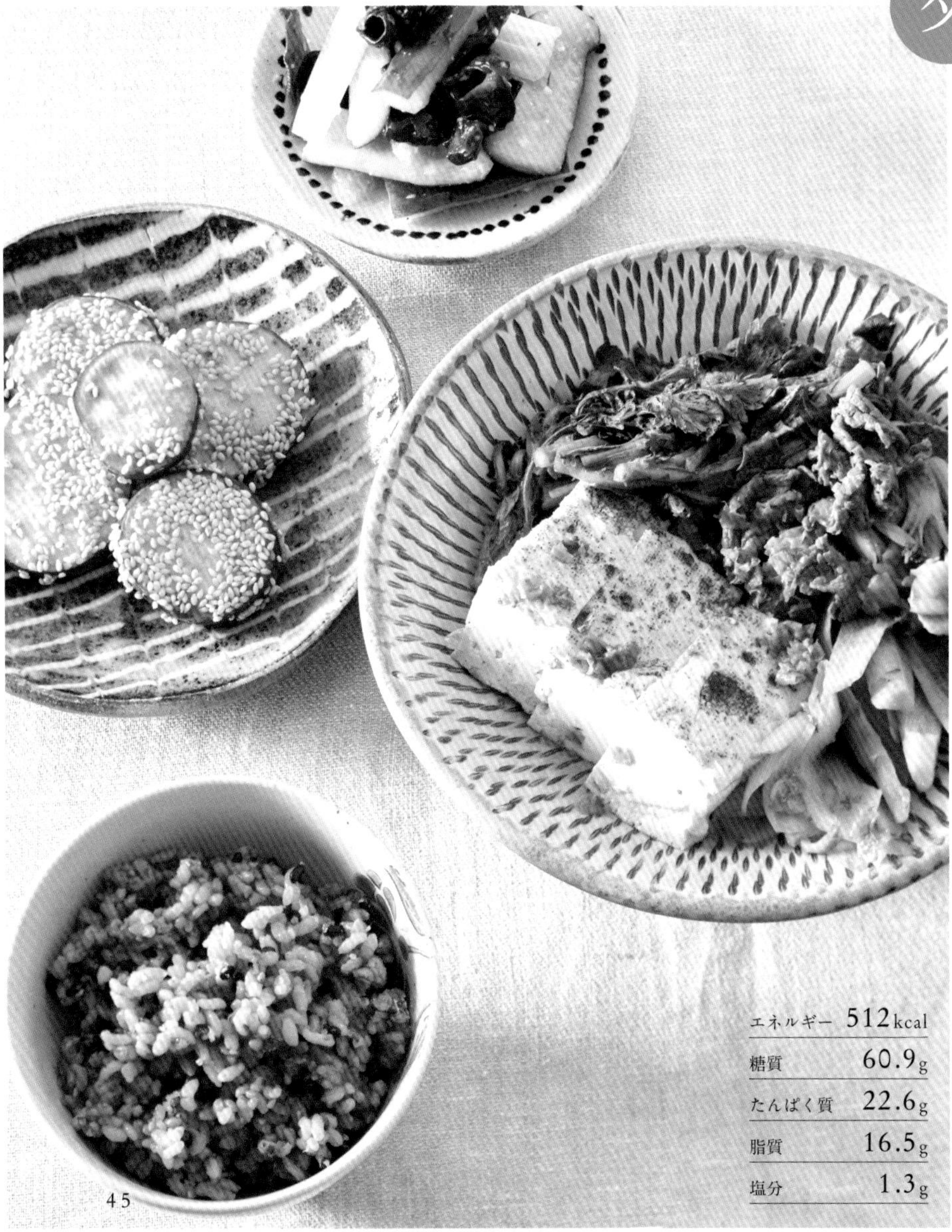

エネルギー	512kcal
糖質	60.9g
たんぱく質	22.6g
脂質	16.5g
塩分	1.3g

1日のTotal

エネルギー	1439kcal
糖質	180.7g
たんぱく質	65.3g
脂質	42.7g
塩分	3.6g

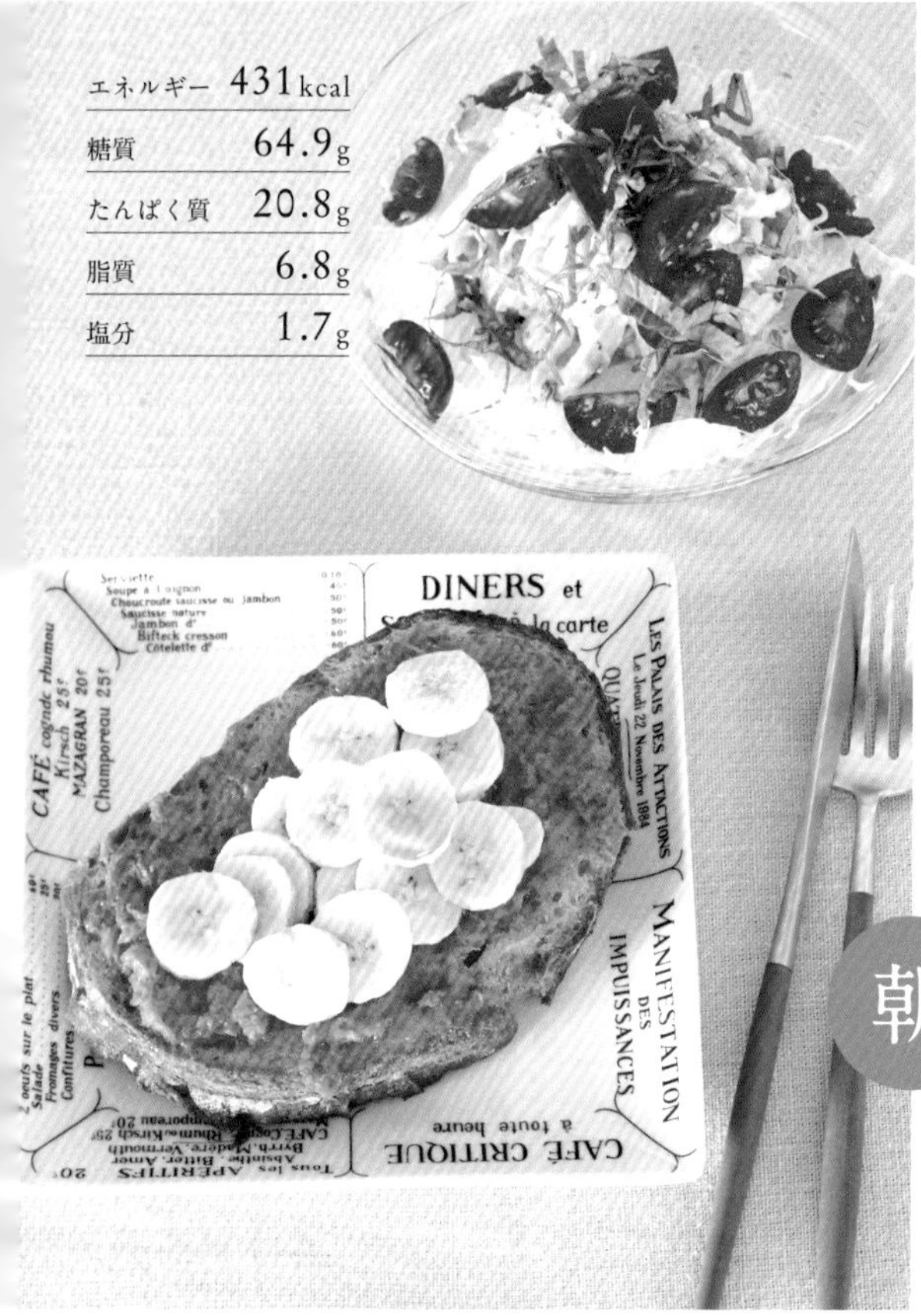

エネルギー	431kcal
糖質	64.9g
たんぱく質	20.8g
脂質	6.8g
塩分	1.7g

朝

フレンチトーストの献立で 野菜もたんぱく質もしっかり!

朝はパン派の人も、トーストにコーヒーだけで済ませるのはNG。たんぱく質や野菜・果物を組み合わせて、必要な栄養素をしっかりととりましょう。脂質が高めになってしまいそうなフレンチトーストですが、このメニューではトースターを使っているので、油の使用量をカット。ひよこ豆とささみのサラダで、脂質を抑えながら、たんぱく質と野菜をプラス。

Menu

トースターで
フレンチトースト献立 → P112

［主食・副菜］トースターで
フレンチトースト
［主菜］ひよこ豆とささみのサラダ

昼

食欲のないときでも バランスよく! サラダヌードルの献立

日によっては、そうめんやざるそばなどで、あっさりと済ませたい気分になることもあるでしょう。でもどんなときでも、栄養バランスを考えて。毎日の必要な栄養素を確保するためには1食1食が大切です。低脂質で淡白な味わいのツナの水煮缶に、たっぷりの生野菜を入れたサラダヌードルは、疲れた胃腸を労りながら、体力を回復させてくれます。

Menu

サラダヌードル → P116

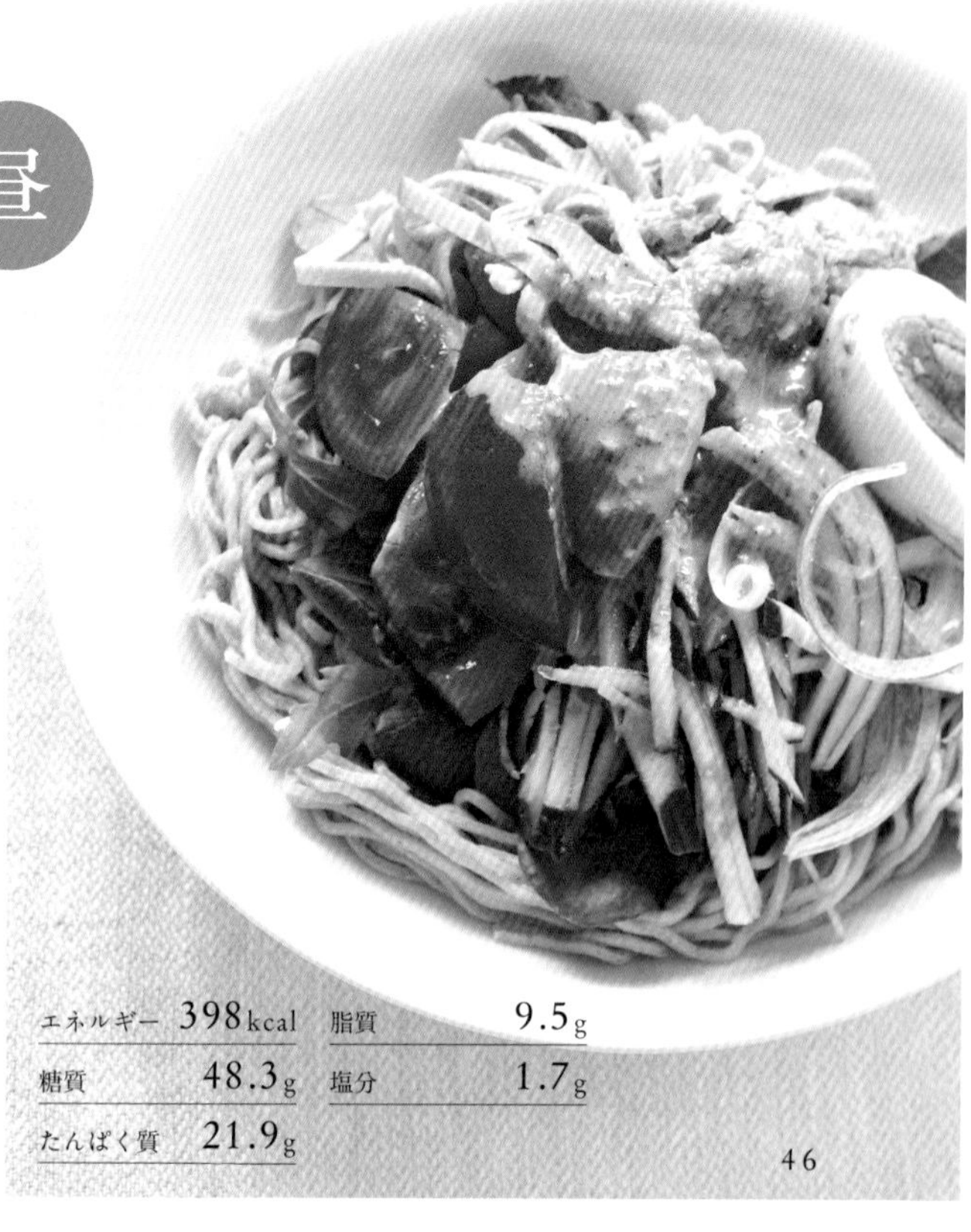

エネルギー	398kcal	脂質	9.5g
糖質	48.3g	塩分	1.7g
たんぱく質	21.9g		

体が喜ぶ! 栄養満点の
オイスターソース炒めの献立

時間のない日の夕食は、ちゃちゃっとできる時短メニューで。青魚の良質な脂質がとれるさばに、抗酸化ビタミン類が豊富なパプリカを組み合わせた炒め物は、栄養的にも、その色合いからも元気が湧いてくるメニュー。主菜に油を使った分、副菜は蒸し物やマリネにして脂質＆カロリーをカット。ちくわは塩分が多いので、少量を味つけ代わりに使いましょう。手軽なメニューでも、栄養バランスはしっかりと確保するのがポイントです。

Menu

さばとパプリカの
オイスターソース炒め献立 → P80

[主菜] さばとパプリカの
オイスターソース炒め

[副菜] キャベツとちくわの蒸し物

[副菜] れんこんとしめじの
中華風マリネ

[主食] 雑穀入り玄米ごはん

夕

エネルギー	548kcal
糖質	62.6g
たんぱく質	23.1g
脂質	19.5g
塩分	1.3g

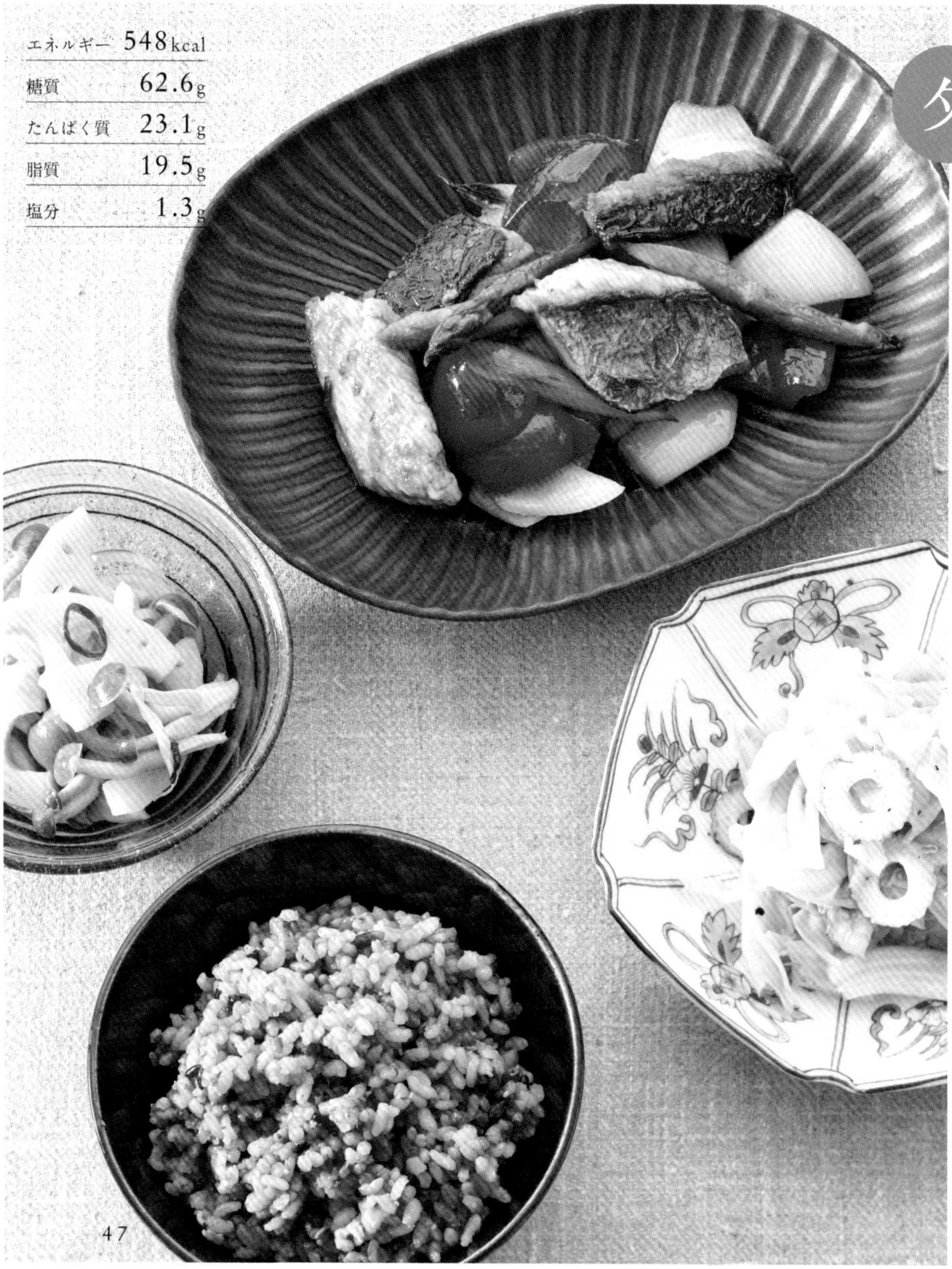

1日のTotal

エネルギー	1377kcal
糖質	175.8g
たんぱく質	65.8g
脂質	35.8g
塩分	4.7g

生活面で心がけたいこと

食生活を改善しても よくならないときは 活動量の見直しを

活動量が少ないことが原因で 代謝が悪くなり、栄養素の吸収が落ちる

ここまで、不調を改善し、健やかな日々を送るための食生活について説明してきました。食事を見直して、栄養にも十分に注意を払っているつもりなのに、体調に変化がない、効果が表れないというときは、1日の活動量に目を向けてみてください。

ほとんど体を動かさない生活では、栄養の代謝機能も落ちてきます。栄養が必要とされにくくなるため、腸をはじめとした内臓が一生懸命働かなくなる、いわば、「なまける」ようになるわけです。食欲が湧かなかったり、食べたものからの栄養素の吸収が悪くなったりします。この状態を放置すると、高齢になるほどに筋肉量も骨密度も低下し、要介護のリスクが高まってくるのです。運動習慣のない人は、まずは1日10分でも体を動かすことから始めましょう。掃除などの家事も、少々汗をかくぐらいにきびきびと動けば、運動になります。慣れてきたら、徐々に運動量を増やしていきましょう。自然と食欲も出て、栄養の代謝も活発になります。

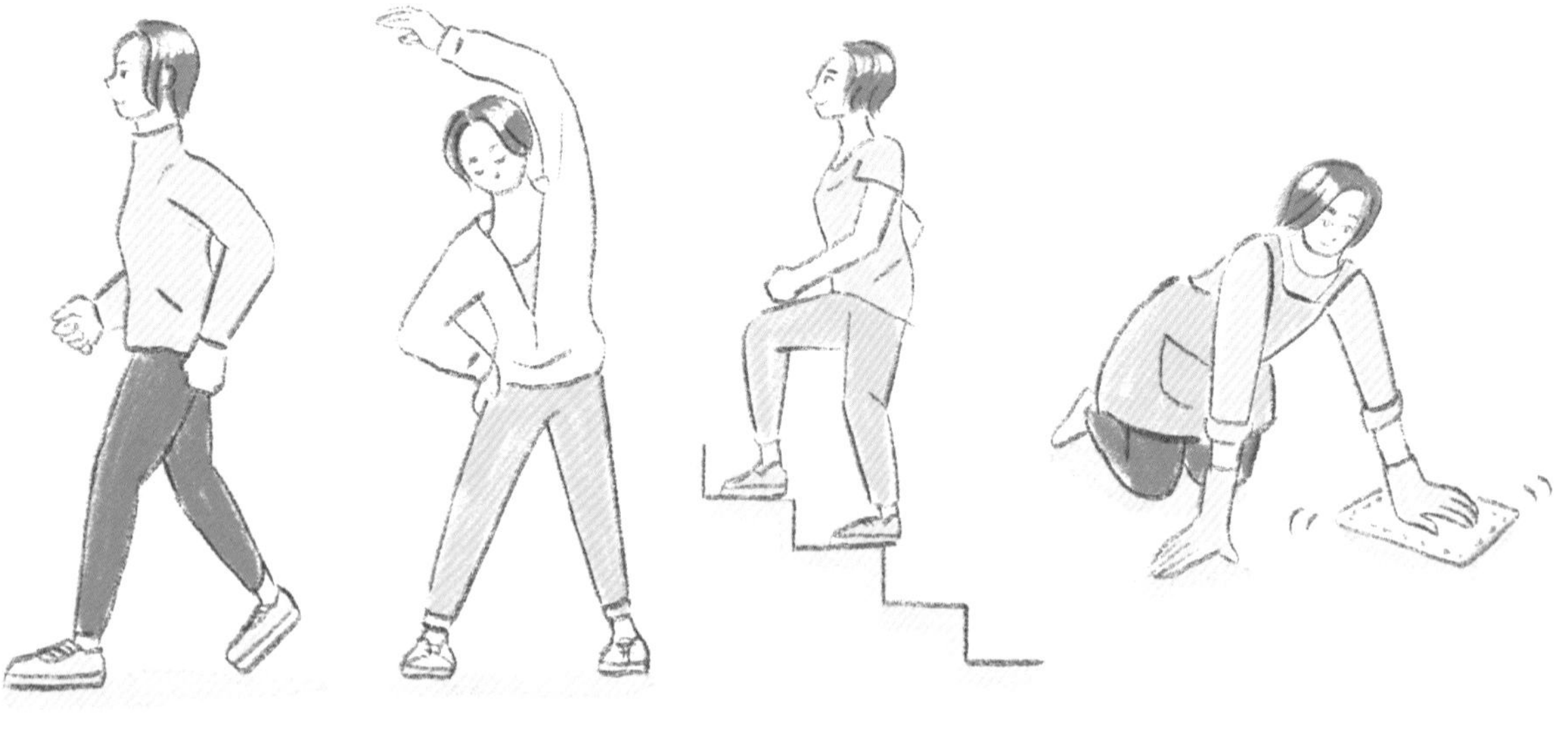

食生活で心がけたいこと

もっと減塩生活を

2019年の日本人の栄養調査では、40〜50代女性の１日の食塩摂取量は約9ｇ。目標値6.5ｇに対し約40％もとりすぎています。食塩摂取量については、20〜30代女性のほうが低く8.4ｇ。高血圧や動脈硬化リスクが高まる更年期世代で、かえって塩分の摂取量が高くなっているのです。現代の食生活では、気をつけていても塩分のとりすぎに。本書を参考にしながら、若々しい血管のために減塩を意識していきましょう。

もっとカルシウム・ビタミンDを

更年期の女性にとくに不足しているのがカルシウムとビタミンD。摂取量が基準値を30〜40％も下回っています。いずれも、骨粗しょう症、フレイル予防に必須で、若々しいスタイルを保つためにも欠かせない栄養素です。カルシウムはどうしても不足してしまうため、吸収のよい牛乳や乳製品を活用しましょう。ビタミンDは魚から摂取でき 、また、日光を浴びることで合成できます。紫外線対策をしている女性はとくに食事から十分にとる必要があります。

コレステロールの摂取を少なく

女性の血中コレステロール値は更年期から高くなり始めます。血中の中性脂肪やコレステロールが高い脂質異常症から、やがて動脈硬化、脳梗塞、心筋梗塞のリスクへと進みます。すでにコレステロール値が高めな人は、１日のコレステロール摂取量を200mg以下に抑えたいもの。コレステロール200mgは卵１個分に相当します。肉の脂質を抑えるとともに、卵も２日に１個程度に止めておくとよいでしょう。

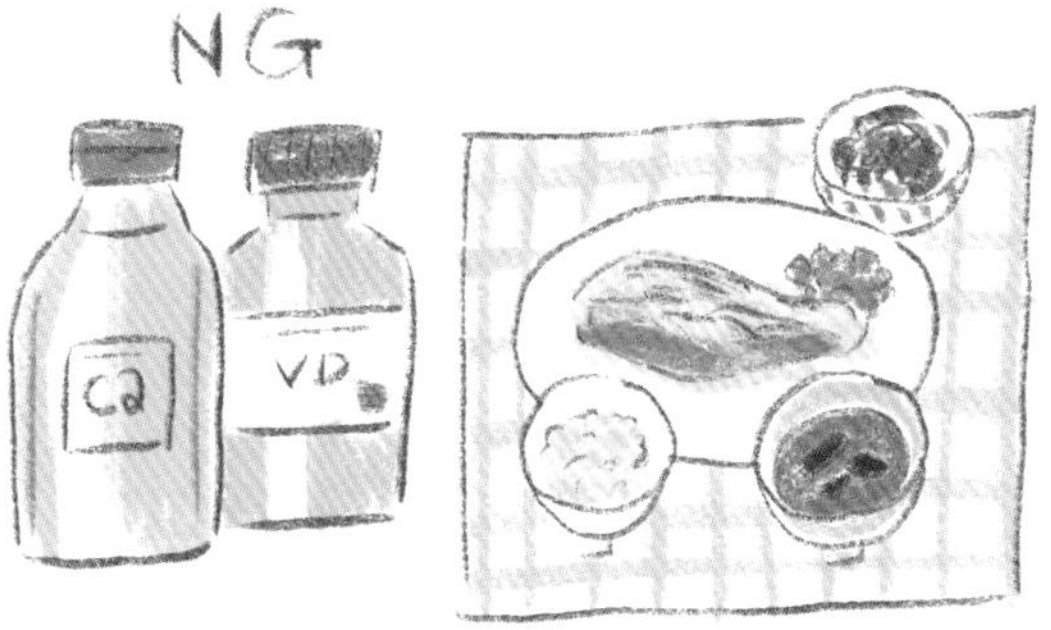

サプリメントに頼らず食事から改善を

毎日健康に過ごすには、さまざまな栄養素が必要です。それぞれ極端にとりすぎても少なすぎても、不調や病気のリスクを高めます。人生100年時代、過不足なく食事からとっていくのは結構大変です。だからと言って、サプリメントに頼るのはおすすめできません。サプリメントは過剰量をとりがちな上に、やはり「内臓がなまける」ことにつながってしまうから。内臓が働かなくても必要量が入ってくるため、がんばって吸収をしようとしなくなるのです。

人工的な手段でなく、もともと備わっている体の仕組みをフルに使って、理想的な状態に近づけるようにがんばりましょう。健康を保つには、食事・運動・睡眠の3要素が基本となります。この3要素の間には相互作用があり、1つを改善すれば、ほかの2つにもよい影響を与え、サイクルがうまく回り始めます。努力していれば少しずつ結果は出てくるもの。そしてその継続こそが、健康で豊かに人生を送ることにつながるのです。

どんな食材に多く含まれるの？

更年期女性に必要な栄養素別主な食材リスト①

P20～23で解説している更年期女性に必要な栄養素
（良質のたんぱく質／良質の脂質／吸収のいいカルシウム／不足しがちなビタミンD）を
多く含む主な食材をご紹介。

①良質のたんぱく質

動物性たんぱく質	1食分（g）	含有量（g）
まぐろ	80	17.8
豚ロース肉（赤肉）	80	15.8
鶏むね肉（皮なし）	80	15.4
べにざけ	80	14.9
豚もも肉（赤肉）	80	14.4
牛もも肉（赤肉）	80	14.3
鶏もも肉（皮なし）	80	13.0
たら	80	11.4

植物性たんぱく質	1食分（g）	含有量（g）
凍り豆腐（乾）	40	19.9
大豆（水煮）	100	12.5
厚揚げ	100	10.3
納豆	50	7.3
油揚げ	30	6.9
木綿豆腐	100	6.7

②良質の脂質

EPA・DHA	1食分（g）	含有量（mg）EPA/DHA
さんま	80	1200/1760
ぶり	80	752/1360
まいわし	80	624/696
まさば	80	552/776
まあじ	80	240/456
べにざけ	80	216/364
かつお（春獲り）	80	31.2/96.0
くろまぐろ（赤身）	80	21.6/96.0

α-リノレン酸	1食分	含有量（mg）
えごま油	大さじ1（12ｇ）	6960
亜麻仁油	大さじ1（12ｇ）	6840

（α-リノレン酸からEPA、DHAへの変換率は数%～10%）

③吸収のいいカルシウム

乳製品	1食分（g）	含有量（mg）
パルメザンチーズ	20	260
牛乳	200	220
プロセスチーズ	25	160
ヨーグルト（全脂無糖）	100	120

大豆製品	1食分（g）	含有量（mg）
凍り豆腐（乾）	40	250
木綿豆腐	100	93
絹ごし豆腐	100	75
納豆	50	45

④不足しがちなビタミンD

魚・小魚	1食分（g）	含有量（μg）
べにざけ	80	26.4
まいわし	80	25.6
うなぎ（蒲焼き）	80	15.2
さんま	80	12.8
まかれい	80	10.4
いくら	20	8.8
ぶり	80	6.4
まあじ	80	6.3
しらす干し	20	2.4

Part
1

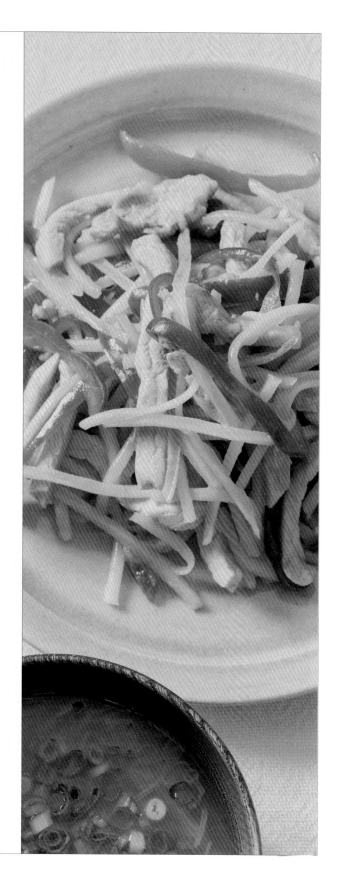

体にいい
基本の夜献立

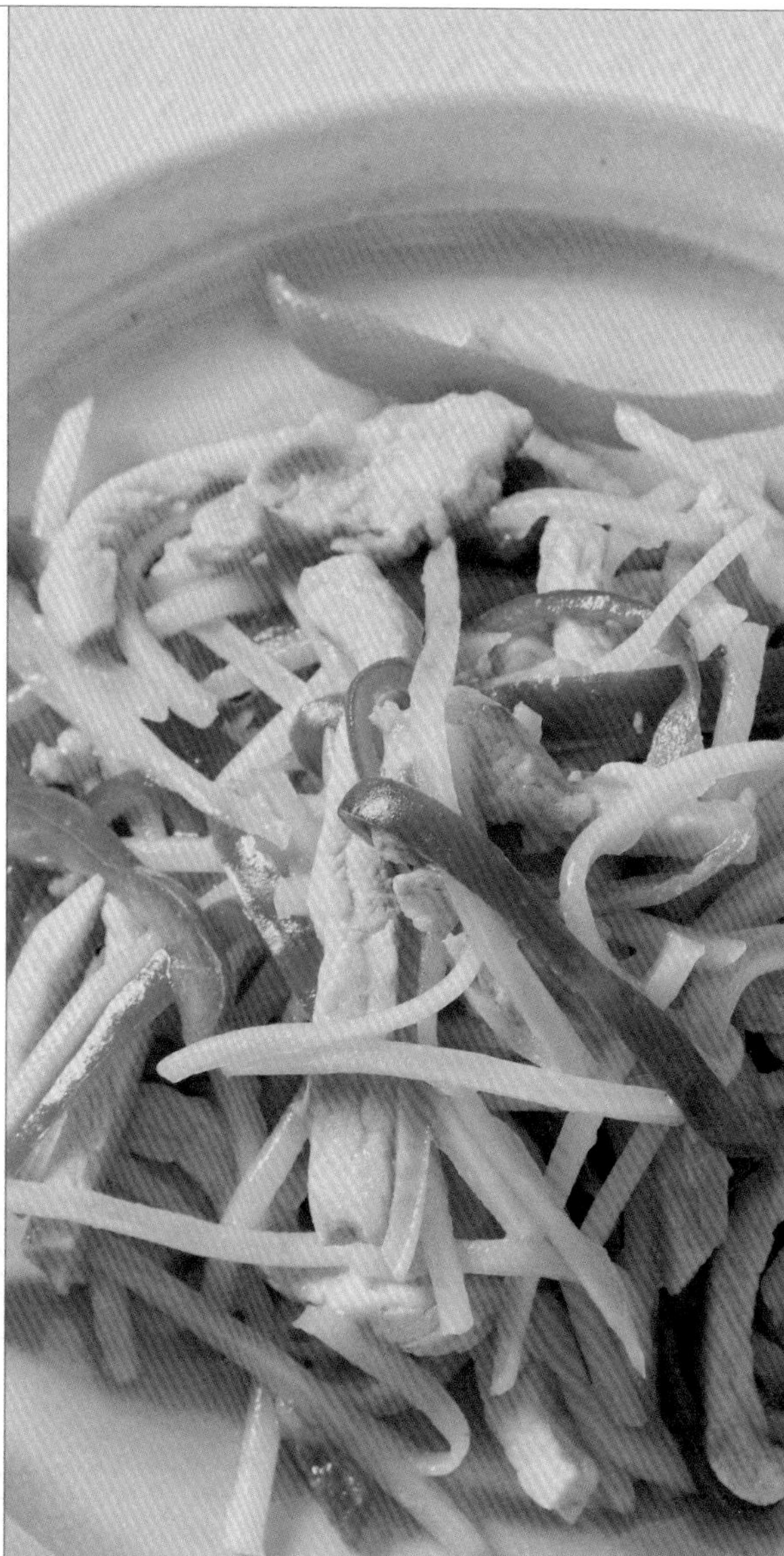

大豆製品の献立①

焼き厚揚げと焼き野菜献立

厚揚げを大根おろしと薬味でさっぱりと。今日も一日頑張った体にもしみる味わいです。みそ汁のかぼちゃで満足度もアップ。

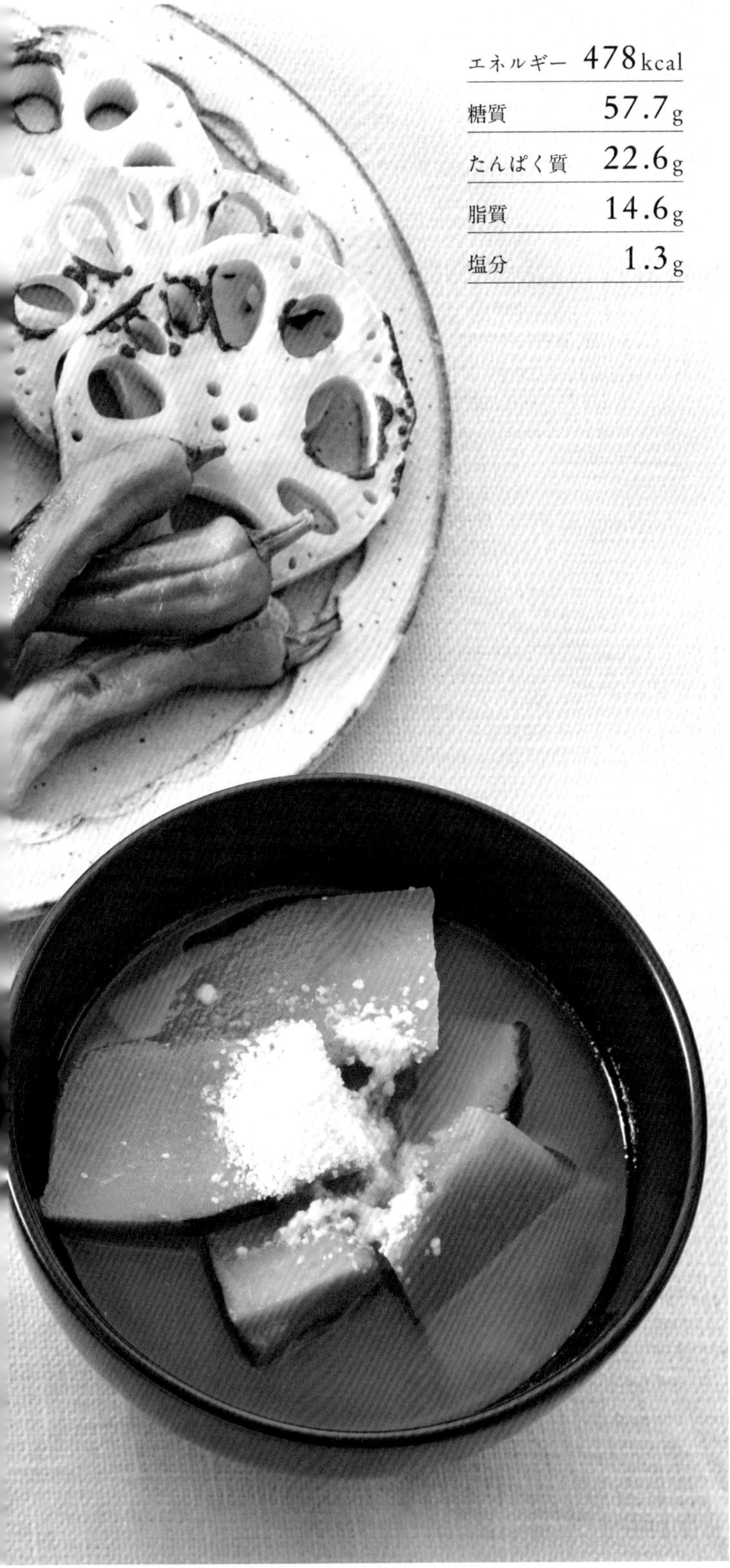

エネルギー	478kcal
糖質	57.7g
たんぱく質	22.6g
脂質	14.6g
塩分	1.3g

[主菜]

焼き厚揚げと焼き野菜

[副菜]

まぐろとオクラの
和え物（手巻き風）

[汁物]

かぼちゃのみそ汁

[主食]

もち麦入り玄米ごはん
120g

献立Memo

植物性と動物性のたんぱく質をバランスよく摂取できる献立。厚揚げにはれんこん、まぐろにはオクラや焼きのりを組み合わせて食物繊維量をアップ。かぼちゃはビタミンA、C、Eの３種類の抗酸化ビタミンが豊富で、汁物に使うと手軽。

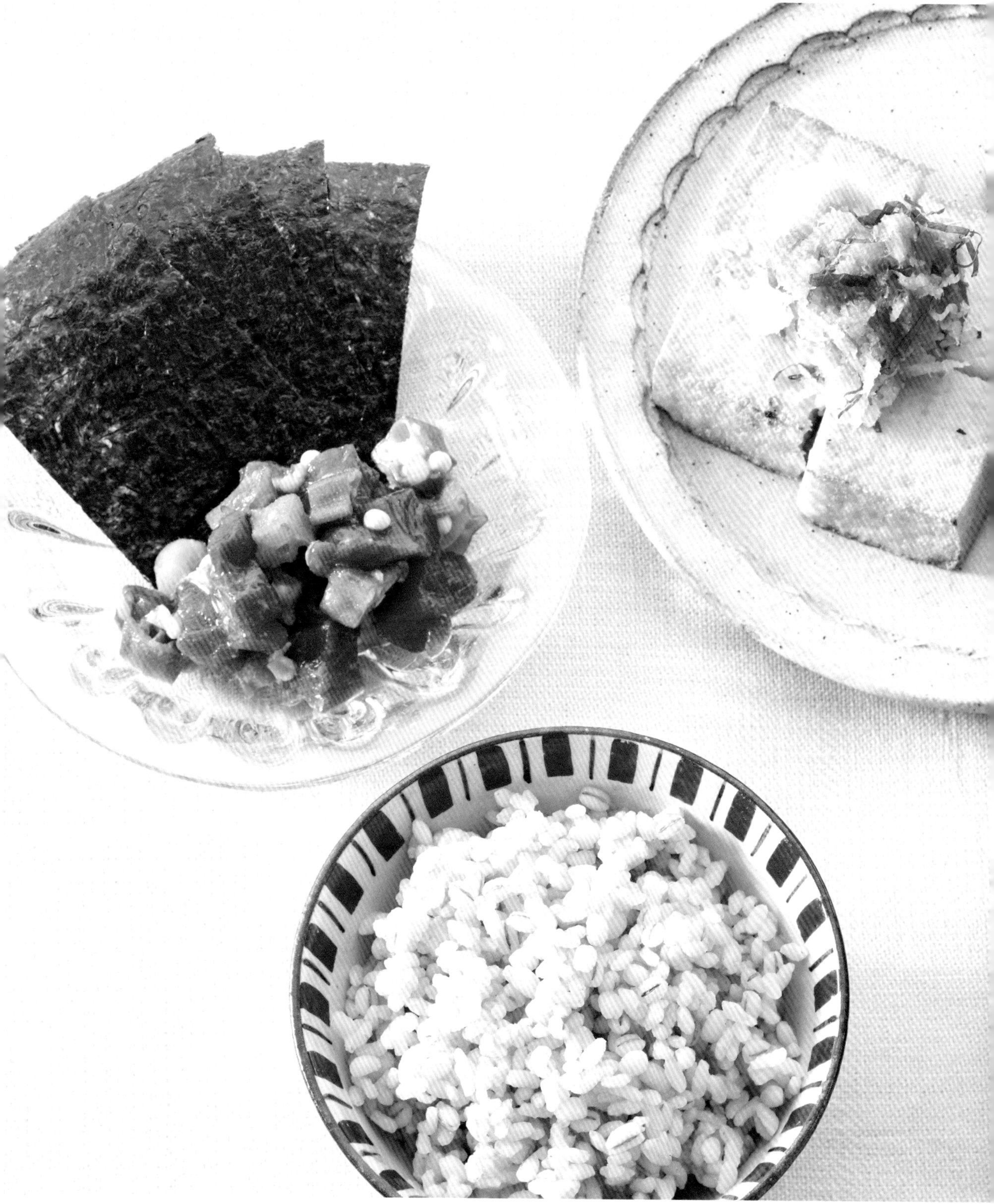

［主菜］

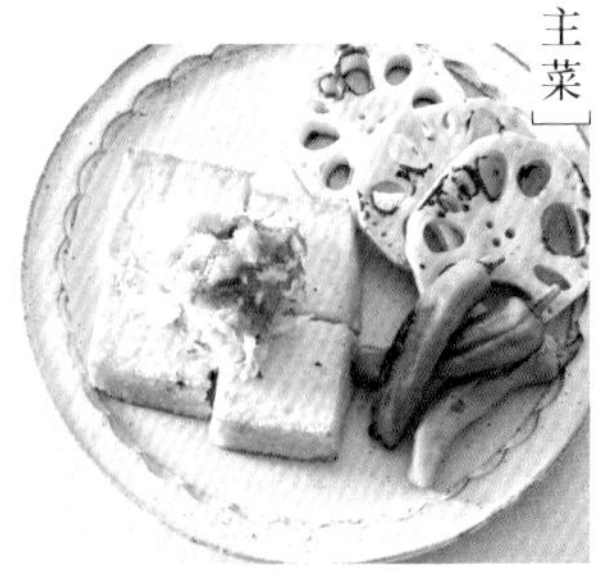

焼き厚揚げと焼き野菜

エ»198kcal　糖»10.8g
た»11.7g　脂»10.9g
塩»0.5g

材料（2人分）

- 厚揚げ……2枚（100g×2）
- れんこん……100g
- しし唐辛子……6本（48g）
- 大根おろし……100g
- 青じそ……2枚
- ポン酢しょうゆ……小さじ2

作り方

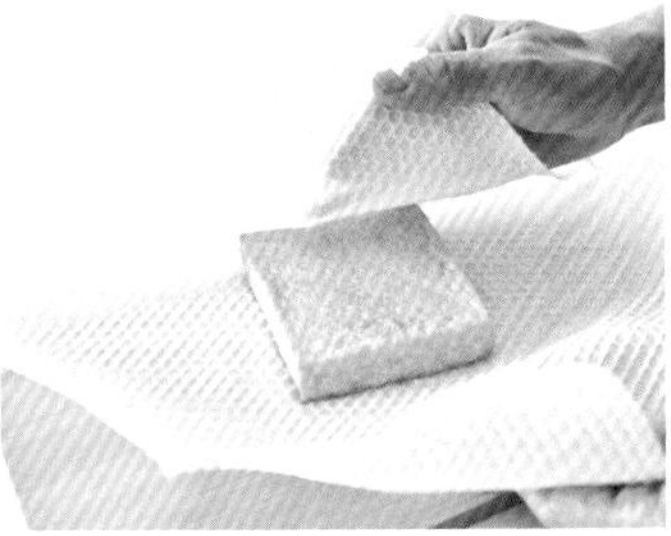

1. 厚揚げはペーパータオルで油をしっかり押さえる。

［副菜］

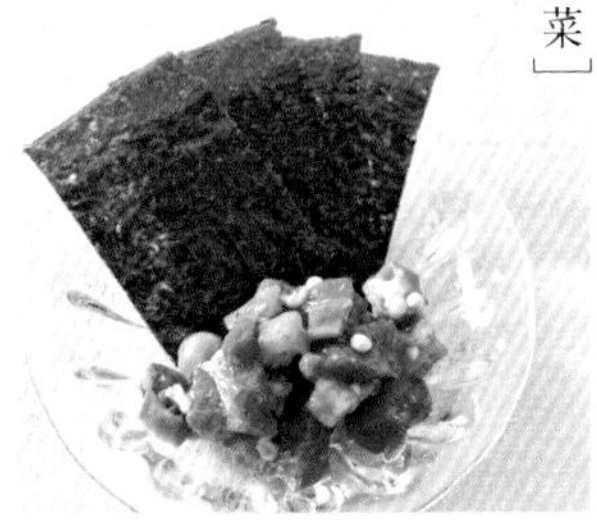

まぐろとオクラの和え物（手巻き風）

エ»58kcal　糖»2.3g
た»6.5g　脂»2.2g
塩»0.3g

材料（2人分）

- まぐろ赤身（刺身用）……50g
- オクラ……3本（30g）
- 焼きのり……1枚
- A ごま油……小さじ1
- A 減塩しょうゆ……小さじ1
- A しょうが（すりおろし）……小さじ1/2

作り方

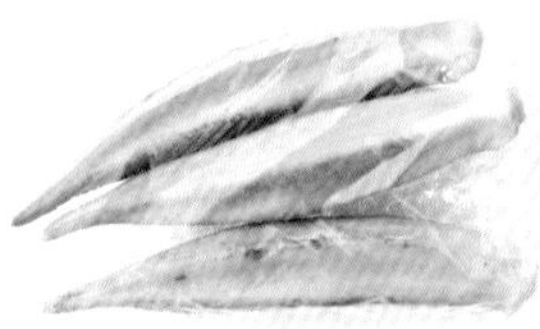

1. オクラはヘタを切り落としてガクをむき、ラップに包んで電子レンジで30秒加熱し、粗熱が取れたら7mm幅に切る。

［汁物］

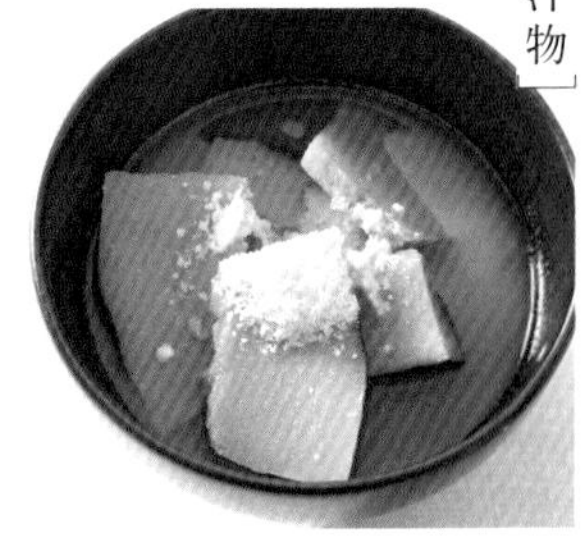

かぼちゃのみそ汁

エ»59kcal　糖»10.7g
た»1.6g　脂»0.6g
塩»0.5g

材料（2人分）

- かぼちゃ……120g
- 和風だし……200mℓ
- 減塩みそ……小さじ1
- 粉チーズ……小さじ1

作り方

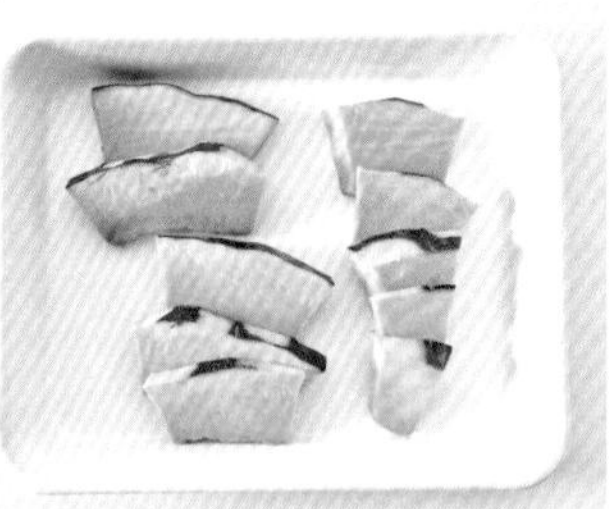

1. かぼちゃはところどころ皮をむき、7mm厚さの一口大に切る。

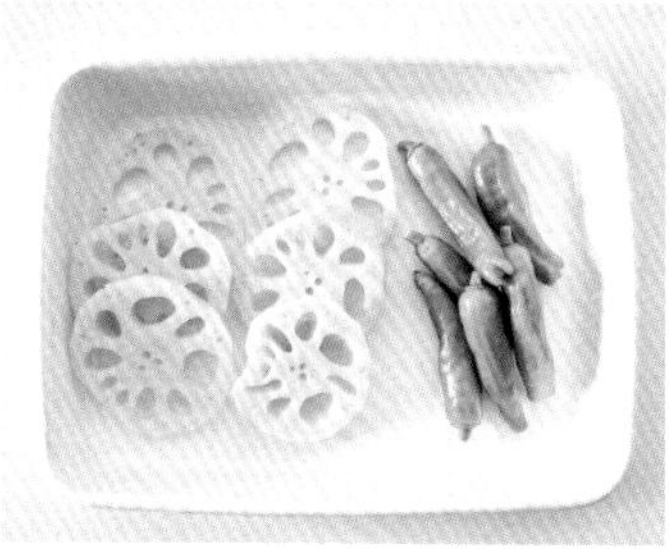

② れんこんは7㎜厚さに切り、水にさらしてアクを抜き、水けを拭き、しし唐は竹串で穴をあける。青じそは極細切りにし、大根おろしと和える。

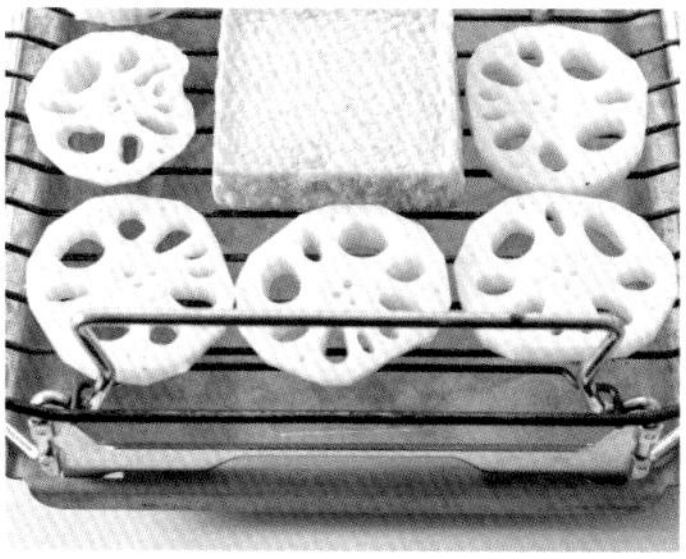

③ 厚揚げ、れんこん、しし唐を魚焼きグリルの弱めの中火で7～8分焼く。しし唐は焦げないように途中で取り出す。

盛りつける

④ 厚揚げを4等分に切って器に盛り、②の大根おろしをのせ、れんこんとしし唐を添え、ポン酢をかける。

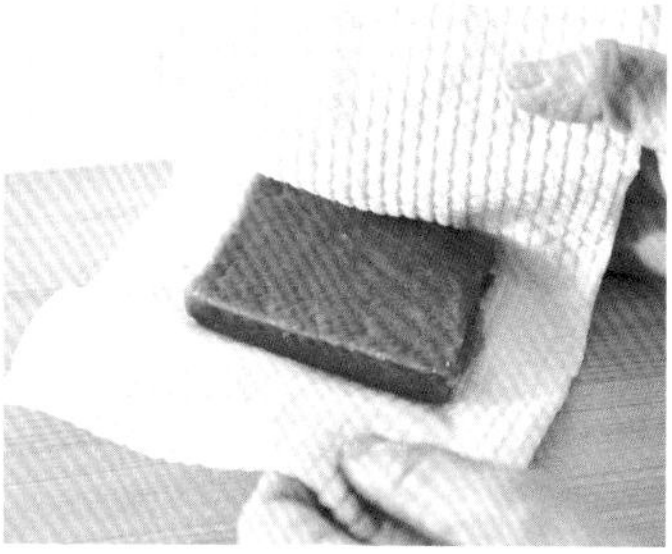

② まぐろはペーパータオルで水けを押さえ、1㎝角に切る。

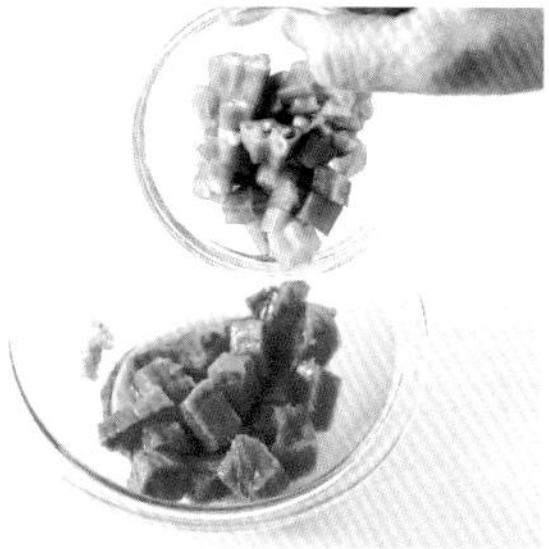

③ ボウルに①と②を入れ、Aを加えて和える。

盛りつける

④ 器に③を盛り、のりに巻いていただく。

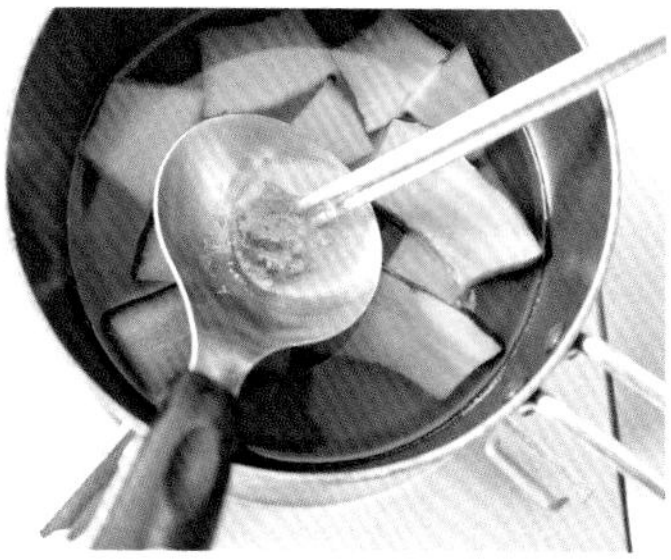

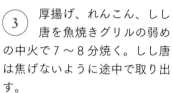

② 鍋に和風だし、かぼちゃを入れて中火にかけ、煮立ったら弱火にし、かぼちゃがやわらかくなるまで5分ほど煮て火を止め、みそを溶き入れる。

盛りつける

③ 器に盛り、チーズをかける。

大豆製品の献立②

大豆とチキンのトマトシチュー献立

大豆には、大豆イソフラボンが多く含まれ、トマトとの相性も抜群！　チーズ焼きやサラダと合わせた食べ応えのある洋風献立です。

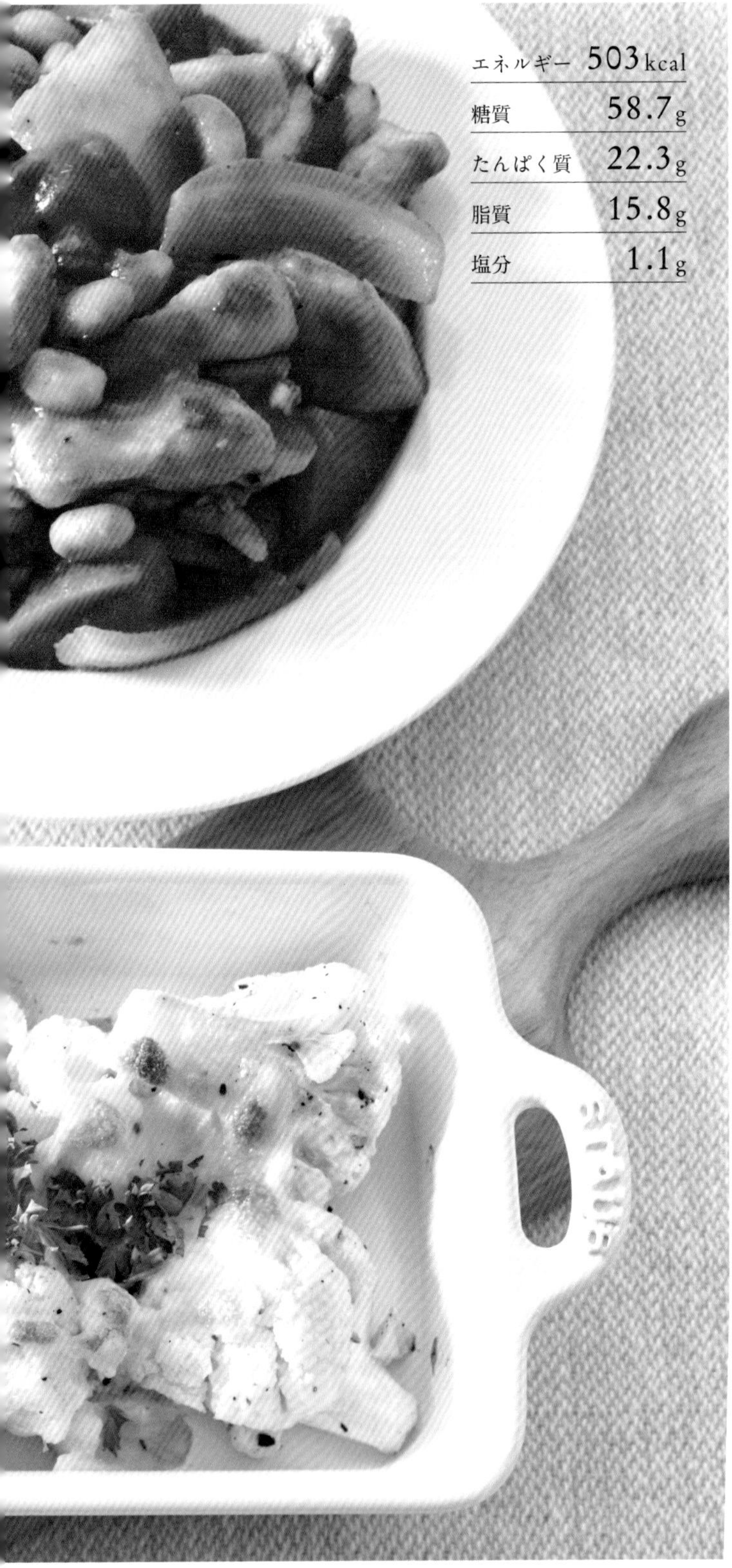

エネルギー	503kcal
糖質	58.7g
たんぱく質	22.3g
脂質	15.8g
塩分	1.1g

［主菜］
大豆とチキンのトマトシチュー

［副菜］
カリフラワーのチーズ焼き

［副菜］
セロリとりんごのサラダ

［主食］
もち麦入り玄米ごはん120g

献立 Memo

大豆に多く含まれる大豆イソフラボンは、女性ホルモン（エストロゲン）と分子構造が似ているので、大豆は更年期に積極的にとりたい食材。トマトシチューでさっぱりとした洋風献立に。チーズ焼きはカルシウムの補給にぴったりです。

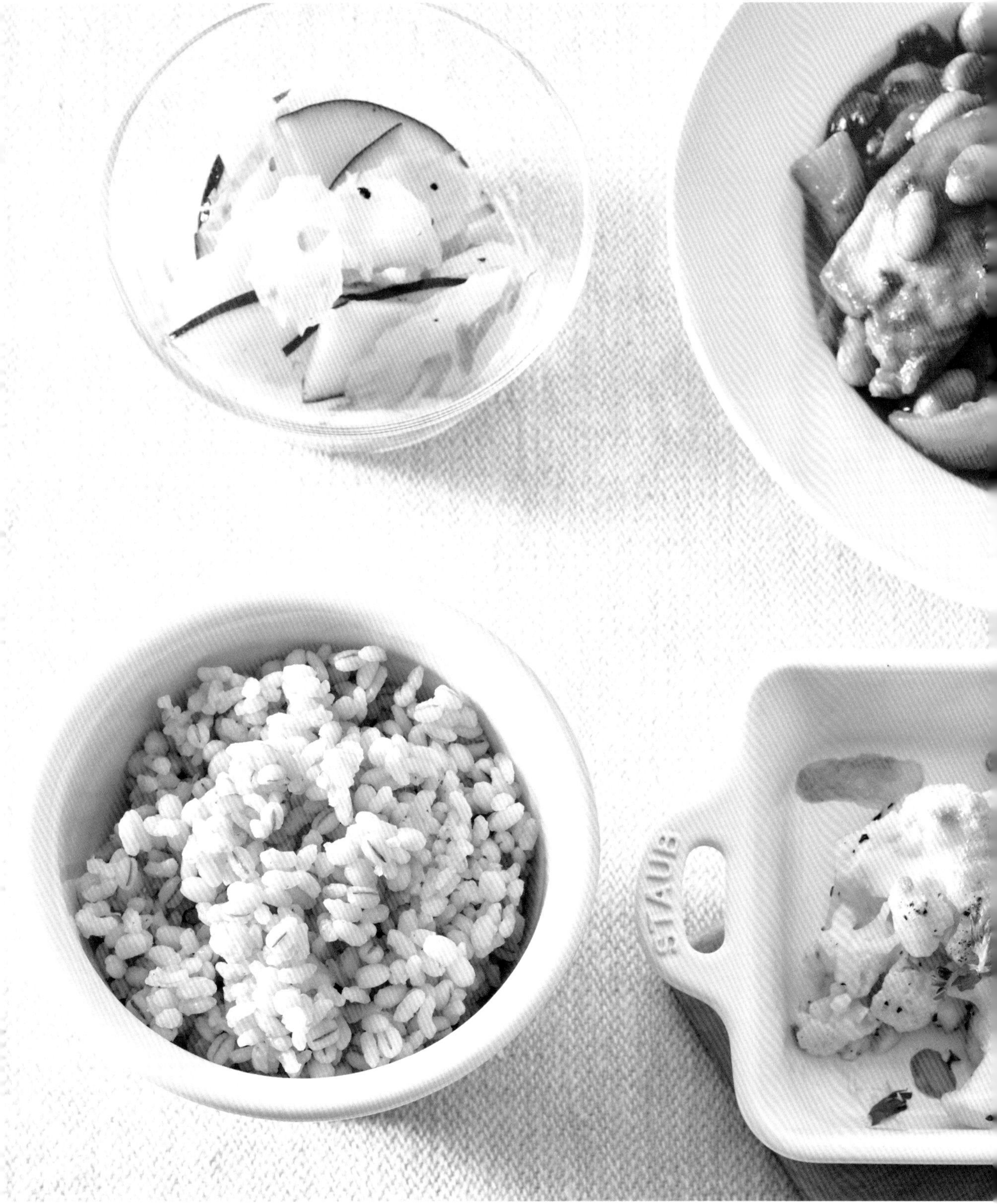
STAUB

［主菜］

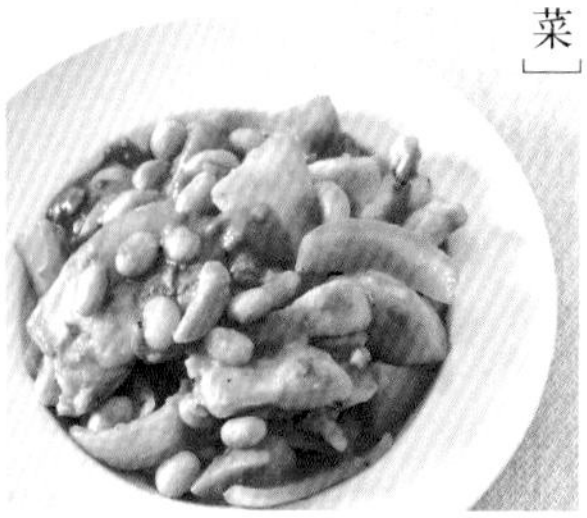

大豆とチキンのトマトシチュー

エ»233kcal　糖»17.9g
た»16.5g　脂»8.2g
塩»0.5g

材料（2人分）

- 蒸し大豆……50g
- 鶏もも肉（皮なし）……1/2枚（125g）
- こしょう……少々
- 小麦粉……大さじ1/2
- にんじん……1/2本（75g）
- じゃがいも……小1個（100g）
- 玉ねぎ……1/4個（50g）
- A【ホールトマト缶1/2缶（200g）、にんにく（すりおろし）小さじ1、中濃ソース（減塩）小さじ2、水50mℓ】
- オリーブオイル……小さじ1

作り方

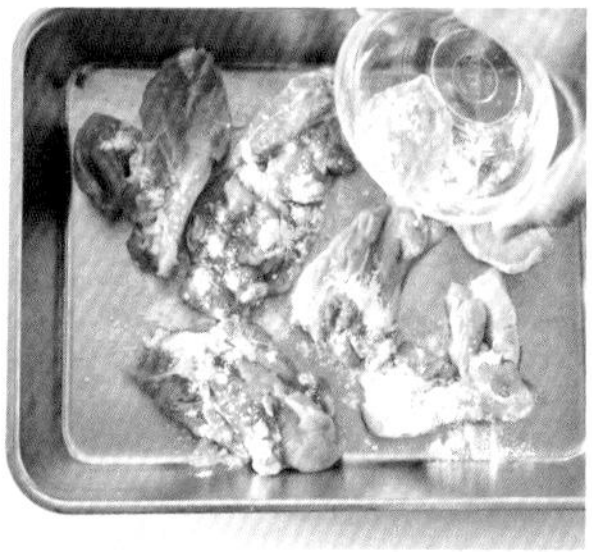

① 鶏肉は水けを押さえ、肉の厚みが均一になるように開き、余分な脂を取り除く。6等分に切り、こしょう、小麦粉大さじ1/2の順にまぶす。

［副菜］

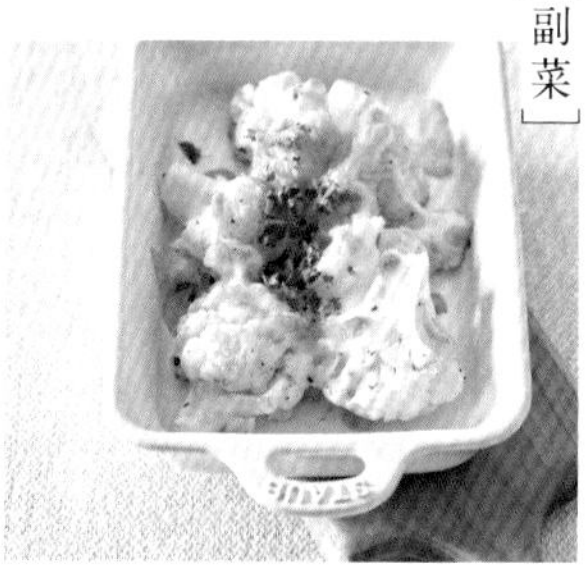

カリフラワーのチーズ焼き

エ»59kcal　糖»2.6g
た»2.8g　脂»3.6g
塩»0.2g

材料（2人分）

- カリフラワー……約6房（150g）
- マヨネーズ（低脂肪）……大さじ1/2
- 粗びき黒こしょう……少々
- ピザ用チーズ（低脂肪）……小さじ2（6g）
- オリーブオイル……小さじ1
- パセリ（みじん切り）……適宜

作り方

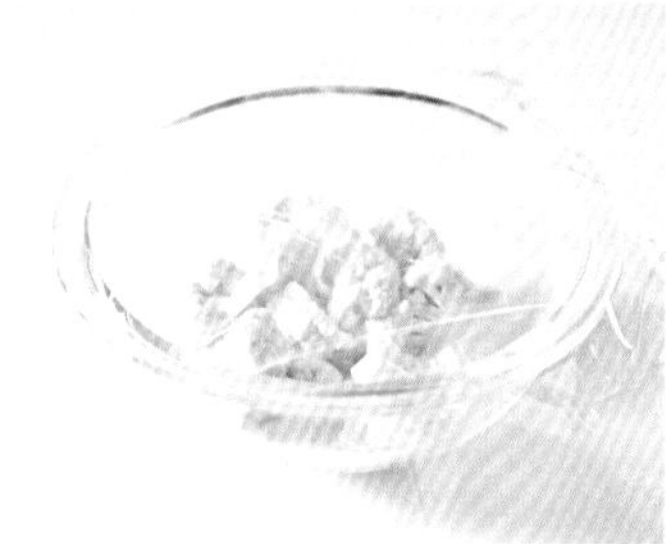

① カリフラワーは縦に半分に切り、耐熱ボウルに入れて軽くラップをして電子レンジで2分加熱する。

［副菜］

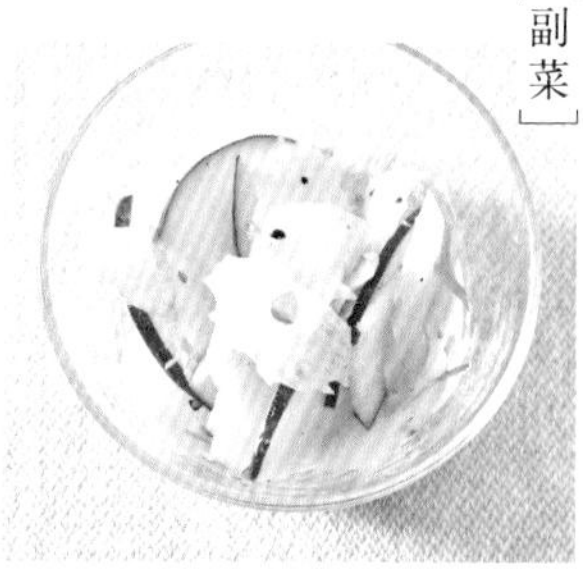

セロリとりんごのサラダ

エ»48kcal　糖»4.3g
た»0.2g　脂»3.1g
塩»0.4g

材料（2人分）

- セロリ……1/2本（60g）
- りんご……1/4個（60g）
- A
  - レモン汁……小さじ1
  - 塩・粗びき黒こしょう……各少々
  - オリーブオイル……大さじ1/2

作り方

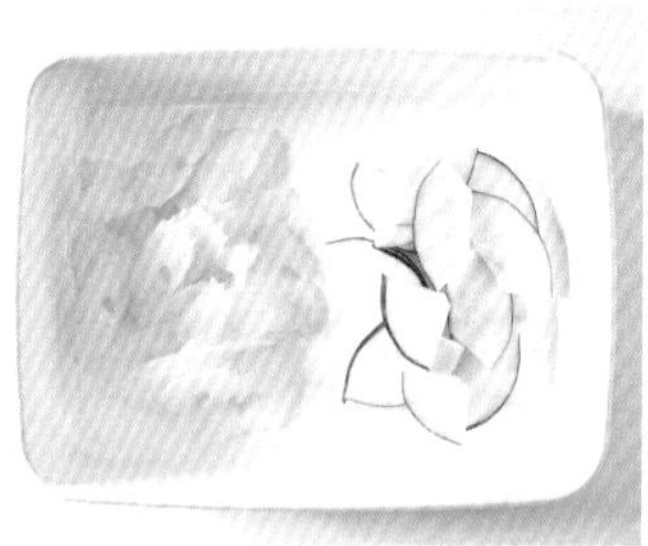

① セロリは斜め薄切りにする。りんごは皮つきのまま3mm幅に切る。

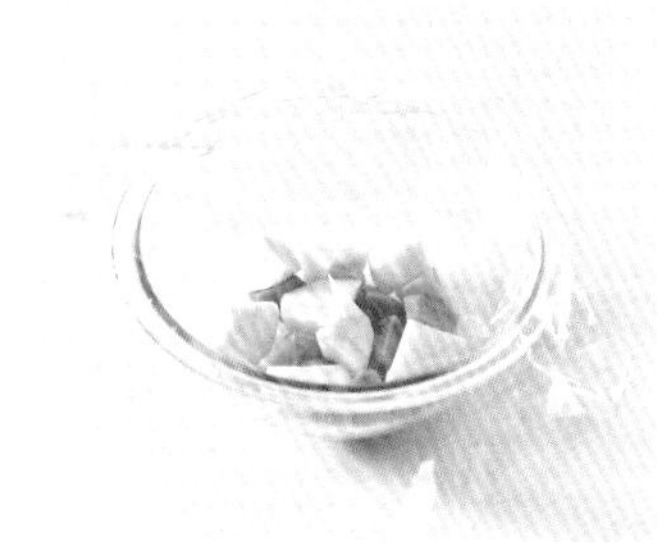

2 にんじん、じゃがいもは一口大の乱切りにし、耐熱ボウルに入れ、ラップをして電子レンジで4分加熱する。玉ねぎは1cm幅のくし形切りにする。

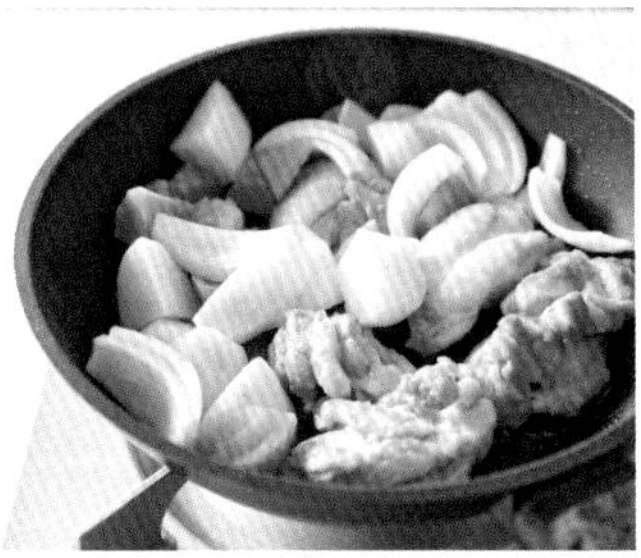

3 フライパンにオリーブオイルを中火で熱し、鶏肉を入れて両面に焼き色がつくまで焼き、にんじん、じゃがいも、玉ねぎを加えて炒める。

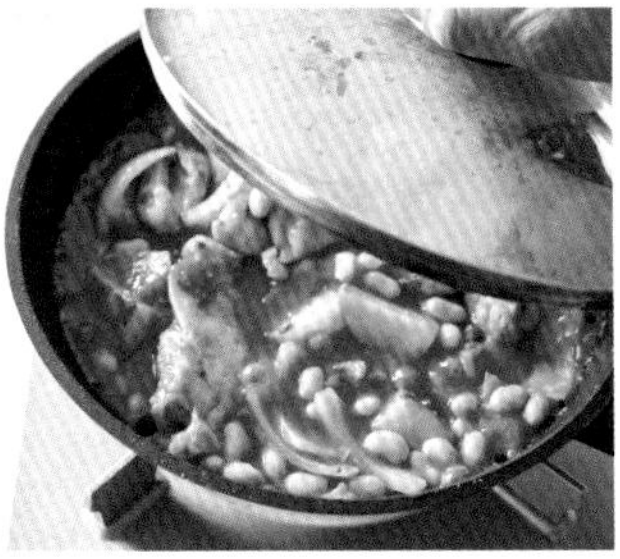

4 玉ねぎがしんなりしてきたら残りの小麦粉を加えてさらに炒め、大豆、Aを加える。蓋をして5分ほど煮込む。

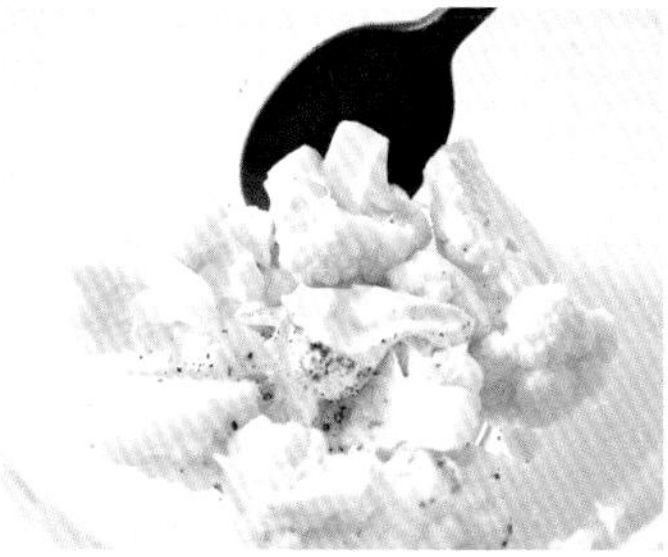

2 ペーパータオルで水けをしっかり押さえ、マヨネーズ、粗びき黒こしょうを加えて和える。

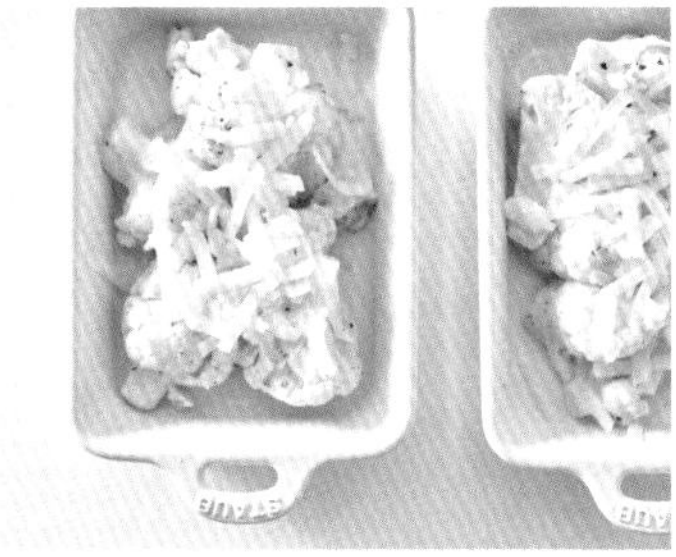

3 耐熱の器にオリーブオイルを入れて広げ、②を入れ、チーズをかける。オーブントースターでチーズに焼き色がつくまで3〜4分焼く。

盛りつける

4 好みでパセリをふる。

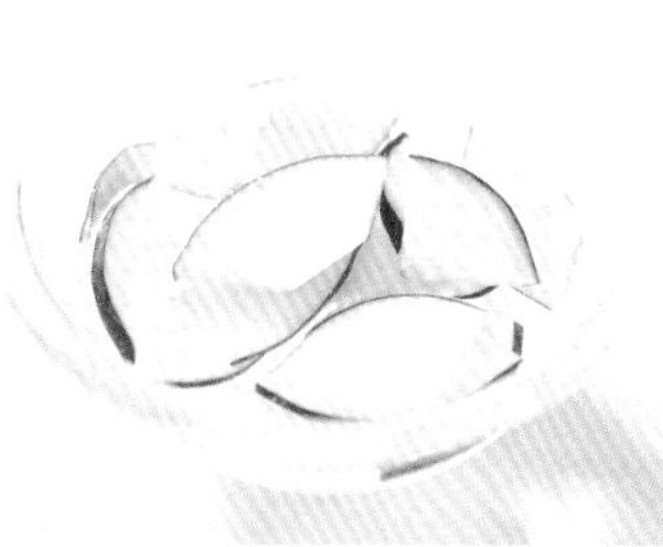

2 りんごを塩水にさらして水けをしっかりきる。

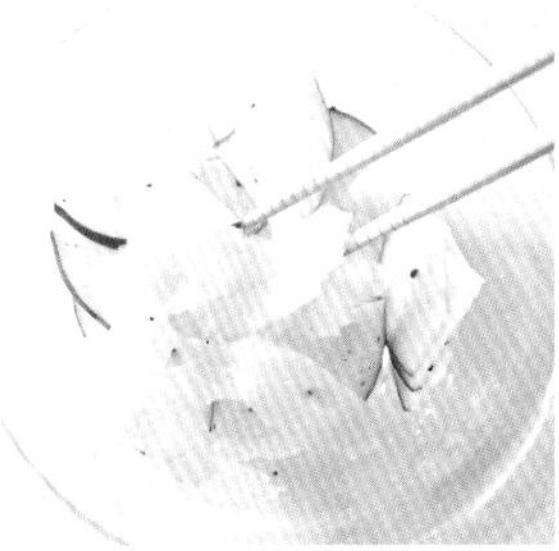

3 ボウルにセロリ、りんご、Aを入れてよく和える。

大豆製品の献立③

肉豆腐献立

牛肉の旨味をしみ込ませた肉豆腐に、たっぷりの野菜ときのこをプラス。副菜にはさつまいもを添え、食物繊維をしっかり摂取して。

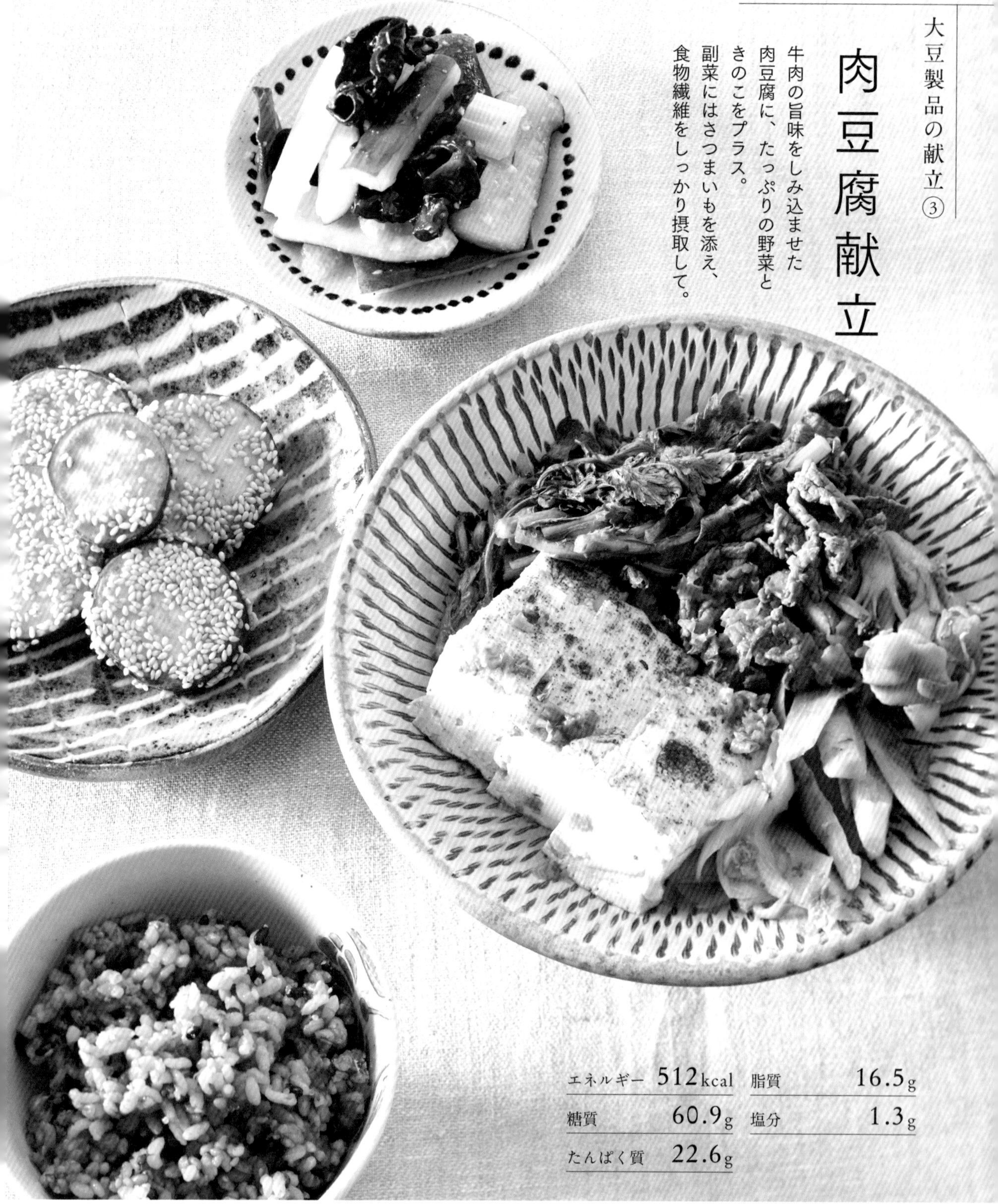

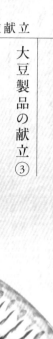

エネルギー	512kcal	脂質	16.5g
糖質	60.9g	塩分	1.3g
たんぱく質	22.6g		

[主菜]

肉豆腐

エ»239kcal
糖»15.5g
た»17.7g
脂»10.5g
塩»0.9g

材料（2人分）

- 焼き豆腐……200g
- 牛もも切り落とし肉……80g
- ごぼう……1/3本（80g）
- 春菊……1/2袋（80g）
- 長ねぎ……1/2本（70g）
- まいたけ……1/2パック（60g）
- A
  - 減塩しょうゆ……大さじ1
  - 砂糖……大さじ1
  - 削り節……3g

作り方

① 焼き豆腐はザルに上げて水けをきり、6等分に切る。牛肉は大きければ食べやすい大きさに切る。
② ごぼうはささがきにし、水にさらしてアクを抜き、水けをしっかりきる。長ねぎは7mm幅の斜め切りにし、春菊は長さを半分に切る。まいたけは食べやすい大きさにさく。
③ 小さめのフライパンを中火で熱し、牛肉を入れて炒め、色が変わったらいったん取り出す。
④ ごぼうを入れて炒め、豆腐、長ねぎ、まいたけを加えて牛肉を戻し入れる。
⑤ Aとひたひたの水100mℓを加え、落とし蓋をしてから蓋をして7～8分煮込み、春菊を加えてしんなりしたら火を止める。

不調を改善する栄養Point

ごぼうときのこをたっぷり加えて、食物繊維を摂取。牛肉は赤身を使い、しょうゆも減塩タイプを使うことで脂質＆塩分もカット。

[副菜]

きゅうりときくらげの和え物

エ»20kcal　糖»2.7g
た»0.7g　脂»0.1g
塩»0.3g

材料（2人分）

- きゅうり……1本（120g）
- セロリ……1/2本（60g）
- きくらげ（乾燥）……3g
- A
  - 塩麹……小さじ1
  - しょうが（すりおろし）……小さじ1/3

作り方

① きゅうりは長さを4等分に、セロリはきゅうりの長さに合わせて切り、めん棒などでたたいて食べやすい大きさにさく。
② きくらげはぬるま湯で戻し、食べやすい大きさに切り、熱湯をかけて水けをきる。
③ ポリ袋に①、②を入れ、Aを加えてよくもみ込み、空気を抜くように密封して10分ほどおく。

[副菜]

さつまいものごま焼き

エ»134kcal　糖»21.5g
た»1.0g　脂»4.1g
塩»0.1g

材料（2人分）

- さつまいも……150g
- 白いりごま……小さじ2
- オリーブオイル……大さじ1/2

作り方

① さつまいもは皮つきのまま1cm厚さの輪切りにし、水にさらしてアクを抜き、水けを拭き取る。
② フライパンにオリーブオイルを中火で熱し、さつまいもを入れて焼き色がつくまで焼く。
③ ひっくり返して蓋をして弱火で5～6分焼き、ごまをふり入れてまぶし、ごまの香りが立つまで焼きつける。

[主食]

雑穀入り玄米ごはん75g

エ»119kcal　糖»21.2g
た»3.2g　脂»1.8g
塩»0.0g

不調を改善する栄養Point

白米に比べて、雑穀、玄米ともにビタミン、ミネラル類、食物繊維量がアップ。減量中であれば、ごはんを少し減らしてもOK。

大豆製品の献立④

蒸し大豆とおからのつくね献立

低脂肪の鶏むねひき肉に、大豆とおからを加えたヘルシーなつくね。あっさりとやさしい味わいでも食べ応えは十分です。

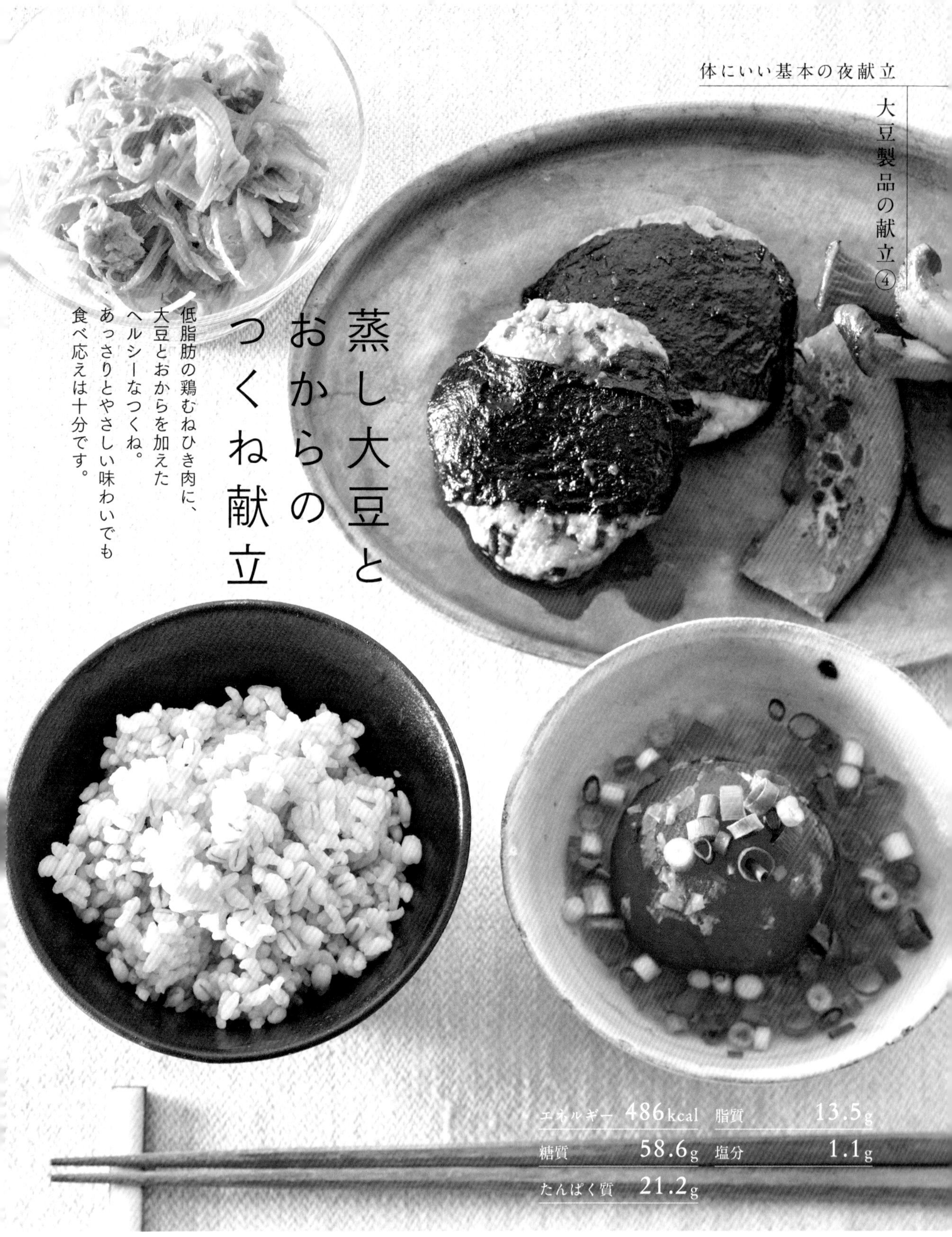

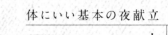

エネルギー	486kcal	脂質	13.5g
糖質	58.6g	塩分	1.1g
たんぱく質	21.2g		

[主菜]

蒸し大豆とおからのつくね

エ»194kcal　糖»13.1g
た»14.1g　脂»6.2g
塩»0.6g

不調を改善する栄養Point
ひき肉は脂肪が多いので、必ずむね肉のひき肉を選びましょう。おからをプラスすることで食物繊維量が大幅アップ。

材料（作りやすい分量）

蒸し大豆……100g
A
- 鶏むねひき肉……100g
- おからパウダー……大さじ2
- 小ねぎ（小口切り）…3本分（30g）
- 酒……大さじ2
- 水……大さじ1と1/2

かぼちゃ……100g
エリンギ……1パック（120g）
のり……1/2枚
B
- 減塩しょうゆ……小さじ2
- みりん……小さじ2
- 水……大さじ1

紅花油……大さじ1/2

作り方

① かぼちゃは5㎜厚さに切り、エリンギは縦6等分に切る。
② ボウルに蒸し大豆を入れて軽くつぶし、Aを加えてよくこねる。6等分にし、1㎝厚さの平たい丸形に成形する。のりを切って片面にはる。
③ フライパンに紅花油を中火で熱し、②をのりの面を下にして並べる。①の野菜も一緒に入れて焼き色がつくまで焼き、ひっくり返して蓋をして弱めの中火にし、3分ほど焼く。Bを加えて全体にからめる。
※つくねは1人2個盛りつける。

[副菜]

ツナサラダ

エ»101kcal
糖»7.5g
た»2.7g
脂»6.2g
塩»0.2g

材料（2人分）

ツナ缶（水煮）…小1/2缶（35g）
セロリ……1/2本（60g）
セロリの葉……適量
にんじん……2/3本（100g）
A
- レモン汁……大さじ1/2
- えごま油……大さじ1
- はちみつ……小さじ1
- 粗びき黒こしょう……少々

作り方

① セロリは茎を斜め薄切り、葉をせん切りにし、にんじんはスライサーなどで細いせん切りにする。ツナは汁けをきる。
② ボウルに①とAを入れて混ぜる。
※ツナに塩味と旨味があるので、ツナと野菜を一緒にいただく。

不調を改善する栄養Point
にんじんに含まれる抗酸化ビタミンのβ-カロテンとセロリに含まれるフラボノイドは更年期障害の症状軽減が期待できます。

[副菜]

トマトと小ねぎのだし煮

エ»28kcal　糖»4.1g
た»1.6g　脂»0.2g
塩»0.3g

材料（2人分）

トマト…小2個（100g×2）
小ねぎ（小口切り）……2本分（20g）
A
- 削り節……3g
- 塩……少々

作り方

① 小鍋に100㎖の湯を沸かし、よく洗ってヘタをくりぬいたトマトを入れて、転がしながらゆでる。いったん取り出して皮をむき、戻し入れてAを加え、蓋をして途中転がしながら2〜3分煮る。
② 器に盛り、小ねぎを散らす。

[主食]

もち麦入り玄米ごはん120g

エ»163kcal　糖»33.9g
た»2.8g　脂»0.9g
塩»0.0g

不調を改善する栄養Point
もち麦と玄米は白米よりビタミンB群が豊富で、糖質の代謝を助けます。また、更年期女性に不足しがちな食物繊維が補給できます。

大豆製品の献立⑤

いり豆腐献立

にんじんやきくらげの歯応えが
楽しい、いり豆腐が主役の献立。
さっぱり酢の物と、食べ応えのある
ささみの和え物を添えて。

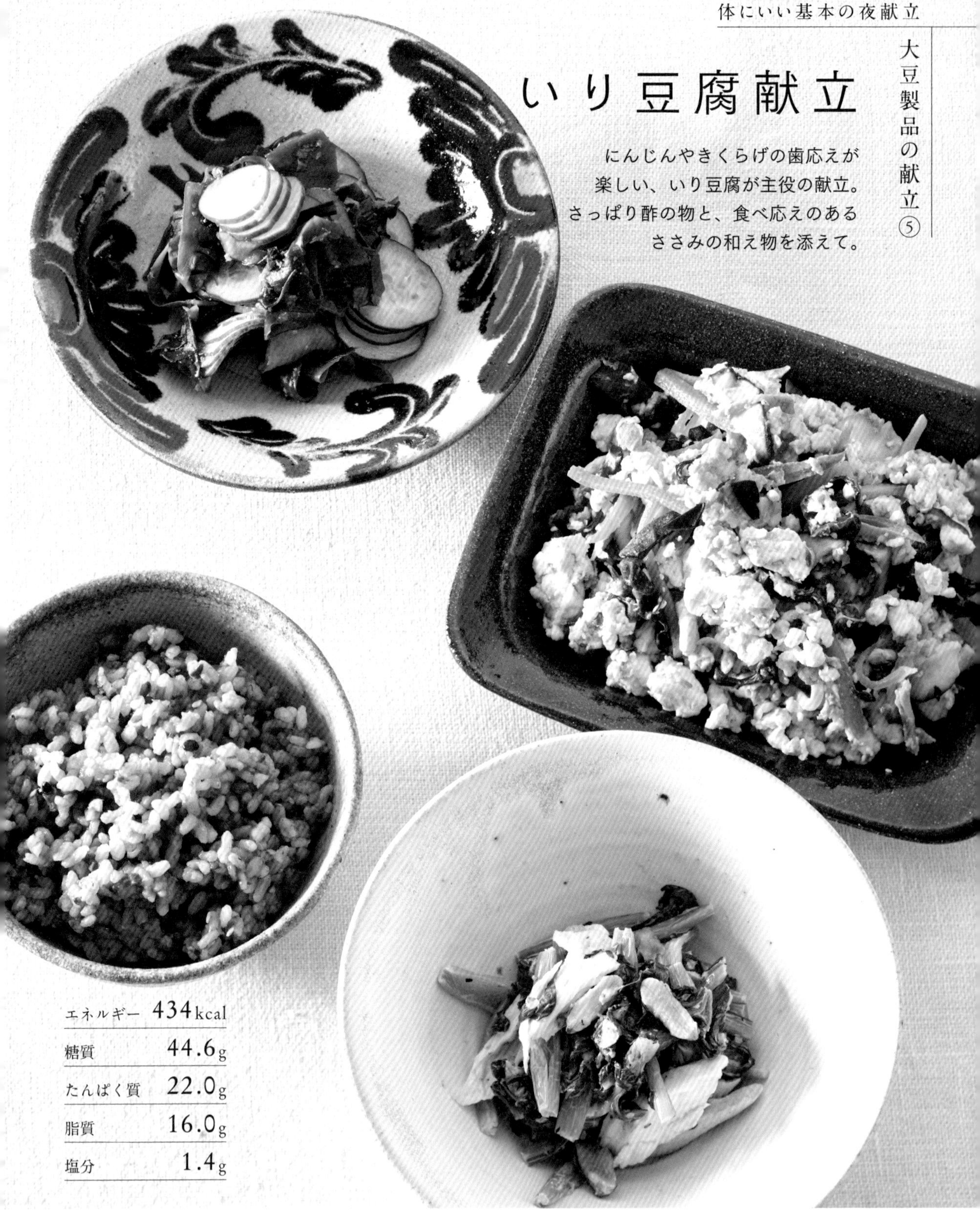

エネルギー	434kcal
糖質	44.6g
たんぱく質	22.0g
脂質	16.0g
塩分	1.4g

［主菜］

いり豆腐

エ»154kcal
糖»6.5g
た»10.2g
脂»8.8g
塩»0.5g

不調を改善する栄養Point
良質のたんぱく質と野菜、きのこがたっぷり入って食物繊維も豊富な栄養満点の一品。卵はあくまでもつなぎ程度に使いましょう。

材料（2人分）

木綿豆腐……2/3丁（200g）
溶き卵……1/2個分
にんじん……1/3本（50g）
さやいんげん……5本（30g）
しいたけ……2枚（40g）
きくらげ（乾燥）……3g
紅花油……大さじ1/2
A 減塩しょうゆ……大さじ1/2
A 砂糖……大さじ1/2
A 削り節……3g

作り方

① 耐熱皿にペーパータオルを敷いて粗めに崩した豆腐をのせ、ラップをしないで電子レンジで5分加熱する。粗熱が取れたら水分をしっかり絞る。きくらげはぬるま湯で戻し、にんじんとともにせん切り、いんげんは斜め薄切りにする。しいたけは石づきを落とし、軸はせん切り、かさは薄切りにする。
② フライパンに紅花油を中火で熱し、豆腐を崩しながら炒め、にんじん、しいたけ、きくらげを加えて炒める。にんじんがしんなりしたら、いんげん、Aを加え、強めの中火で水分を飛ばすように炒める。
③ ②に溶き卵を回し入れ、炒り卵を作る要領でよく混ぜながら炒める。

［副菜］

ささみと小松菜のナッツ和え

エ»70kcal
糖»2.0g
た»4.9g
脂»4.2g
塩»0.3g

材料（2人分）

鶏ささみ……1本（30g）
小松菜……2/3束（130g）
アーモンド（素焼き）……10g
A マヨネーズ（低脂肪）……小さじ2
A からし……小さじ1/3
A 粗びき黒こしょう……少々

作り方

① ささみは厚さを半分に切り、小松菜は茎を3cm、葉を1cm幅に切る。耐熱ボウルにささみ、小松菜の茎、葉の順に入れ、軽くラップをして電子レンジで4分加熱し、そのまま1分ほどおく。粗熱が取れたら小松菜の水けを絞り、ささみは細かくさく。ポリ袋にアーモンドを入れ、めん棒などで細かく砕く。
② ボウルに①とAを入れてよく混ぜる。

［副菜］

わかめときゅうりの酢の物

エ»20kcal　糖»2.1g
た»1.8g　脂»0.1g
塩»0.6g

材料（2人分）

カットわかめ（乾燥）……5g
きゅうり……1本（120g）
青じそ……2枚
A しょうが（すりおろし）……小さじ1/4
A 削り節……3g
A ポン酢しょうゆ……小さじ1
A 酢……小さじ1

作り方

① わかめは水で戻して水けをしっかりきる。きゅうりはスライサーなどで薄い輪切りにする。青じそは細いせん切りにする。
② ポリ袋に①とAを入れて軽くもみ込み、空気を抜くように密封して10分ほどおく。

［主食］

雑穀入り玄米ごはん120g

エ»190kcal　糖»34.0g
た»5.1g　脂»2.9g
塩»0.0g

不調を改善する栄養Point
たんぱく質、野菜のほか、きのこ、海藻も一緒に食べられる献立。雑穀入り玄米ごはんを添えれば、さらに栄養バランスが整います。

野菜が簡単にとれる一品

にんじんとじゃこの うまだし和え

材料（2人分）

にんじん ……2/3本（100g）
みょうが…1個（25g）
ちりめんじゃこ…10g
A
削り節……3g
白いりごま…大さじ1/2
塩昆布（減塩）……2g

作り方

① にんじんはスライサーなどで細いせん切りにし、みょうがは縦半分に切り、縦に極細切りにする。じゃこは耐熱容器に入れ、ラップをしないで電子レンジで30秒加熱する。

② ①とAをポリ袋に入れてよくもみ込み、空気を抜くように密封して10分ほどおく。

栄養Point

β-カロテン豊富なにんじんとじゃこ、削り節、塩昆布の旨味で調味料いらずで減塩。

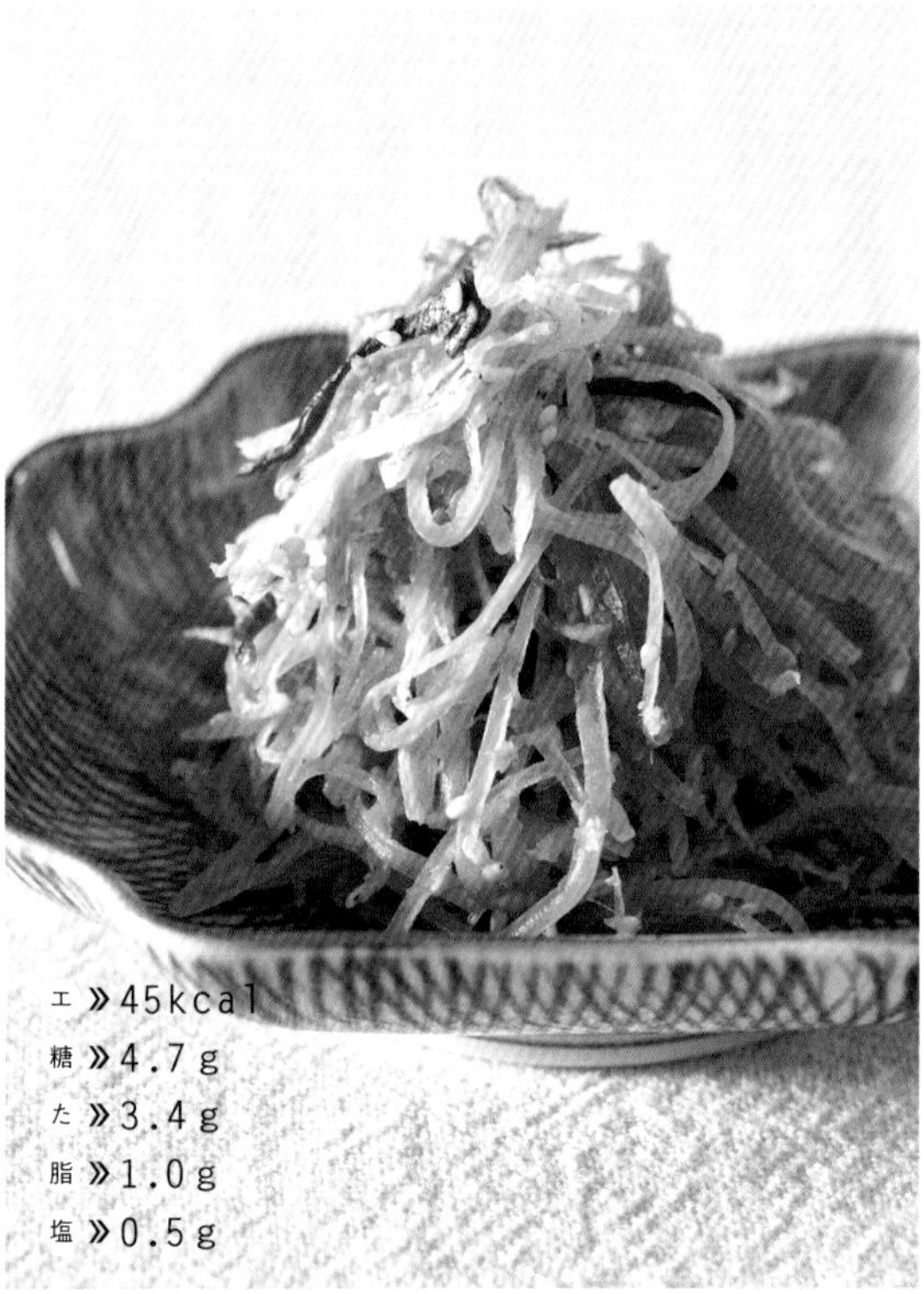

エ≫45kcal
糖≫4.7g
た≫3.4g
脂≫1.0g
塩≫0.5g

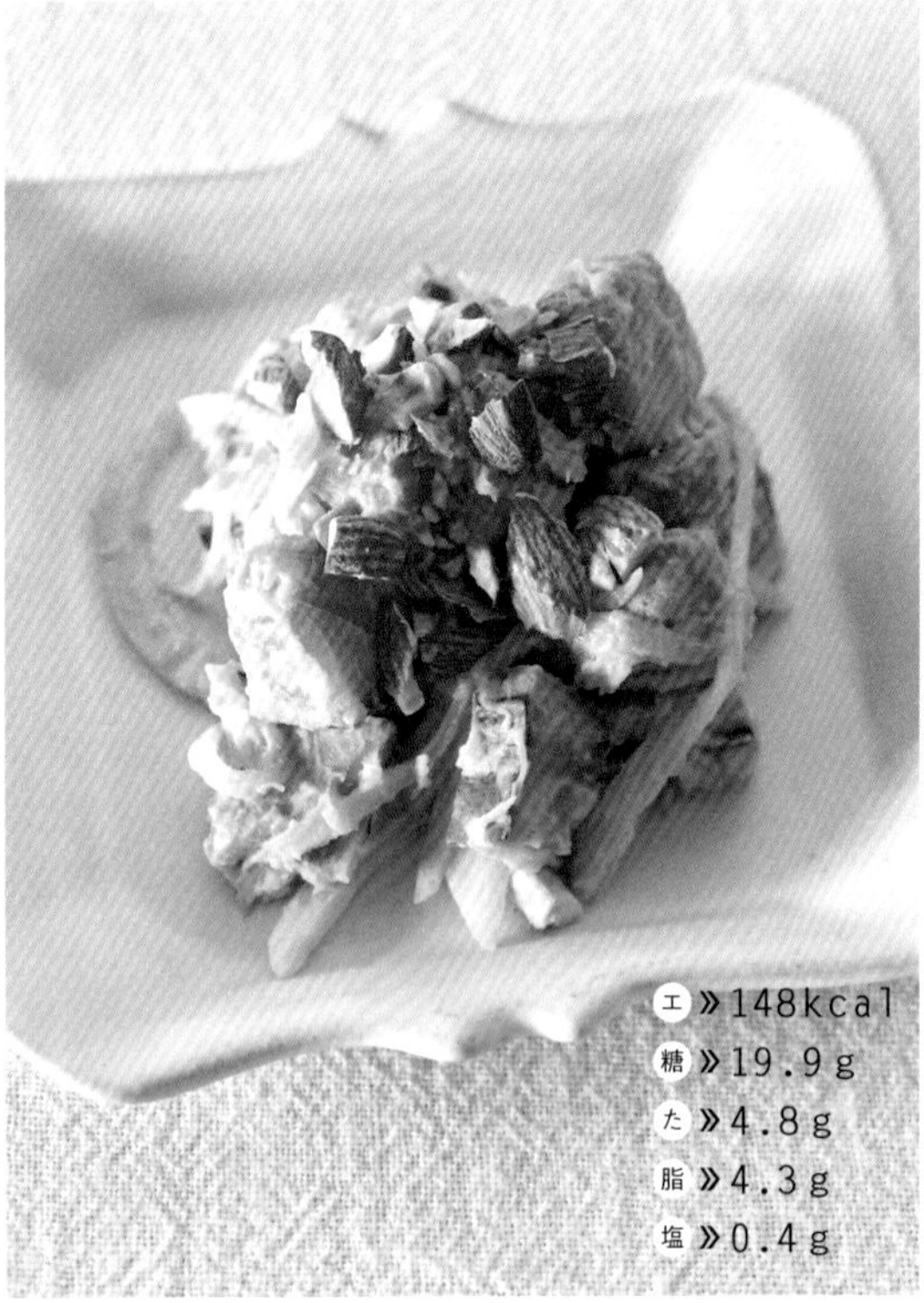

エ≫148kcal
糖≫19.9g
た≫4.8g
脂≫4.3g
塩≫0.4g

かぼちゃとアーモンドの ヨーグルトサラダ

材料（2人分）

かぼちゃ……200g
玉ねぎ ……1/4個（50g）
アーモンド（素焼き） ……15g
A
ギリシャヨーグルト（無脂肪）……大さじ2
白みそ……小さじ1
粗びき黒こしょう…少々

作り方

① かぼちゃはところどころ皮をむき、1cm角に切る。玉ねぎは極薄切りにする。

② 耐熱ボウルにかぼちゃを入れ、軽くラップをして電子レンジで3分加熱し、いったん取り出して軽く混ぜ、さらに1分加熱しそのまま2分ほどおく。ボウルの底の余分な水分をペーパータオルで拭き取り、玉ねぎを加えてよく混ぜる。粗熱が取れたらAを加えてよく混ぜ、粗く砕いたアーモンドをかける。

ブロッコリーと長ねぎのペペロンチーノ

材料（2人分）

ブロッコリー……6房（120g）
長ねぎ……1/4本（35g）
唐辛子（輪切り）……1/2本分
A オリーブオイル……大さじ1/2
A 塩……少々
A にんにく（すりおろし）……小さじ1/3

作り方

① ブロッコリーは縦半分に切り、長ねぎは斜め薄切りにする。
② 耐熱ボウルに①と唐辛子を入れ、軽くラップをして電子レンジで2分加熱し、そのまま2分ほどおく。ボウルの底の余分な水分をペーパータオルで拭き取り、Aを加えてよく混ぜる。

栄養Point
抗酸化ビタミンのA,C,E,さらにB群も豊富なブロッコリー。にんにくが代謝を促進。

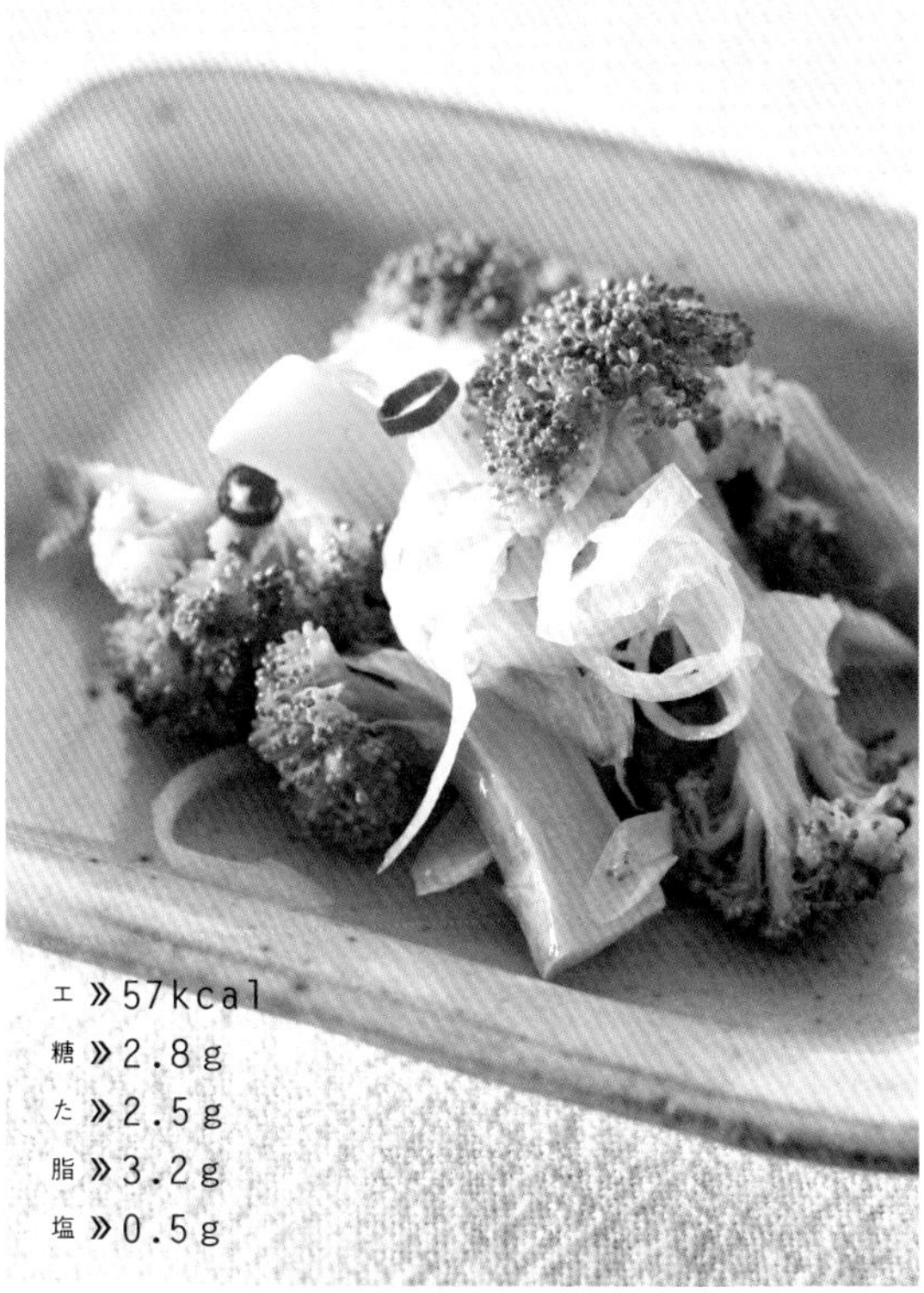

エ》57kcal
糖》2.8g
た》2.5g
脂》3.2g
塩》0.5g

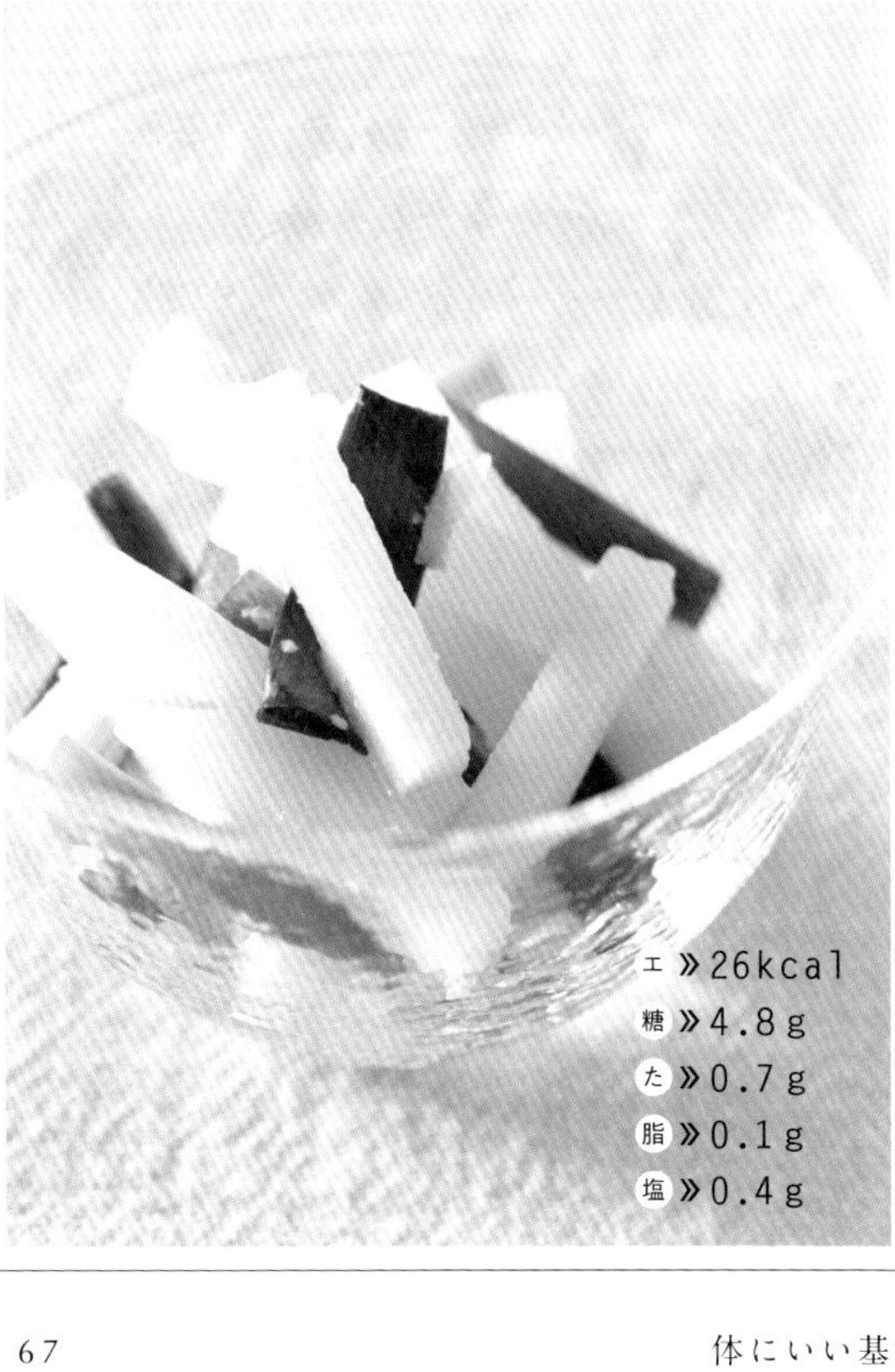

エ》26kcal
糖》4.8g
た》0.7g
脂》0.1g
塩》0.4g

柚子ねぎ大根

材料（2人分）

大根……200g
A 小ねぎ……3本（30g）
A 柚子の皮……少々
A 塩麹……大さじ1/2

作り方

① 大根は拍子木切り、小ねぎは大根の長さに合わせて切る。
② 耐熱ボウルに大根を入れ、軽くラップをして電子レンジで2分加熱し、そのまま1分ほどおく。ペーパータオルでボウルの底の余分な水分を拭き取り、Aを加えてよく混ぜる。

栄養Point
塩麹は発酵調味料。柚子の皮と一緒にもみ込めば、少量でも野菜に旨味と香りアップ。

パプリカと玉ねぎの塩こぶ和え

材料(2人分)

パプリカ(何色でも)……1個(180g)
玉ねぎ……1/4個(50g)
A 塩昆布(減塩)……3g
A 白いりごま……小さじ1

作り方

① パプリカはヘタと種を取り除き、縦5㎜幅に切る。玉ねぎは縦に極細切りにする。
② 耐熱ボウルに①を入れ、軽くラップをして電子レンジで1分加熱する。粗熱が取れたらボウルの底の余分な水分をペーパータオルで拭き取り、Aを加えて和える。

栄養Point
抗酸化ビタミンが豊富なパプリカは更年期にとり入れたい野菜。塩昆布で調味料いらず。

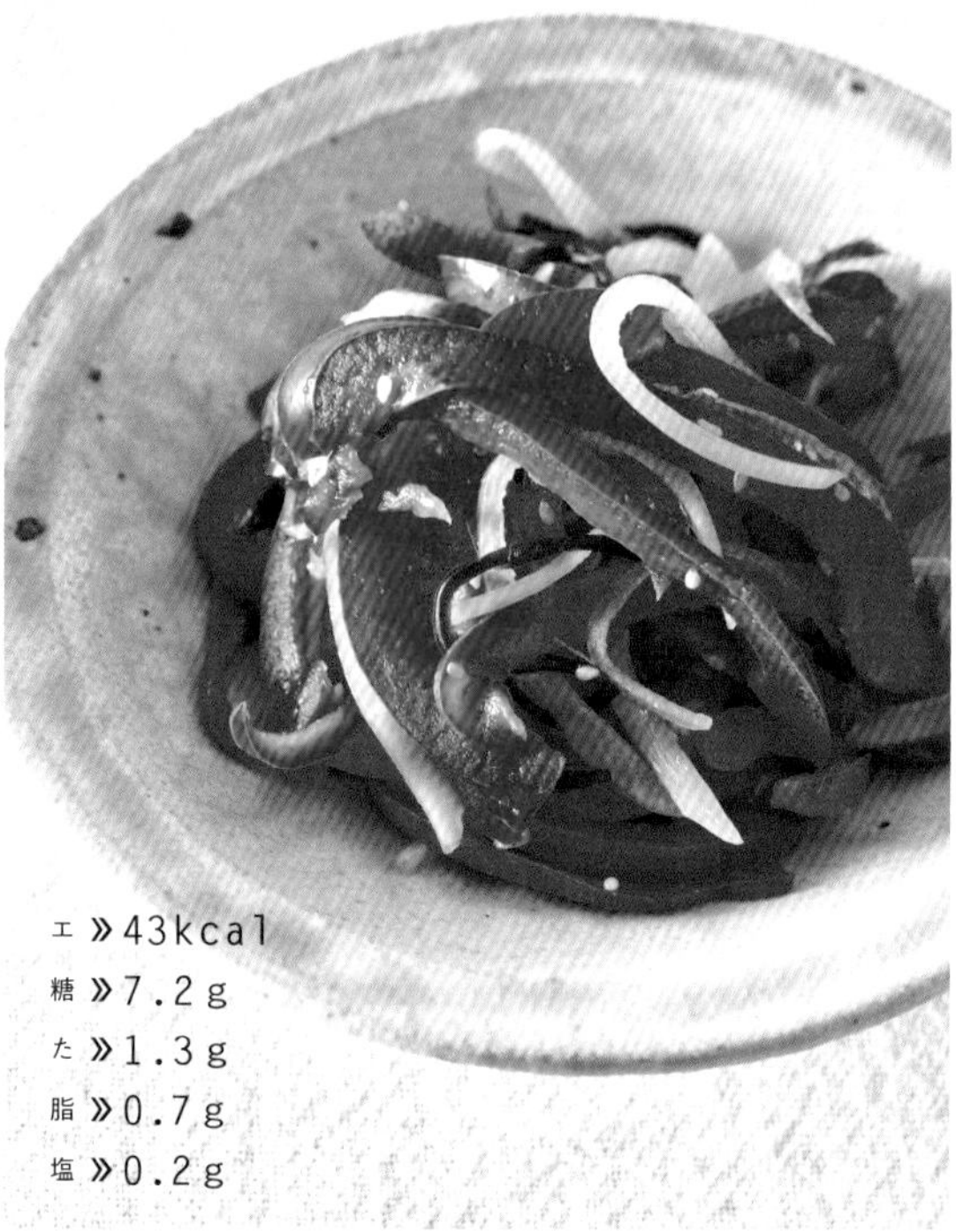

エ »43kcal
糖 »7.2g
た »1.3g
脂 »0.7g
塩 »0.2g

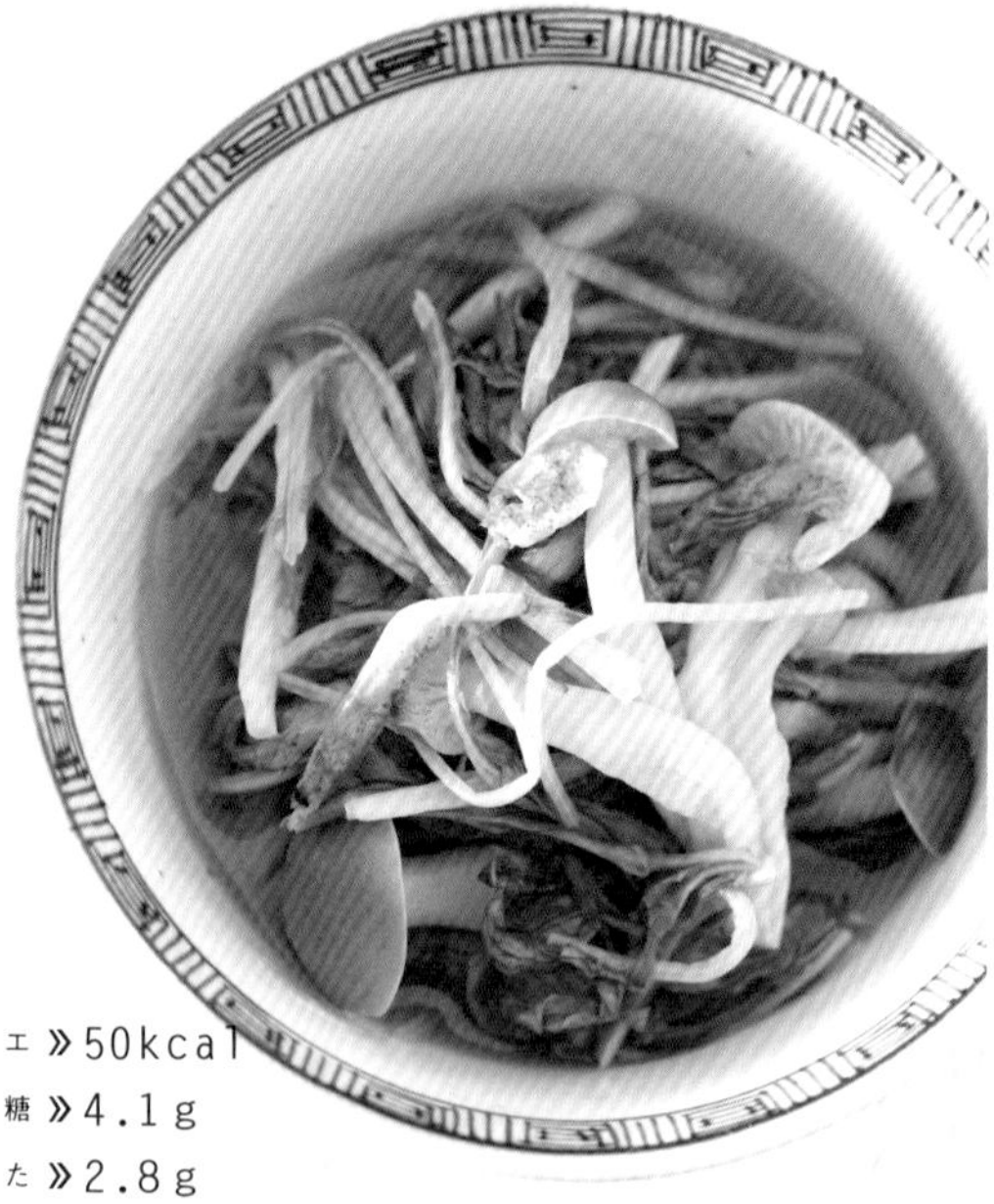

エ »50kcal
糖 »4.1g
た »2.8g
脂 »0.2g
塩 »0.5g

水菜としめじの煮浸し

材料(2人分)

水菜……2/3袋(130g)
しめじ……1パック(100g)
桜えび(乾燥)……2g
酒……大さじ2
減塩しょうゆ……大さじ1/2

作り方

① 水菜は根元を落とし、5㎝長さに切る。しめじは石づきを落としてほぐす。
② 鍋に水150㎖、酒、しめじ、桜えびを入れて中火にかける。煮立ったら水菜としょうゆを加え、ひと煮立ちしたら火を止めて粗熱を取る。

栄養Point
野菜のビタミン類を逃さないためには、さっと煮るのが一番。桜えびで旨味をアップ。

さつまいものレモン煮

エ》202kcal
糖》46.8g
た》0.9g
脂》0.1g
塩》0.1g

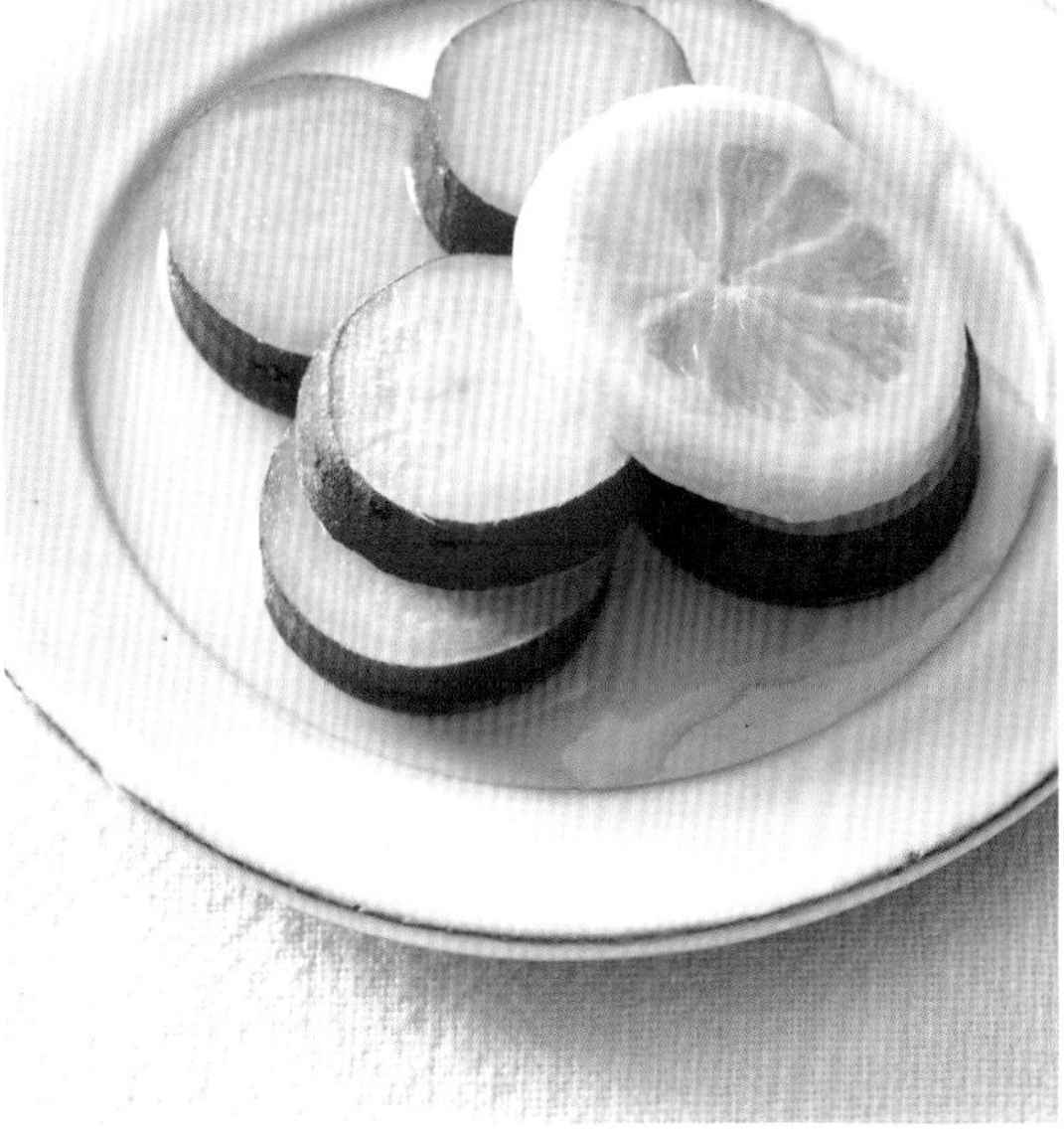

材料（2人分）

さつまいも……200g
レモン（輪切り）……2枚
砂糖……大さじ4

作り方

① さつまいもは皮つきのまま1cm厚さの輪切りにし、水にさらしてアクを抜き、水けをきる。
② 鍋にさつまいも、レモン、砂糖、ひたひたの水120〜130mℓを入れて火にかける。煮立ったら落とし蓋をして弱めの中火で、さつまいもがやわらかくなるまで10分ほど煮る。そのまま粗熱を取る。

栄養Point
さつまいもは食物繊維が豊富。抗酸化成分アントシアニンを含むので皮ごと調理して。

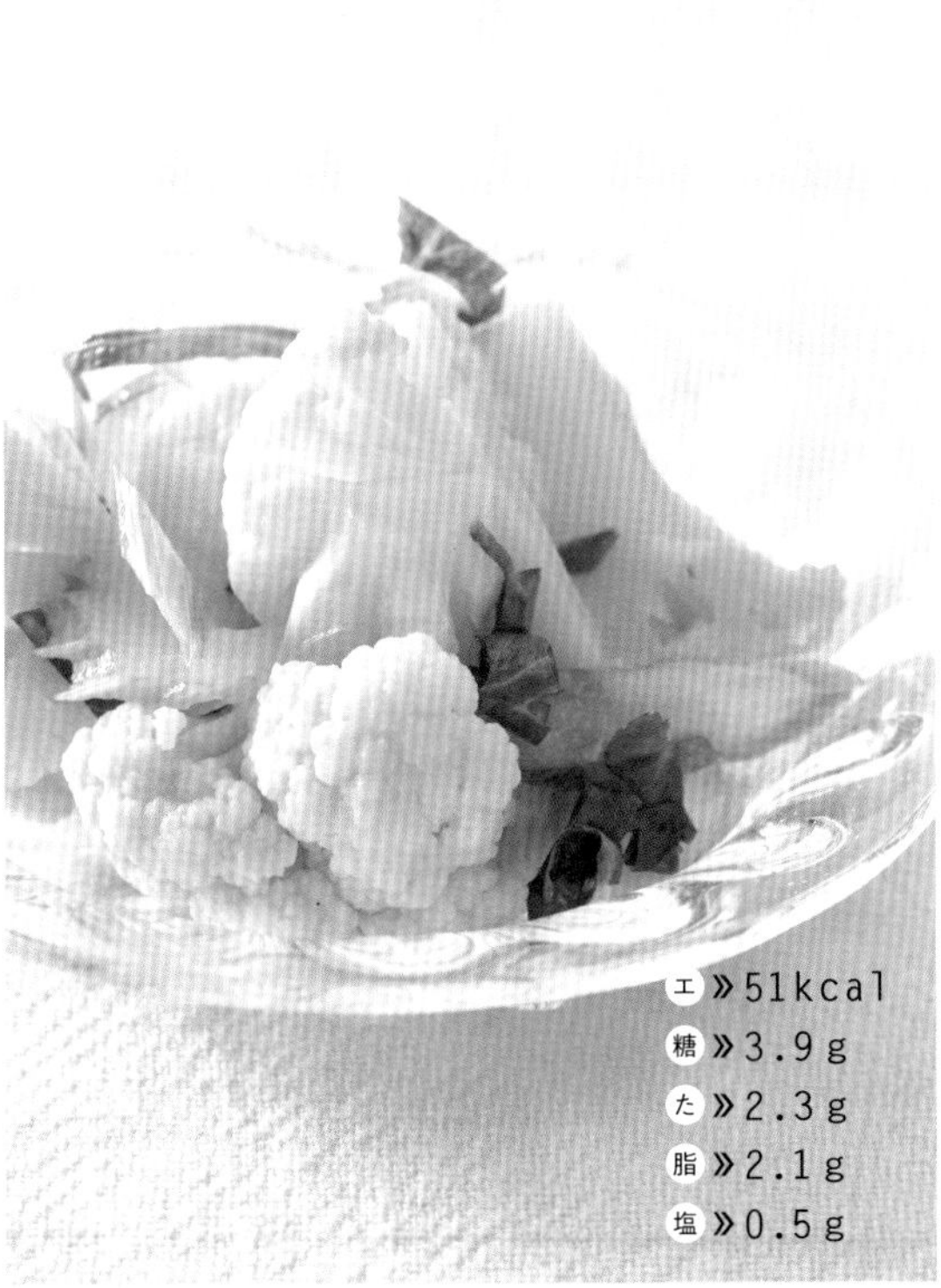

エ》51kcal
糖》3.9g
た》2.3g
脂》2.1g
塩》0.5g

カリフラワーとセロリのナムル

材料（2人分）

カリフラワー……6房（210g）
セロリ 1/4本（30g）
セロリの葉……適量
A
にんにく（すりおろし）……小さじ1/3
ごま油……小さじ1
塩……少々（小さじ1/6）

作り方

① カリフラワーは縦4等分に薄切り、セロリの茎は斜め薄切りに、葉は細かく刻む。
② 耐熱ボウルにカリフラワーを入れ、軽くラップをして電子レンジで2分加熱し、ボウルの底の余分な水分をペーパータオルで拭き取る。セロリ、Aを加えてよく混ぜる。

栄養Point
カリフラワーには抗酸化作用を持つビタミンCが豊富。茎にも多いので残さず使って。

トマトときゅうりの塩麹和え

材料（2人分）

トマト……小2個（200g）
きゅうり……1本（120g）
A 塩麹……大さじ1/2
A ドライバジル……少々
A オリーブオイル……大さじ1/2

作り方

① トマトときゅうりは一口大の乱切りにし、ボウルにAとともに入れ、よく和える。

栄養Point
強力な抗酸化作用を持つリコピン、ビタミンCが豊富なトマトは塩麹と相性が◎。

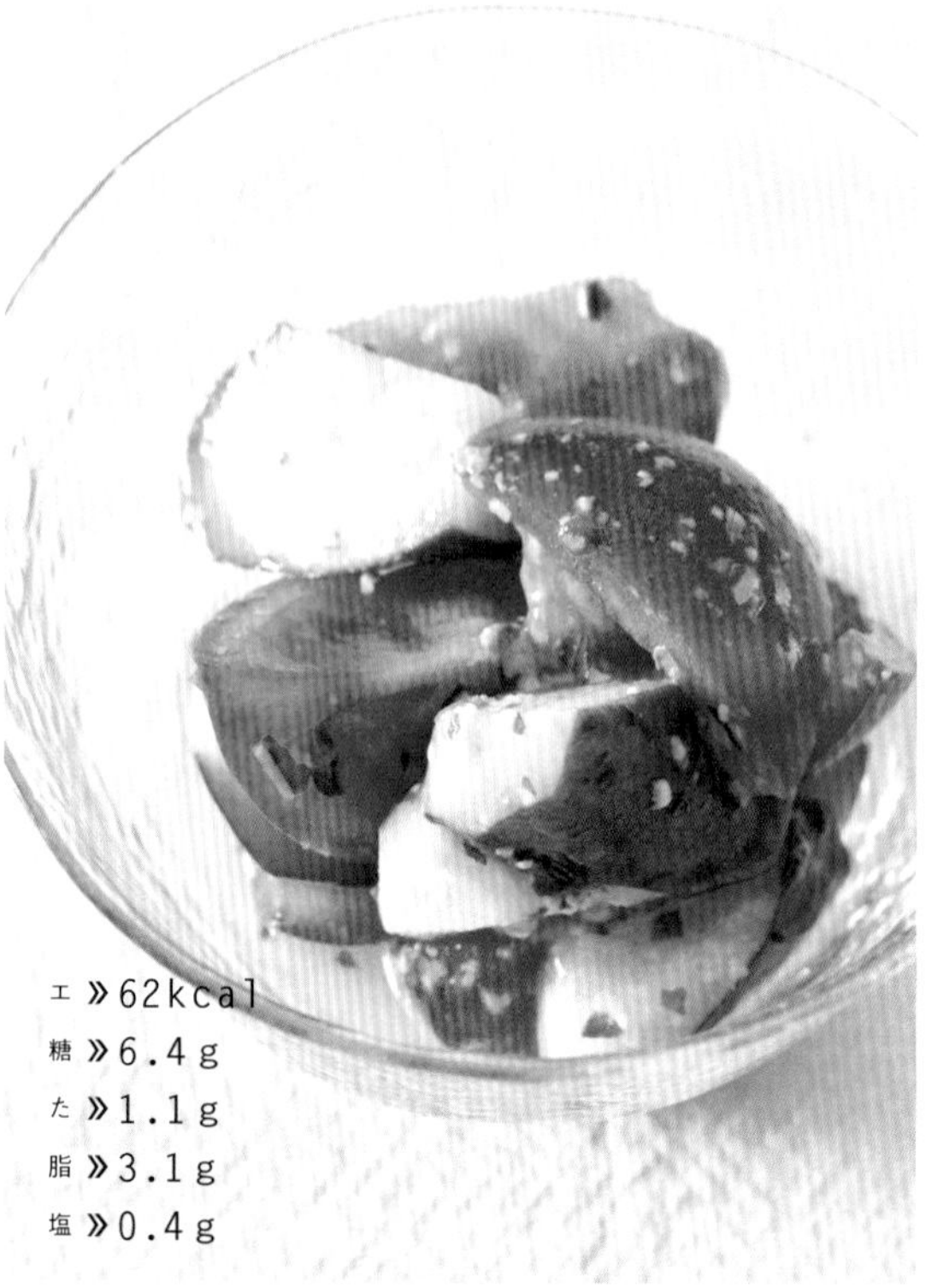

エ»62kcal
糖»6.4g
た»1.1g
脂»3.1g
塩»0.4g

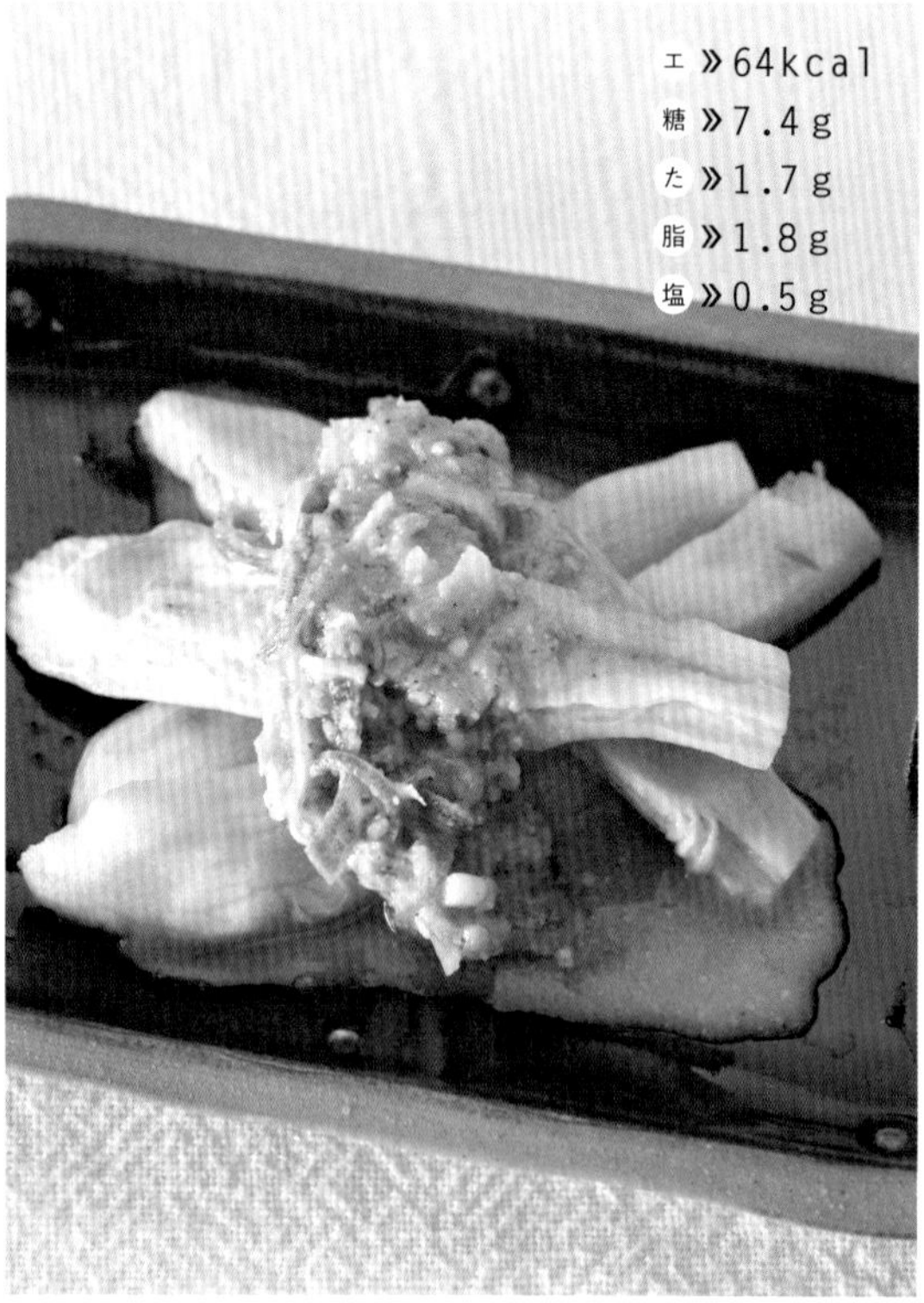

エ»64kcal
糖»7.4g
た»1.7g
脂»1.8g
塩»0.5g

なすのごまだれ

材料（2人分）

なす…2本（80g×2）
みりん……大さじ1
みょうが…1個（25g）
A 白すりごま……大さじ1
A 減塩みそ……大さじ1/2
A なすの蒸し汁…大さじ2

作り方

① なすは皮をむき、耐熱皿にのせてみりんをかけ、軽くラップをして電子レンジで2分加熱する。ひっくり返し、ラップをかけ直してさらに1分加熱する。粗熱が取れたら食べやすい大きさにさき、器に盛る。蒸し汁は取っておく。みょうがは縦半分に切り、横に薄切りにする。
② ボウルにA、みょうがを入れてよく混ぜ、なすにかける。

栄養Point
なすはカリウムが豊富でむくみや血圧の改善に。

春菊ともち麦の和え物

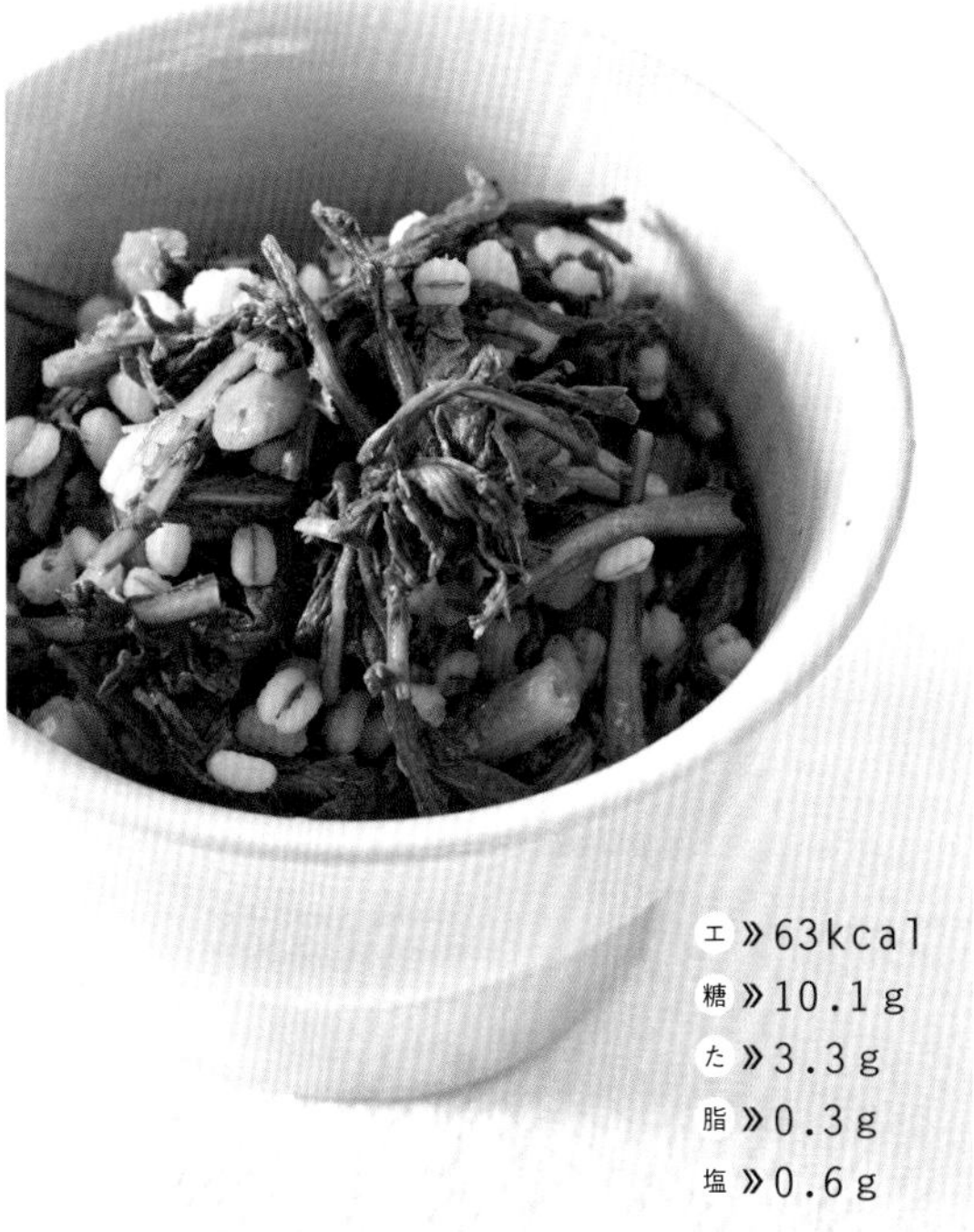

エ»63kcal
糖»10.1g
た»3.3g
脂»0.3g
塩»0.6g

材料（2人分）

春菊……1袋（160g）
もち麦（炊いたもの）……50g
A 減塩しょうゆ……大さじ1/2
A 砂糖……大さじ1/2
A 削り節……3g

作り方

① 春菊は葉と茎を分ける。鍋に湯を沸かし、春菊の茎を1分ほどゆでたら葉を加えてさらに30秒ほどゆでる。ザルに上げ、粗熱が取れたら水けをしっかり絞り、3cm幅に切る。
② ボウルに①、もち麦、Aを入れ、よく和える。

栄養Point
β-カロテン、ビタミンC、Eが豊富な春菊と食物繊維が豊富なもち麦の組み合わせです。

アボカドとブロッコリーのヨーグルトサラダ

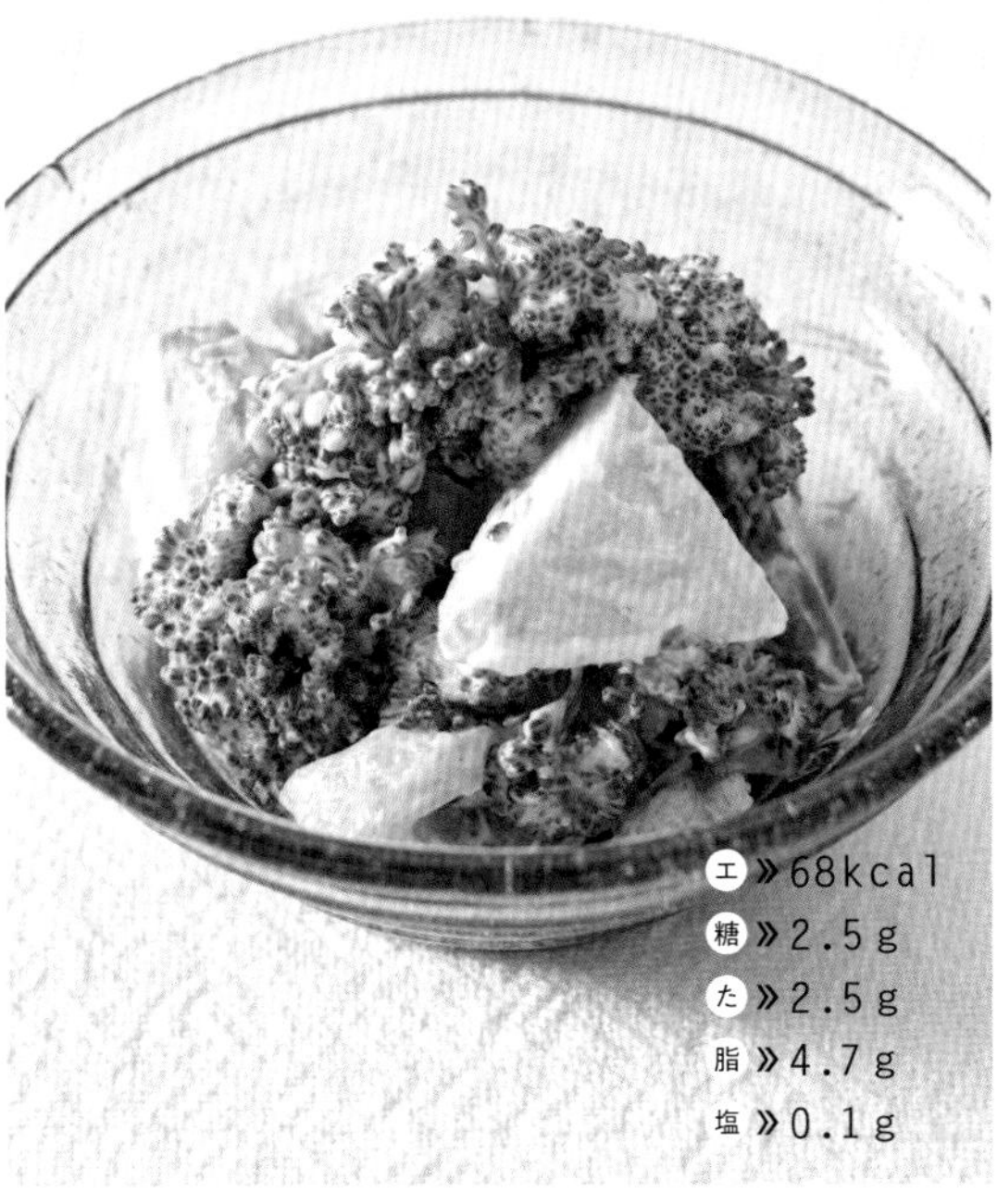

エ»68kcal
糖»2.5g
た»2.5g
脂»4.7g
塩»0.1g

材料（2人分）

アボカド……1/2個（正味50g）
ブロッコリー……3房（60g）
A ギリシャヨーグルト（無脂肪）……大さじ1
A マヨネーズ（低脂肪）……小さじ1
A にんにく（すりおろし）……小さじ1/4
A 粗びき黒こしょう……少々

作り方

① ブロッコリーは縦半分に切り、耐熱ボウルに入れ、軽くラップをして電子レンジで2分加熱し、粗熱を取る。ボウルの底の余分な水分をペーパータオルで拭き取る。
② ①に一口大の乱切りにしたアボカド、Aを加え、ざっくりと混ぜる。

魚介の献立①

ぶりとごぼうの黒酢照り焼き献立

ビタミンDが豊富なぶりは、
黒酢でさっぱりと仕上げます。
ごぼう、にんじん、白菜などの野菜も
たっぷり添えたバランス献立です。

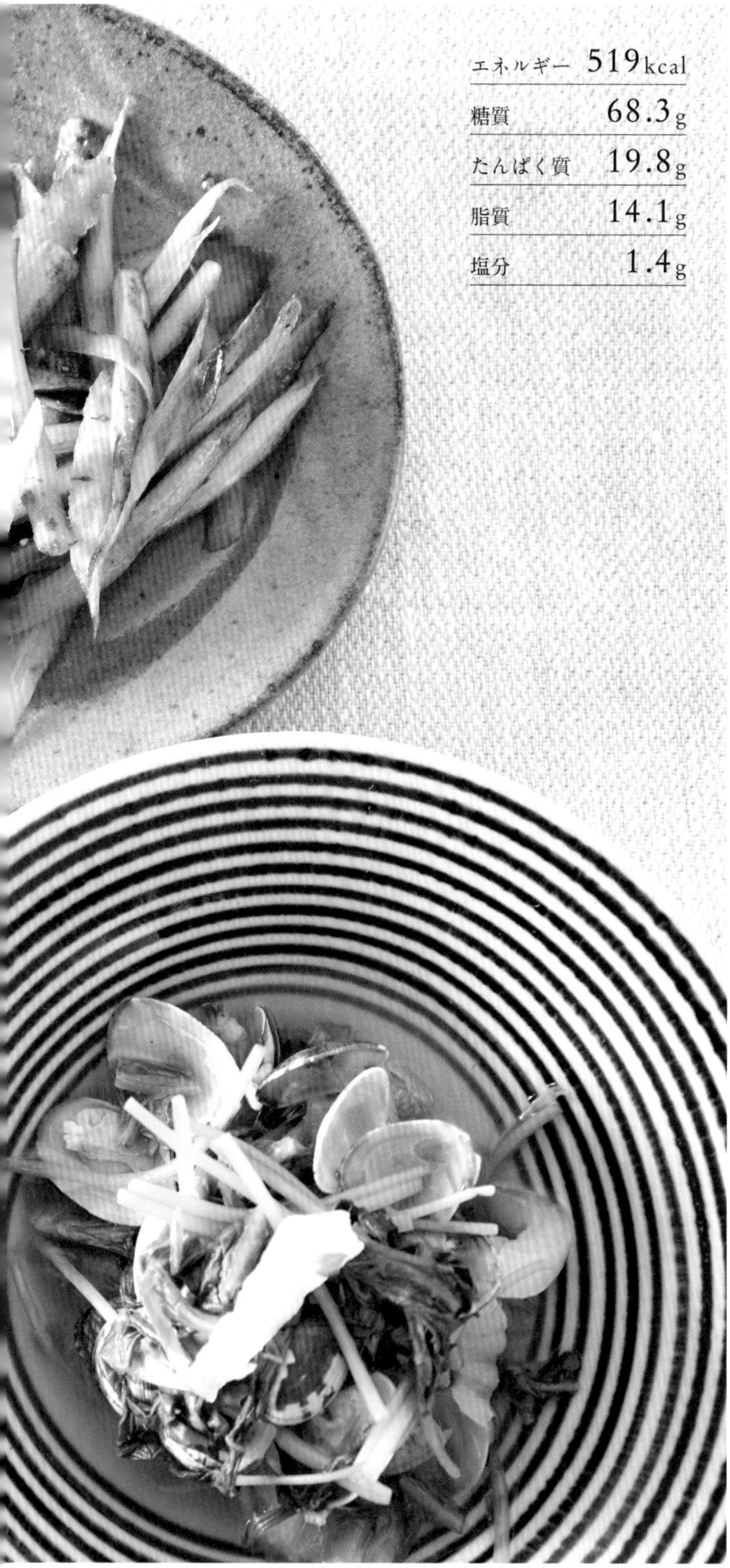

エネルギー	519kcal
糖質	68.3g
たんぱく質	19.8g
脂質	14.1g
塩分	1.4g

[主菜]
ぶりとごぼうの
黒酢照り焼き

[副菜]
にんじんと長ねぎの
しりしり

[副菜]
白菜とあさりのさっと煮

[主食]
もち麦入り玄米ごはん
120g

献立Memo

良質な脂質と良質なたんぱく質、ビタミンDが豊富なぶりをメインにした和風の献立。食物繊維が豊富なごぼうをたっぷり添えましょう。カルシウムが多い牛乳を献立に加えると、ぶりに含まれるビタミンDの効果で吸収率がアップします。

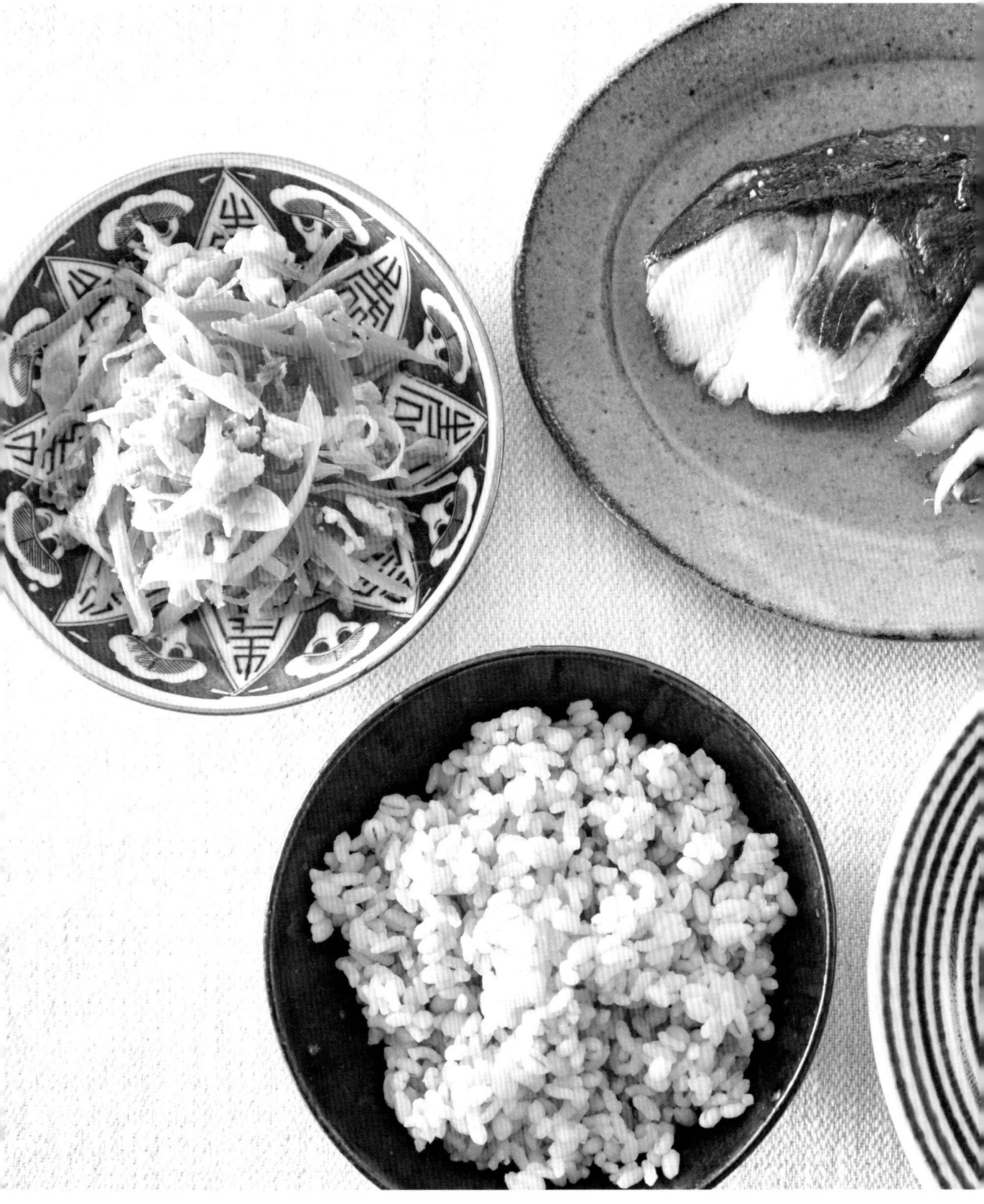

主菜

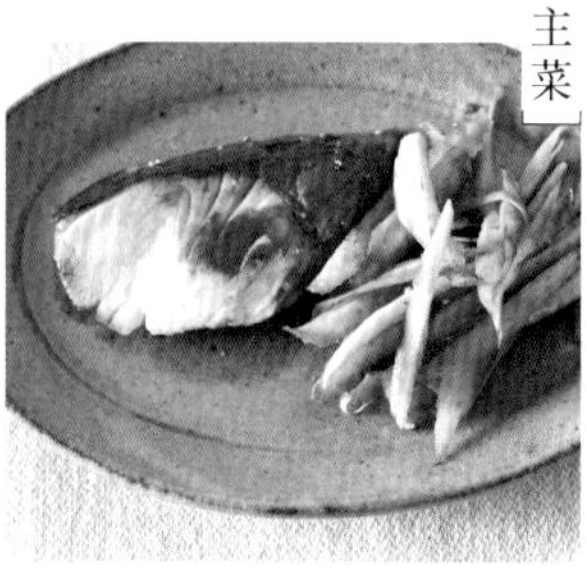

ぶりとごぼうの黒酢照り焼き

エ » 253kcal　糖 » 23.6g
た » 12.3g　脂 » 10.9g
塩 » 0.1g

材料（2人分）

- ぶり……2切れ（60g×2）
- ごぼう……2/3本（160g）
- A
  - 黒酢……大さじ3
  - はちみつ……大さじ1
- ごま油……大さじ1/2

作り方

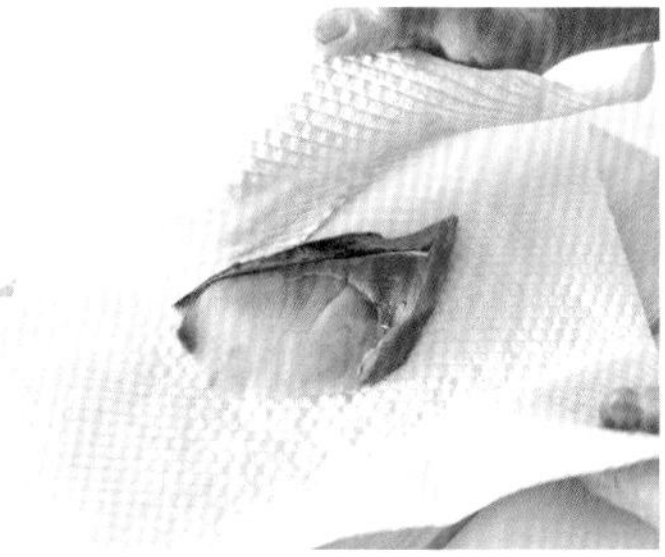

① ぶりはペーパータオルで水けをしっかり拭き取る。

副菜

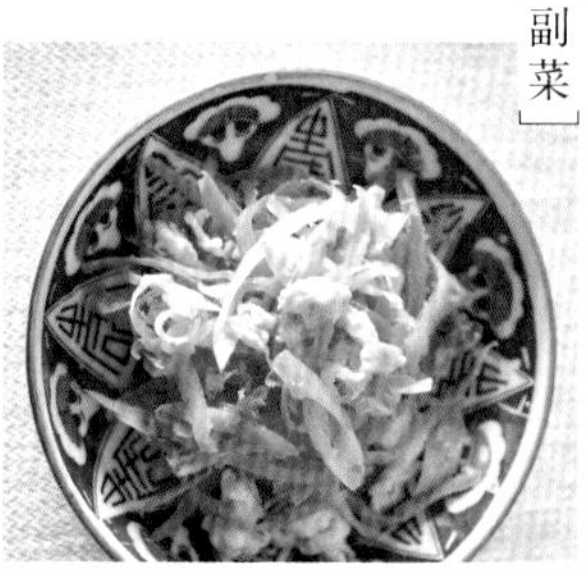

にんじんと長ねぎのしりしり

エ » 64kcal　糖 » 7.1g
た » 3.1g　脂 » 2.2g
塩 » 0.9g

材料（2人分）

- にんじん……2/3本（100g）
- 長ねぎ……1/4本（35g）
- A
  - 溶き卵……1/2個分
  - 塩……少々
- B
  - 削り節……3g
  - 減塩しょうゆ……大さじ1/2
  - 砂糖……小さじ1
- ごま油……小さじ1/2

作り方

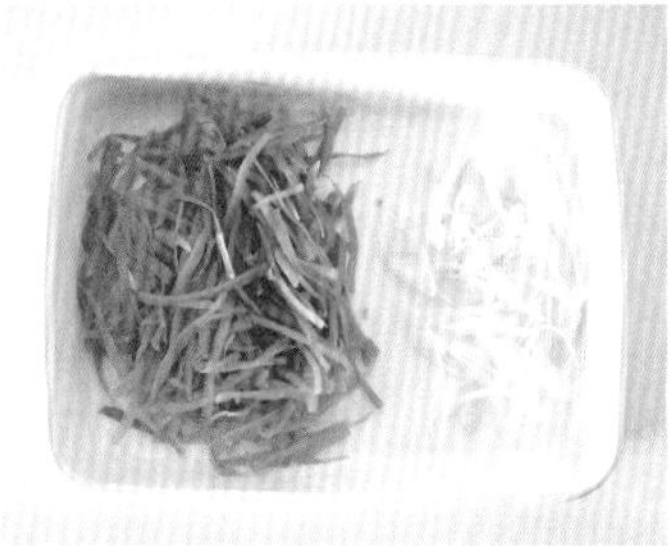

① にんじんはスライサーなどでせん切りにし、長ねぎは斜め薄切りにする。

副菜

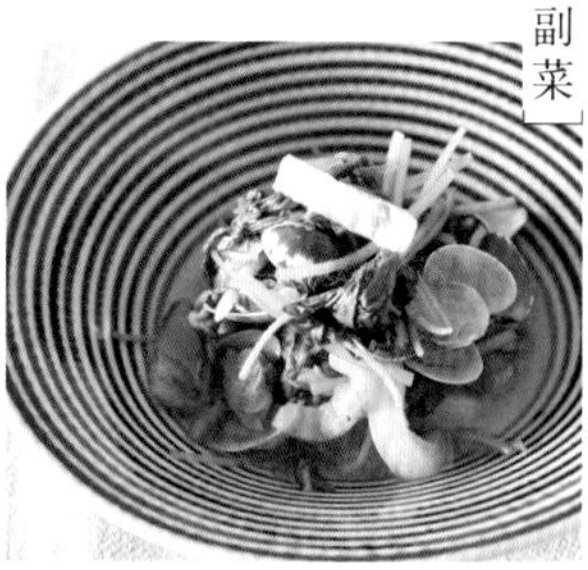

白菜とあさりのさっと煮

エ » 39kcal　糖 » 3.7g
た » 1.6g　脂 » 0.1g
塩 » 0.4g

材料（2人分）

- あさり（殻つき／砂抜き済み）……80g
- 白菜……2枚（200g）
- 三つ葉……1束（60g）
- しょうが（すりおろし）……小さじ1/3
- 酒……大さじ2

作り方

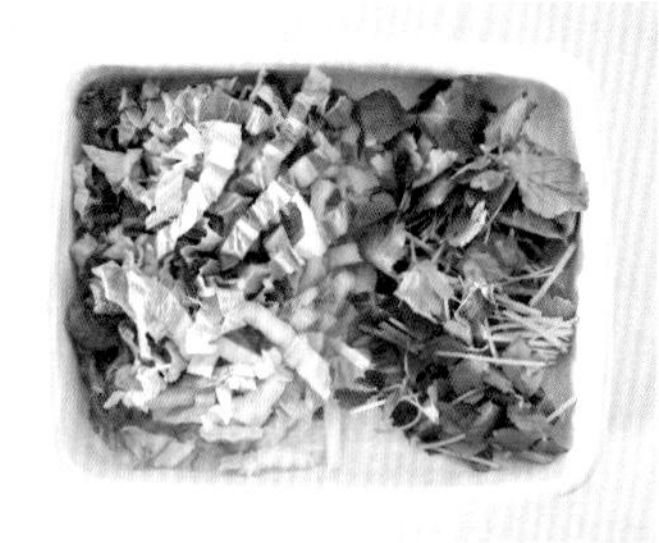

① 白菜は横1cm幅に切り、三つ葉は5cm長さに切る。

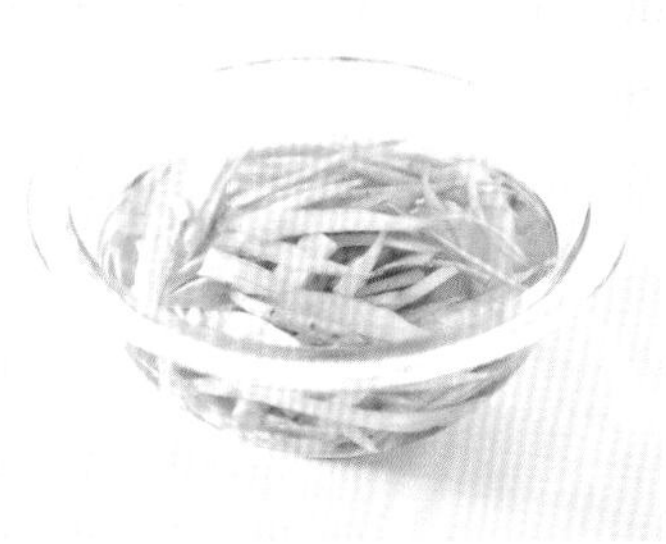

② ごぼうはささがきにし、水にさらしてアクを抜き、水けをしっかりきる。

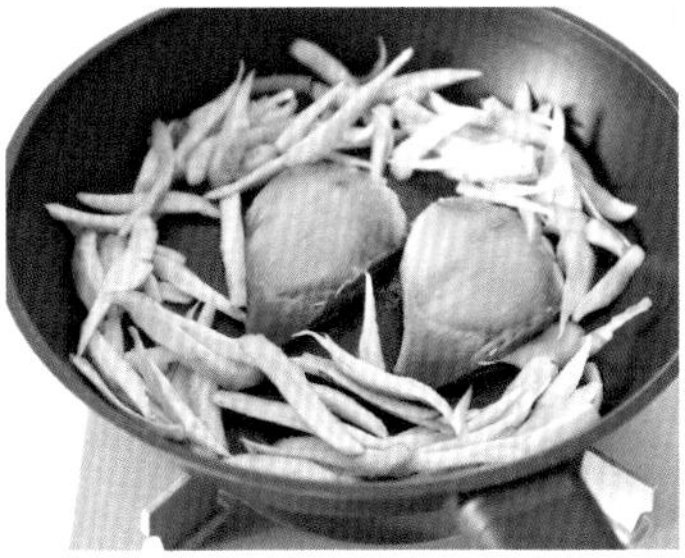

③ フライパンにごま油を中火で熱し、①と②を入れて焼く。ぶりに焼き目がついたらひっくり返す。

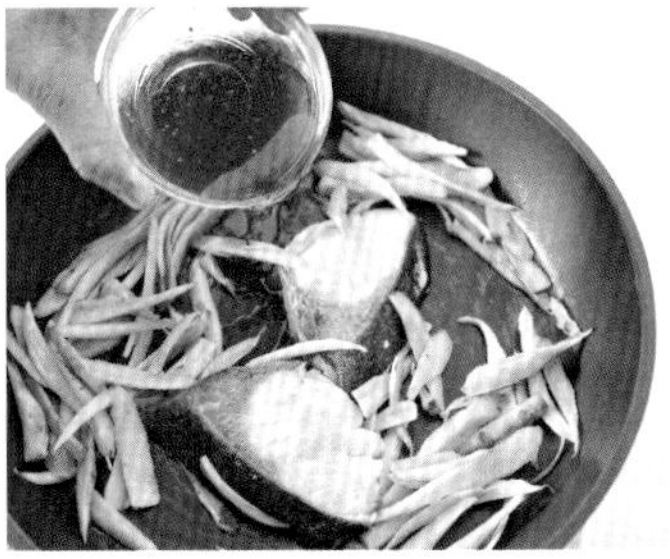

④ 蓋をして弱めの中火にし、途中ごぼうを混ぜながら3分ほど焼く。**A**を加え、強めの中火でからめるように2～3分焼く。

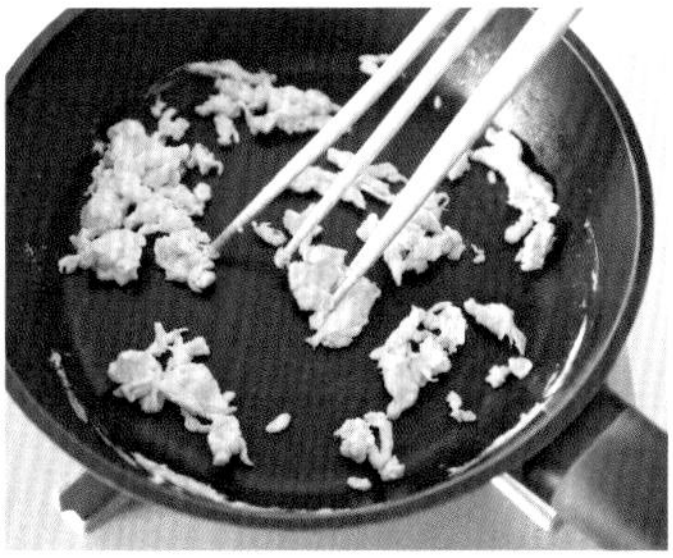

② フライパンにごま油を中火で熱し、**A**を混ぜて流し入れ、いり卵を作る。

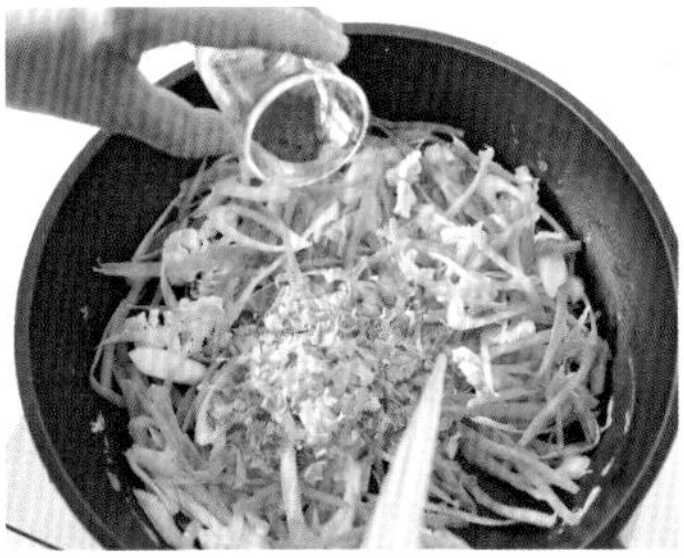

③ ①を加えて炒め、少ししんなりしたら**B**を加え、全体にからめるように炒める。

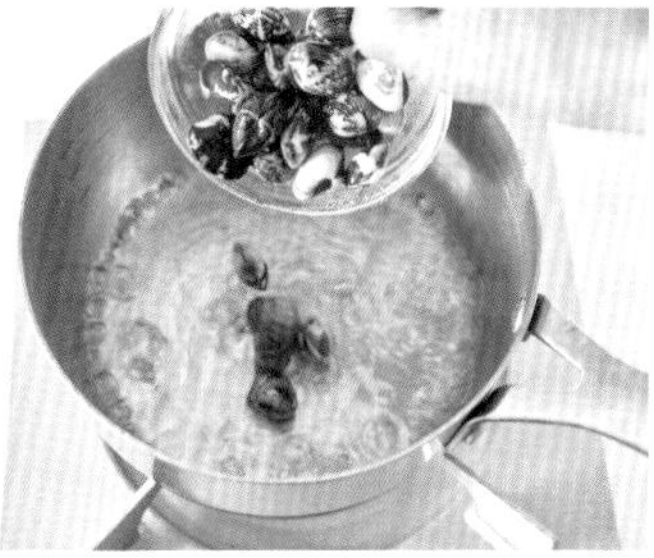

② 鍋に水100mℓと酒を入れて煮立て、あさりを加え、あさりの口が開いたら、いったん取り出す。

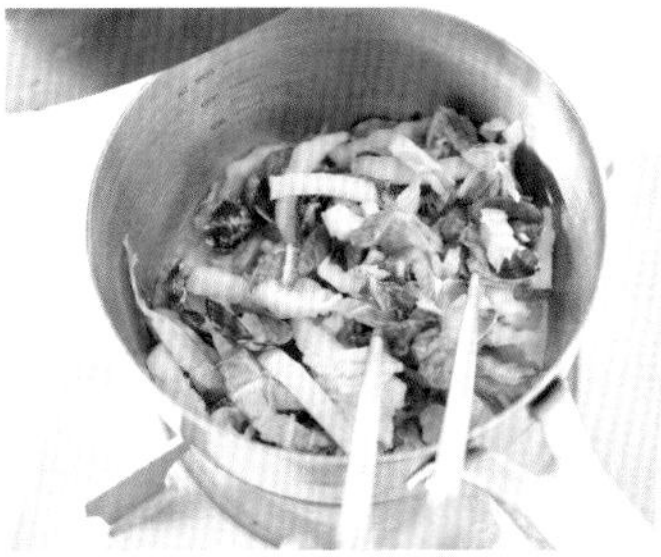

③ 白菜を入れ、蓋をして途中混ぜながら5～6分煮て、あさりを戻し入れる。

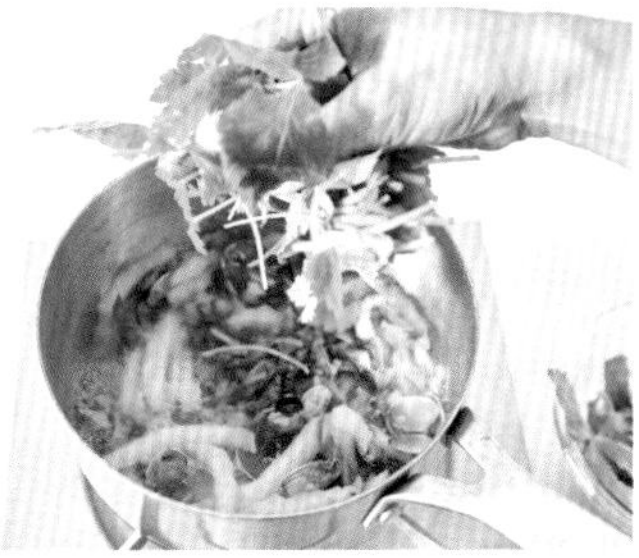

④ 三つ葉、しょうがを加え、ひと煮立ちさせる。

魚介の献立②

いわしのバジルソテーケッカソース献立

カリッと焼いたいわしに、鮮やかなトマトのソースが食欲をそそります。クラムチャウダーはあさり缶を使って簡単に。

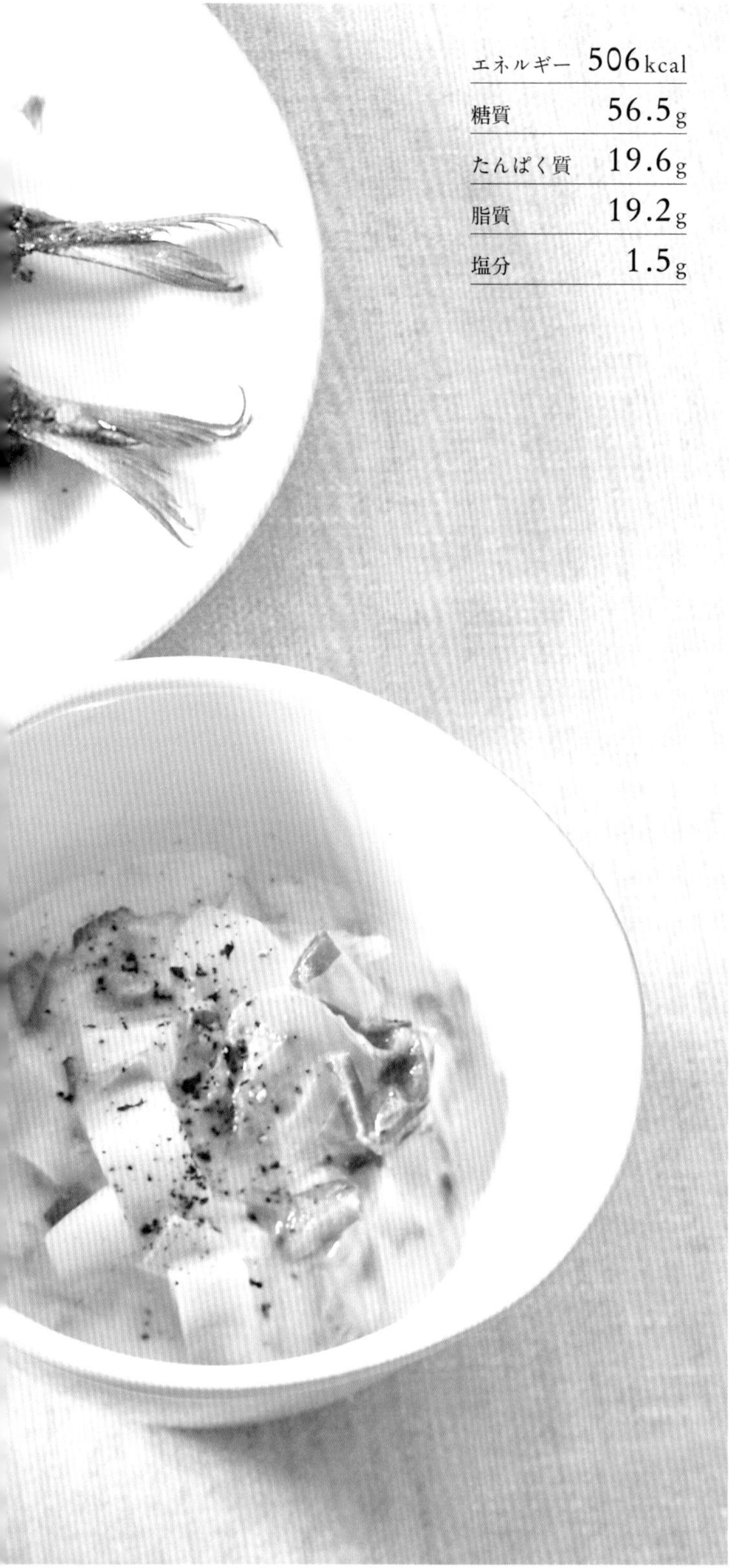

エネルギー	506kcal
糖質	56.5g
たんぱく質	19.6g
脂質	19.2g
塩分	1.5g

[主菜]
いわしのバジルソテー
ケッカソース

[副菜]
グリーンサラダ

[汁物]
クラムチャウダー

[主食]
雑穀入り玄米ごはん
120g

献立Memo

いわしには、良質な脂質、ビタミンD、カルシウムが豊富。トマトやにんじんなどの緑黄色野菜をソースやドレッシングに使って、カロテノイドやビタミンCなどの抗酸化ビタミンをたっぷりと。クラムチャウダーのじゃがいもとキャベツで食物繊維を。

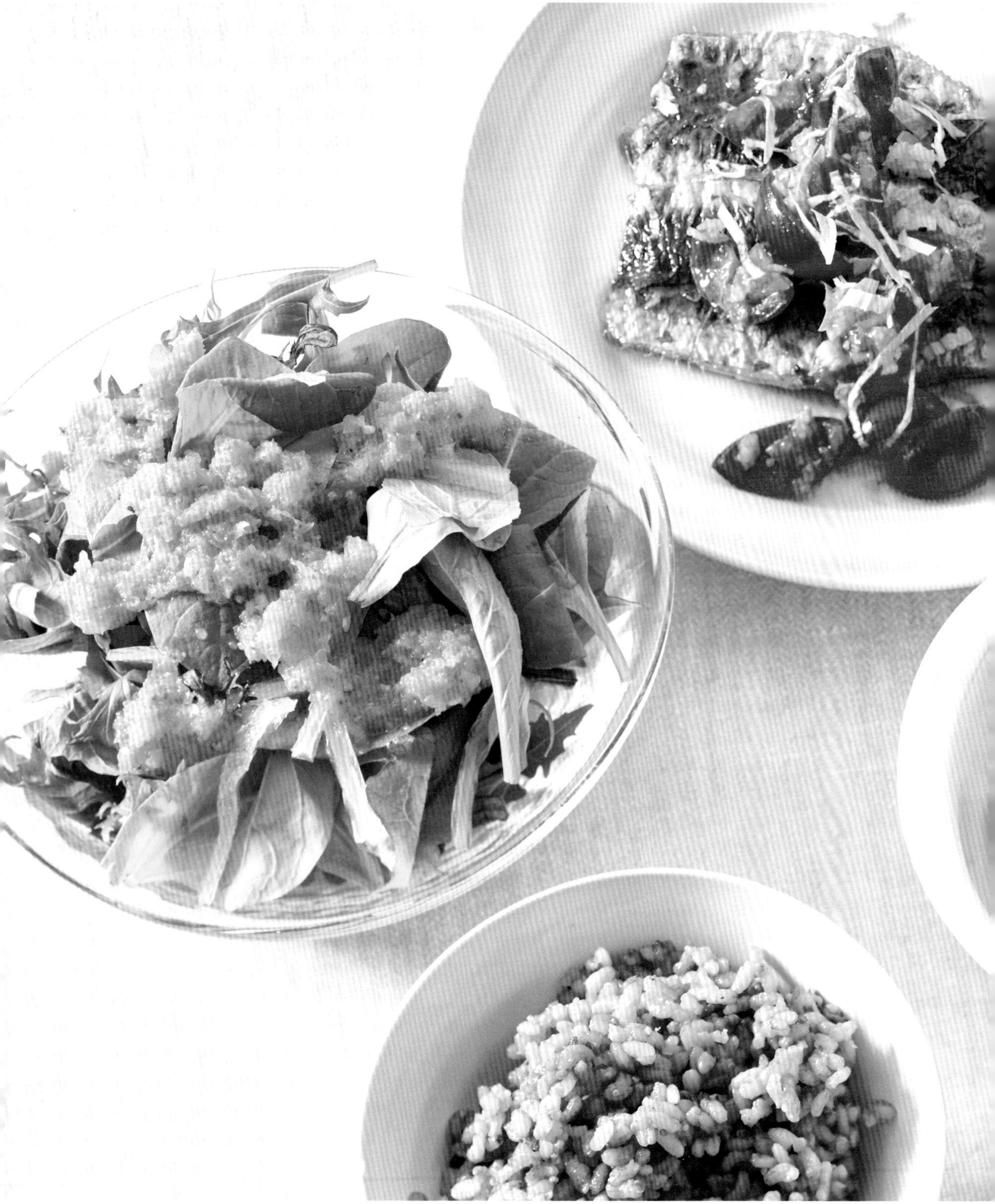

[主菜]

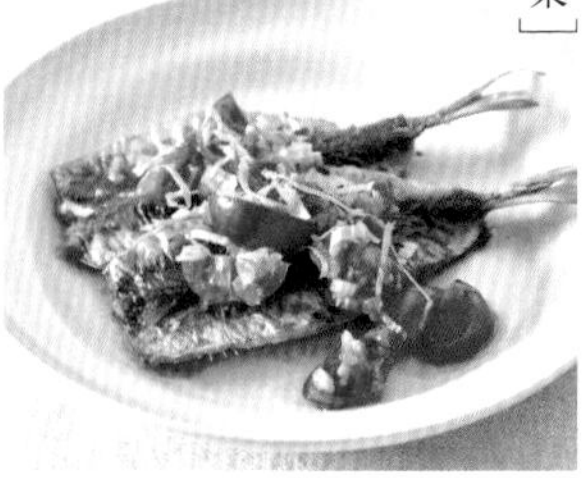

いわしのバジルソテー　ケッカソース

エ»143kcal　糖»7.0g
た»8.8g　脂»8.7g
塩»0.7g

材料（2人分）

- いわし（背開き）……小4尾（正味25g×4）
- ドライバジル……小さじ1/4
- 小麦粉……大さじ1/2
- A
  - ミニトマト（4等分に切る）……4個（60g）
  - セロリ（みじん切り）……1/4本分（30g）
  - オリーブオイル……小さじ1
  - 塩……小さじ1/5
  - 粗びき黒こしょう……少々
- オリーブオイル……大さじ1/2
- セロリの葉（せん切り）……適宜

作り方

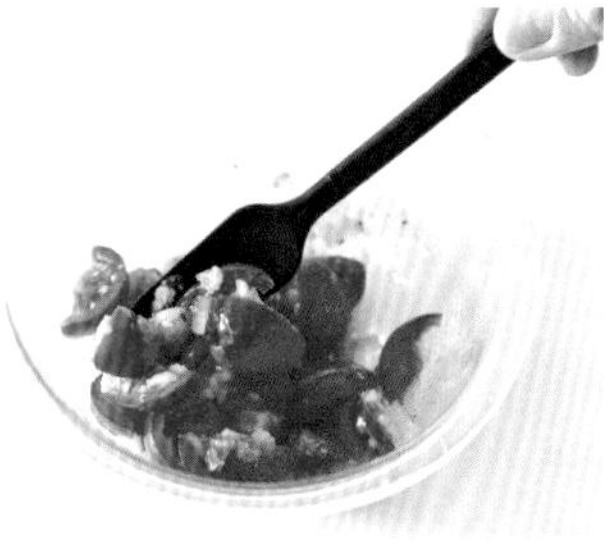

① Aはよく混ぜておく。

[副菜]

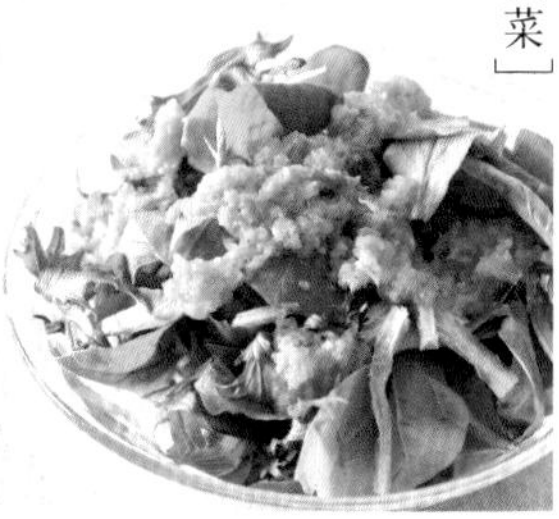

グリーンサラダ

エ»81kcal　糖»4.7g
た»0.7g　脂»6.0g
塩»0.3g

材料（2人分）

- 糸寒天（サラダ用）……3g
- ベビーリーフ……80g
- A
  - にんじん（すりおろし）……1/3本分（50g）
  - 玉ねぎ（すりおろし）……1/8個分（25g）
  - オリーブオイル……大さじ1
  - 酢……大さじ1と1/2
  - ※耐熱ボウルに入れラップをしないで電子レンジで1分加熱して使う
  - 塩麹……小さじ1
  - 粗びき黒こしょう……少々

作り方

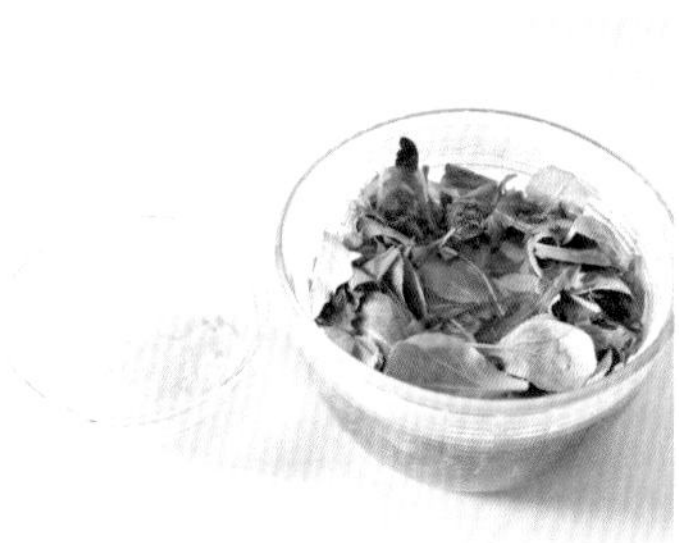

① 寒天は水で戻して水けをしっかり絞る。ベビーリーフは水にさらし、水けをしっかりきる。

[汁物]

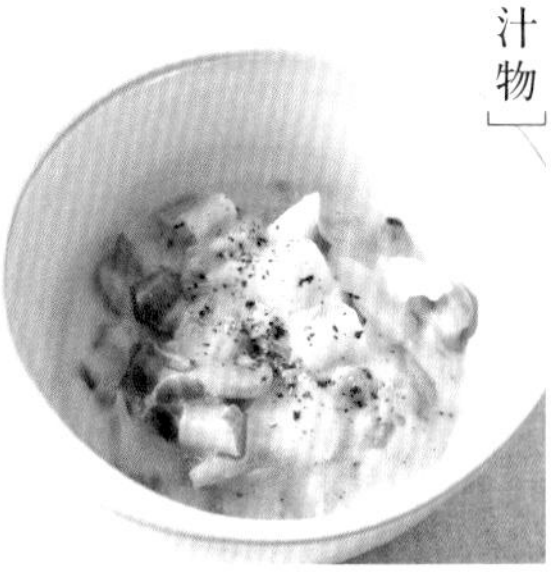

クラムチャウダー

エ»92kcal　糖»10.8g
た»5.0g　脂»1.6g
塩»0.5g

材料（2人分）

- じゃがいも……小1個（100g）
- キャベツ……1枚（80g）
- 長ねぎ……1/4本（35g）
- マッシュルーム水煮缶……1缶（固形量50g）
- あさり缶……固形量15g・汁大さじ1と1/2
- ベーコン……1/4枚（5g）
- 牛乳（低脂肪）……100mℓ
- 水溶き片栗粉……片栗粉大さじ1/2＋水大さじ1
- 粗びき黒こしょう……少々

作り方

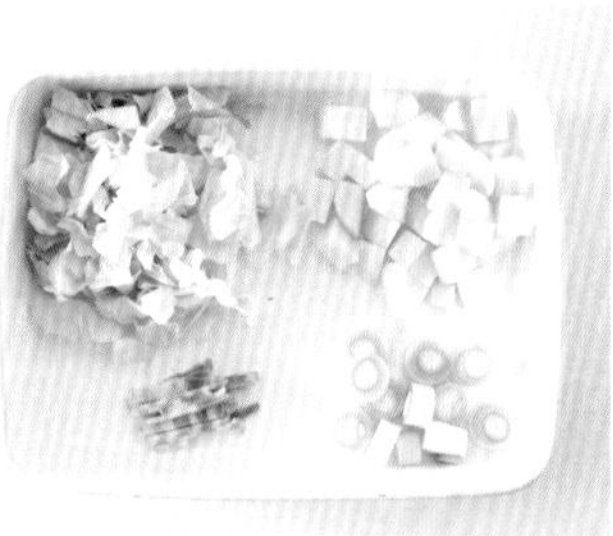

① じゃがいもは1cm角、キャベツは1.5cm四方、長ねぎは1cm幅に切る。ベーコンは5mm幅に切る。

郵便はがき

おそれいりますが
切手をお貼り
下さい

104-8011

東京都中央区築地
5-3-2

株式会社
朝日新聞出版
生活・文化編集部 行

ご住所　〒 電話　（　　　）		
ふりがな お名前		
Eメールアドレス		
ご職業	年齢 歳	性別

このたびは本書をご購読いただきありがとうございます。
今後の企画の参考にさせていただきますので、ご記入のうえ、ご返送下さい。
お送りいただいた方の中から抽選で毎月10名様に図書カードを差し上げます。
当選の発表は、発送をもってかえさせていただきます。

愛読者カード

本のタイトル

お買い求めになった動機は何ですか？（複数回答可）

1. タイトルにひかれて　　2. デザインが気に入ったから
3. 内容が良さそうだから　　4. 人にすすめられて
5. 新聞・雑誌の広告で（掲載紙誌名　　　　）
6. その他（　　　　）

表紙　1. 良い　2. ふつう　3. 良くない
定価　1. 安い　2. ふつう　3. 高い

最近関心を持っていること、お読みになりたい本は？

本書に対するご意見・ご感想をお聞かせください

ご感想を広告等、書籍のPRに使わせていただいてもよろしいですか？

1. 実名で可　　2. 匿名で可　　3. 不可

ご協力ありがとうございました。
尚、ご提供いただきました情報は、個人情報を含まない統計的な資料の作成等に使用します。その他の利用について詳しくは、当社ホームページ https://publications.asahi.com/company/privacy/ をご覧下さい。

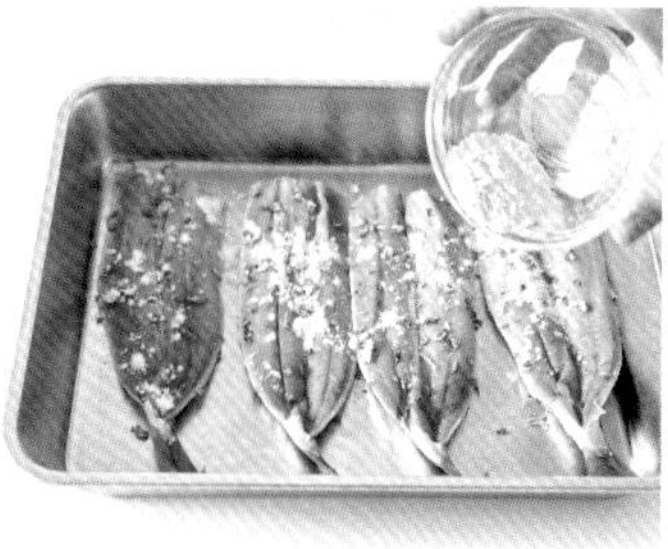

② いわしにドライバジル、小麦粉をまぶす。
※いわしは中2尾(正味50ｇ×2)でもOK。

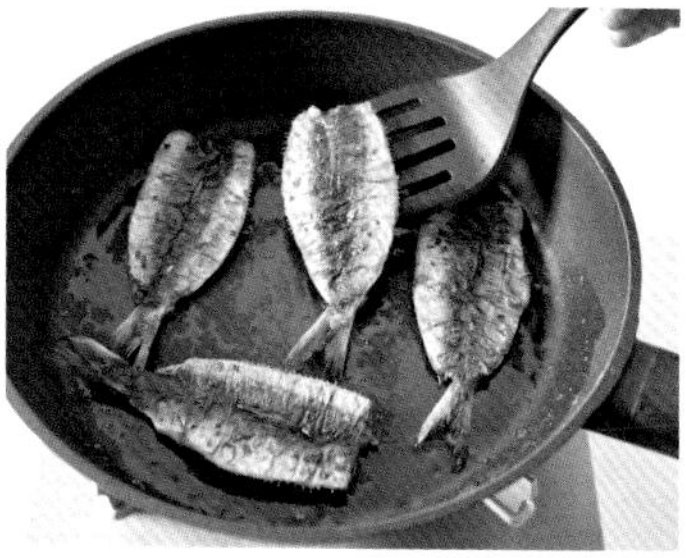

③ フライパンにオリーブオイルを中火で熱し、いわしを入れて片面を２分ずつくらいカリッと焼きつける。

盛りつける

④ 器に盛り、Aをかけ、好みでセロリの葉を散らす。

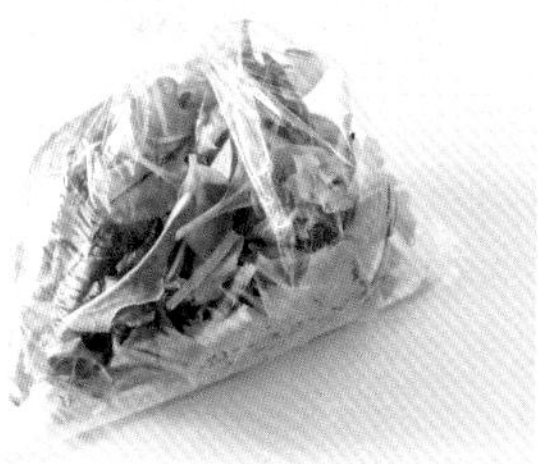

② ①をポリ袋に入れ、冷蔵庫で10分以上冷やす。

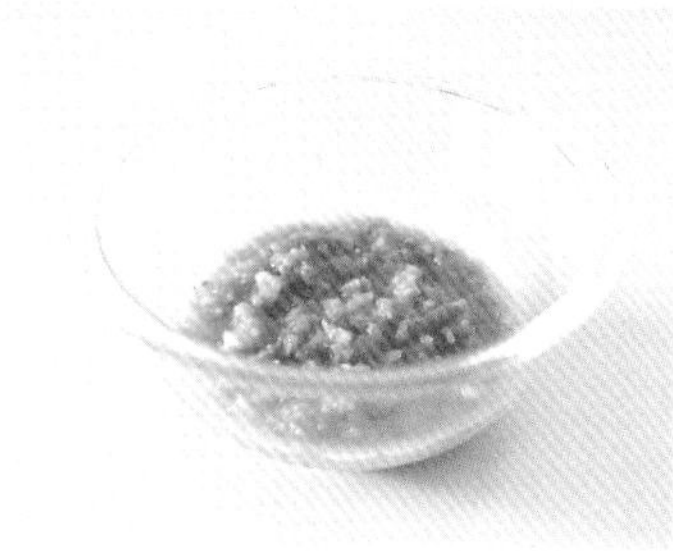

③ Aはよく混ぜる。

盛りつける

④ 器に②を盛り、Aをかける。

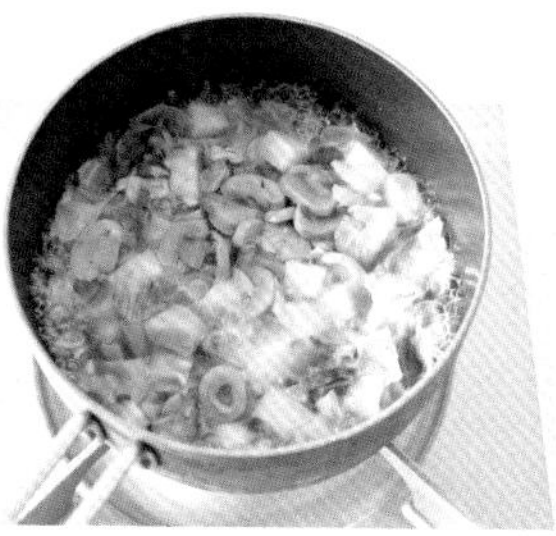

② 鍋にじゃがいも、長ねぎ、キャベツ、ベーコンの順に入れ、マッシュルーム、あさり、あさり缶の汁、水100㎖を加えて中火にかける。

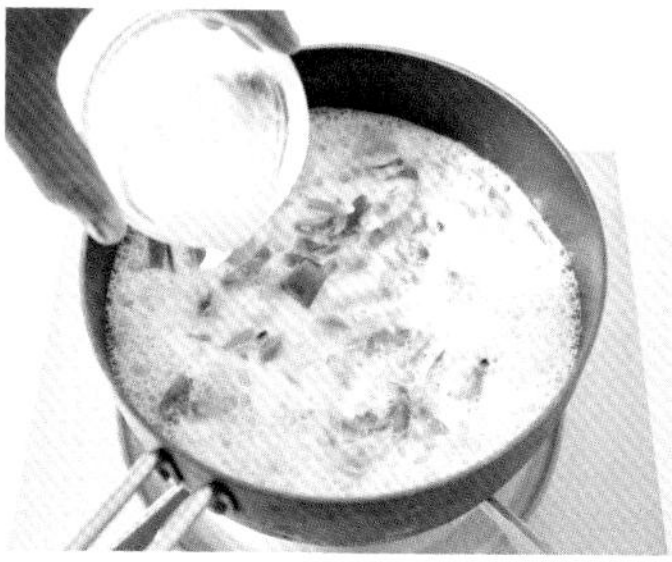

③ 煮立ったら蓋をして弱火でじゃがいもがやわらかくなるまで４～５分煮る。牛乳を加え、ひと煮立ちしたら水溶き片栗粉を加えてとろみをつける。

盛りつける

④ 器に盛り、粗びき黒こしょうをふる。

さばとパプリカのオイスターソース炒め献立

年中手に入りやすいさばを、パプリカや季節の野菜と合わせて彩りよく。れんこんのマリネで食物繊維もプラス。

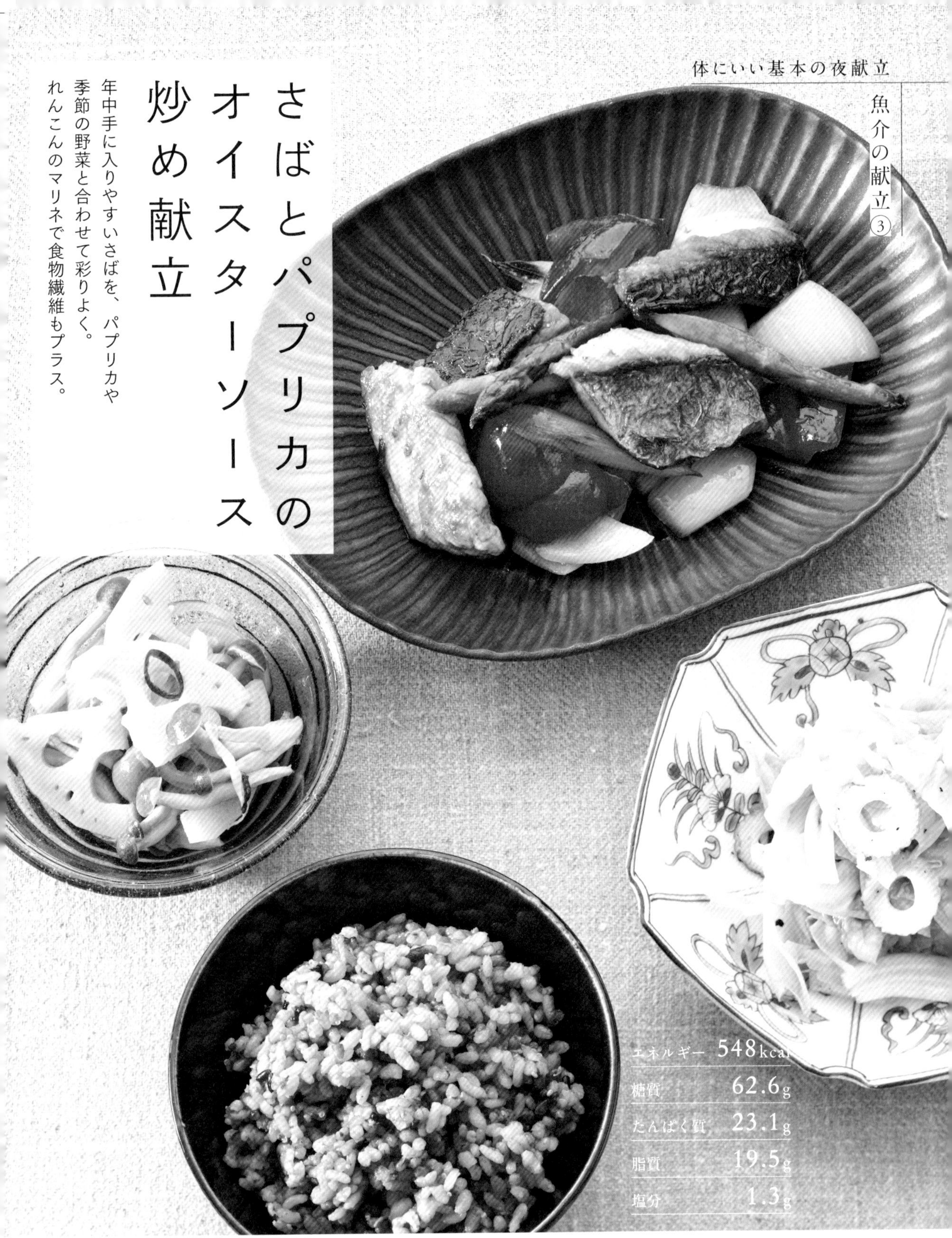

エネルギー	548kcal
糖質	62.6g
たんぱく質	23.1g
脂質	19.5g
塩分	1.3g

［主菜］

さばとパプリカのオイスターソース炒め

エ»246kcal
糖»16.0g
た»15.6g
脂»12.4g
塩»0.9g

材料（2人分）

- さば（切り身）……160g（80g×2）
- 片栗粉……小さじ1
- パプリカ……1/2個（90g）
- 玉ねぎ……1/4個（50g）
- グリーンアスパラガス……2本（50g）
- A
  - オイスターソース……小さじ2
  - みりん・水……各大さじ1
  - 紅花油……小さじ1

作り方

1. さばはペーパータオルで水けをしっかり拭き取る。大きめの骨を取り除き、4等分に切り、片栗粉を薄くまぶす。
2. パプリカ、玉ねぎは食べやすい大きさの乱切りにする。アスパラは根元1cmを落とし、下半分の皮をピーラーなどで薄くむき、4等分の斜め切りにする。
3. フライパンに紅花油を中火で熱し、①を入れて両面を焼きつける。②を加えて3～4分炒め、Aを加えて強めの中火でからめるように炒める。

［副菜］

キャベツとちくわの蒸し物

※ちくわと一緒に食べてください。

エ»34kcal
糖»2.5g
た»0.9g
脂»2.1g
塩»0.1g

材料（2人分）

- キャベツ……2枚（100g）
- ちくわ……1/3本
- A
  - ごま油……小さじ1
  - しょうが（すりおろし）……小さじ1/3
  - 粗びき黒こしょう……少々

作り方

1. キャベツは食べやすい大きさにちぎり、ちくわは極薄い輪切りにする。
2. 耐熱ボウルにキャベツを入れ、ちくわを全体にのせ、軽くラップをして電子レンジで3分加熱する。Aを加えてよく混ぜる。

不調を改善する栄養Point

抗酸化ビタミンのビタミンCが豊富で、ビタミンKも含むので骨の強化に。塩けのあるちくわを少量加えれば調味料は最小限でOK。

［副菜］

れんこんとしめじの中華風マリネ

エ»78kcal
糖»10.1g
た»1.5g
脂»2.1g
塩»0.3g

材料（2人分）

- れんこん……50g
- しめじ……1パック（100g）
- 玉ねぎ……1/8個（25g）
- A
  - 酢……大さじ1
  - みりん……大さじ1
  - 赤唐辛子（輪切り）……1/2本分
  - 減塩しょうゆ……小さじ1
  - ごま油……小さじ1
  - ②の蒸し汁……大さじ1

作り方

1. れんこんは5mm厚さのいちょう切り、玉ねぎは極薄切りにする。しめじは石づきを落として大きめにほぐす。
2. 耐熱ボウルにれんこん、しめじの順に入れ、軽くラップをして電子レンジで3分加熱する。ザルに上げて水けをきり、蒸し汁は残しておく。
3. 耐熱ボウルにAを入れ、ラップをしないで電子レンジで1分加熱する。玉ねぎを加えてよく混ぜ、②のれんこん、しめじを加えてよく混ぜる。

［主食］

雑穀入り玄米ごはん120g

エ»190kcal　糖»34.0g
た»5.1g　脂»2.9g
塩»0.0g

献立Memo

DHA＆EPAがたっぷり補給できるさばの炒め物に、ビタミンCや食物繊維が豊富な野菜やきのこを組み合わせた献立です。

魚介の献立④

うなぎと薬味のちらしごはん献立

うなぎを使ってちょっと豪華な献立に。
栄養価が高いうなぎは、薬味と合わせて。
シャキシャキのナムルとなますでさっぱりと。

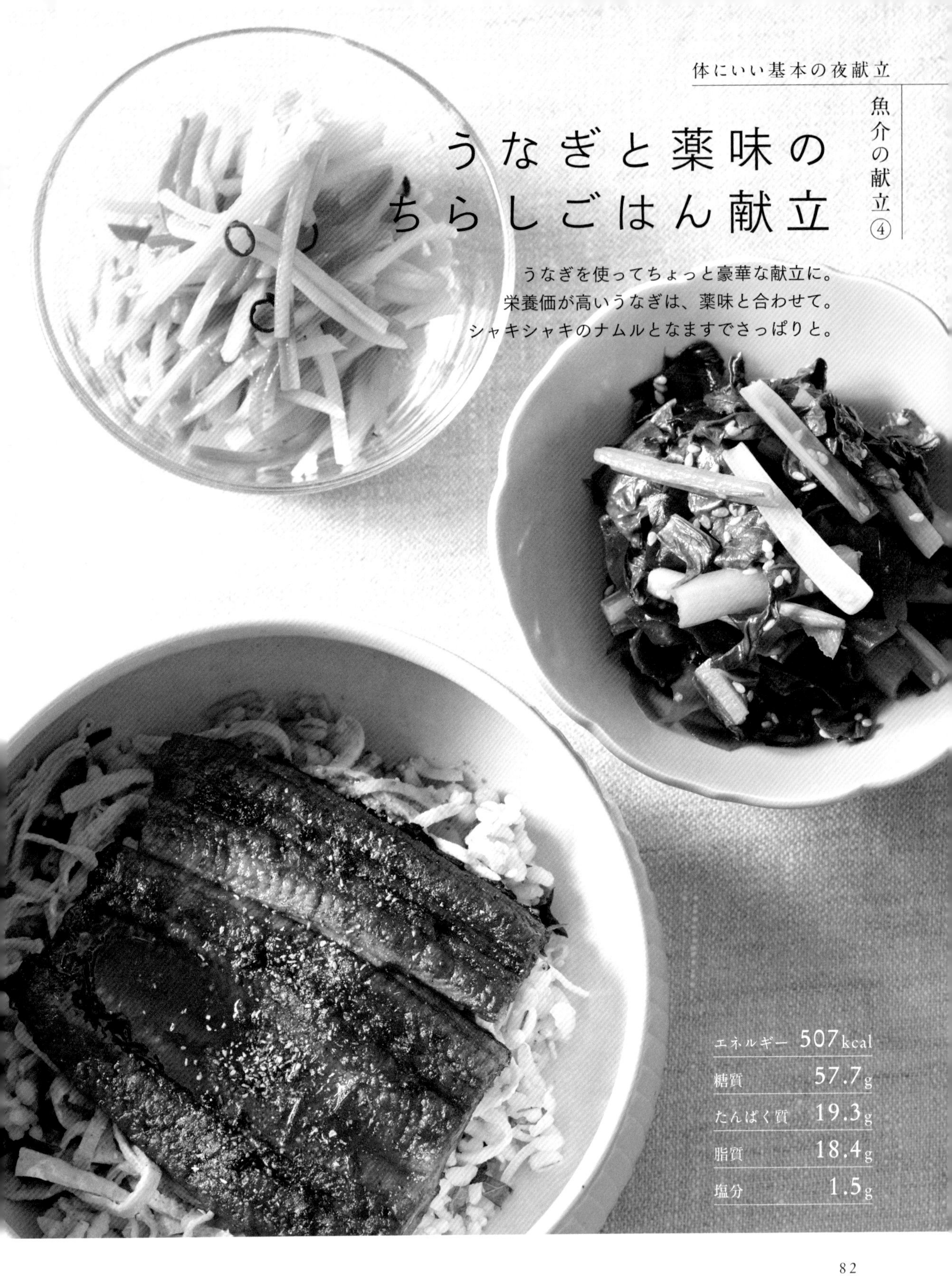

エネルギー	507kcal
糖質	57.7g
たんぱく質	19.3g
脂質	18.4g
塩分	1.5g

［主菜・主食］

うなぎと薬味のちらしごはん

エ»404kcal
糖»49.8g
た»16.6g
脂»13.8g
塩»1.1g

材料（2人分）

- 市販のうなぎの蒲焼き……2枚（50g×2）
- 青じそ……3枚
- みょうが……1個（25g）
- しょうが……1/2かけ
- 三つ葉……1/2束（30g）
- A
  - 溶き卵……1個分
  - 酒……大さじ1/2
- 白いりごま……小さじ1
- うなぎのタレ……小さじ2
- 温かいもち麦入り玄米ごはん……300g
- 粉山椒……適宜

作り方

1. 青じそは縦半分に切って横に細いせん切り、みょうがは縦半分に切って横に薄切り、しょうがは針しょうが（繊維に沿って薄切りにして極細切り）、三つ葉は1cm長さに切る。しょうがとみょうがはさっと洗い、ペーパータオルで水けを押さえる。
2. Aを混ぜ、フッ素樹脂加工のフライパンで薄焼き卵を作り、細切りにして錦糸卵を作る。フライパンに1cmくらいの水を入れ、クッキングシートを敷き、うなぎをのせる。蓋をして沸騰したら弱火にして10分ほど蒸す。途中、水がなくなりそうだったら足す。ペーパータオルで軽くうなぎの水けを押さえ、フライパンで片面1分ずつ焼く。
3. ごはんに①、ごまを加えて混ぜ、器に盛る。②の錦糸卵、うなぎの順にのせ、タレをかけ、好みで山椒をふる。

不調を改善する栄養Point

良質のたんぱく質、良質の脂質、抗酸化ビタミンのビタミンEが豊富なうなぎは、更年期におすすめ。香りのいい香味野菜を添えて。

［副菜］

わかめと小松菜のナムル

エ»42kcal
糖»1.5g
た»1.8g
脂»2.6g
塩»0.4g

材料（2人分）

- カットわかめ（乾燥）……5g
- 小松菜……1束（200g）
- A
  - ごま油……小さじ1
  - にんにく（すりおろし）……小さじ1/3
  - 白炒りごま……小さじ1

作り方

1. 小松菜は茎を4cm幅、葉を1cm幅に切る。
2. 耐熱ボウルにわかめ、小松菜の茎、葉の順に入れ、水50mℓを回しかけ、軽くラップをして電子レンジで2分加熱する。ボウル底の余分な水分をペーパータオルで拭き取り、Aを加えて和える。

不調を改善する栄養Point

わかめに含まれるぬめり成分のアルギン酸は、腸内で余分なコレステロールの吸収を抑えます。カルシウム豊富な小松菜やごまもたっぷり。

［副菜］

じゃがいもとにんじんのなます

エ»61kcal
糖»6.4g
た»0.9g
脂»2.0g
塩»0.0g

材料（2人分）

- じゃがいも……小1個（100g）
- にんじん……1/4本（40g）
- 赤唐辛子（輪切り）……1/2本分
- A
  - 酢……大さじ2
  - 砂糖……小さじ1
- ごま油……小さじ1

作り方

1. じゃがいもとにんじんはスライサーなどで細いせん切りにする。
2. フライパンにごま油と赤唐辛子を入れて強めの中火で熱し、①とAを加え、じゃがいもがうっすら透き通るまで炒める。

サーモンのカルパッチョ献立

手軽に作れて華やかなサーモンのカルパッチョが主役のおしゃれな献立です。野菜たっぷりの温かいミネストローネと合わせて。

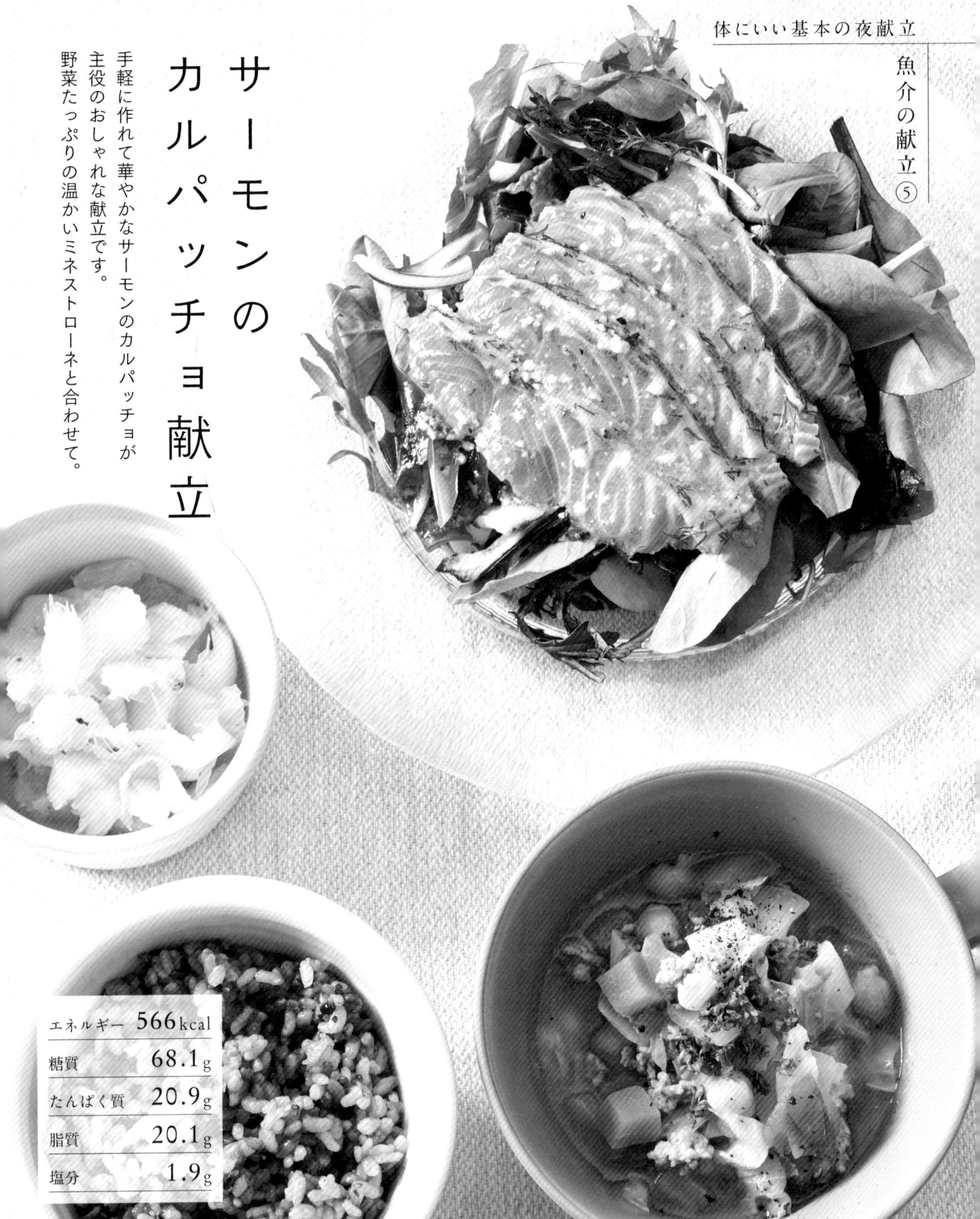

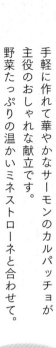

エネルギー	566kcal
糖質	68.1g
たんぱく質	20.9g
脂質	20.1g
塩分	1.9g

［主菜］

サーモンのカルパッチョ

エ»176kcal
糖»6.5g
た»9.2g
脂»12.0g
塩»0.9g

材料（2人分）

- サーモン（刺身用）……100g
- ベビーリーフ……60g
- 紫玉ねぎ……1/4個（50g）
- カットわかめ（乾燥）……5g
- ディル（みじん切り）……適量
- 酢……大さじ2
- A
  - 塩麹……大さじ1/2
  - えごま油……小さじ2
  - 粗びき黒こしょう……少々

作り方

1. サーモンはペーパータオルで水けを押さえてディルをまぶし、冷蔵庫で15分以上おき、薄切りにする。紫玉ねぎは極薄切りにし、ベビーリーフ、わかめと一緒に水に浸し、わかめが戻ったら水けをしっかりきり、冷蔵庫で10分以上おく。
2. 酢を耐熱ボウルに入れてラップをしないで電子レンジで1分30秒加熱し、Aを加えて混ぜ、冷蔵庫で10分ほど冷やす。
3. 器に①の玉ねぎ、ベビーリーフ、わかめを盛り、サーモンをのせ、②をかける。

不調を改善する栄養Point

抗酸化作用の強いアスタキサンチン（カロテノイドの一種）が豊富なサーモン、β-カロテン豊富なベビーリーフのヘルシーな一品。

［副菜］

セロリとグレープフルーツのマリネ

エ»99kcal　糖»17.2g
た»0.9g　脂»2.2g
塩»0.4g

材料（2人分）

- セロリ……1/2本（60g）
- グレープフルーツ……1個（300g）
- A
  - はちみつ……大さじ1/2
  - 塩……少々
  - 粗びき黒こしょう……少々
  - オリーブオイル……小さじ1

作り方

1. セロリは斜め薄切りにし、グレープフルーツは皮をむいて薄皮もむく。
2. ボウルに①、Aを入れてよく混ぜる。

［汁物］

ひよこ豆のミネストローネ

エ»101kcal
糖»10.4g
た»5.7g
脂»3.0g
塩»0.6g

材料（2人分）

- 豚赤身ひき肉……30g
- トマト……小1個（100g）
- キャベツ……1枚（80g）
- にんじん……1/3本（50g）
- 玉ねぎ……1/4個（50g）
- ひよこ豆（水煮）……40g
- ローリエ……1枚
- 塩……小さじ1/6
- 粗びき黒こしょう……少々
- オリーブオイル……小さじ1
- パセリ（みじん切り）……適宜

作り方

1. にんじん、玉ねぎ、キャベツは1cm角、トマトは小さめの乱切りにする。
2. 鍋にオリーブオイルを中火で熱し、ひき肉を入れて炒め、色が変わったら、にんじん、玉ねぎ、キャベツを加えて2～3分炒める。ひよこ豆、ローリエ、水150mℓを加えて煮立ったら、トマトを加えて野菜がやわらかくなるまで10分ほど煮る。塩、粗びき黒こしょうで味をととのえる。器に盛り、好みでパセリをふる。

［主食］

雑穀入り玄米ごはん120g

エ»190kcal　糖»34.0g
た»5.1g　脂»2.9g
塩»0.0g

献立Memo

良質のたんぱく質と脂質を含むサーモンにセロリ、ひよこ豆と野菜たっぷりのミネストローネでビタミン＆食物繊維豊富な献立です。

カルシウム補給におすすめの一皿

じゃこと大豆のポテトサラダ

材料（2人分）

じゃがいも……小2個（200g）
玉ねぎ……1/4個（50g）
A
　蒸し大豆……50g
　ちりめんじゃこ……3g
　ギリシャヨーグルト（無脂肪）……大さじ2
　マヨネーズ（低脂肪）……大さじ1/2
　こしょう……少々

作り方

① じゃがいもは皮ごとラップにふんわり包んで電子レンジで2分加熱し、ひっくり返してさらに1分加熱し、そのまま粗熱を取り、皮をむく。玉ねぎは極薄切りにする。
② ボウルに①、Aを入れ、じゃがいもを崩しながら混ぜる。

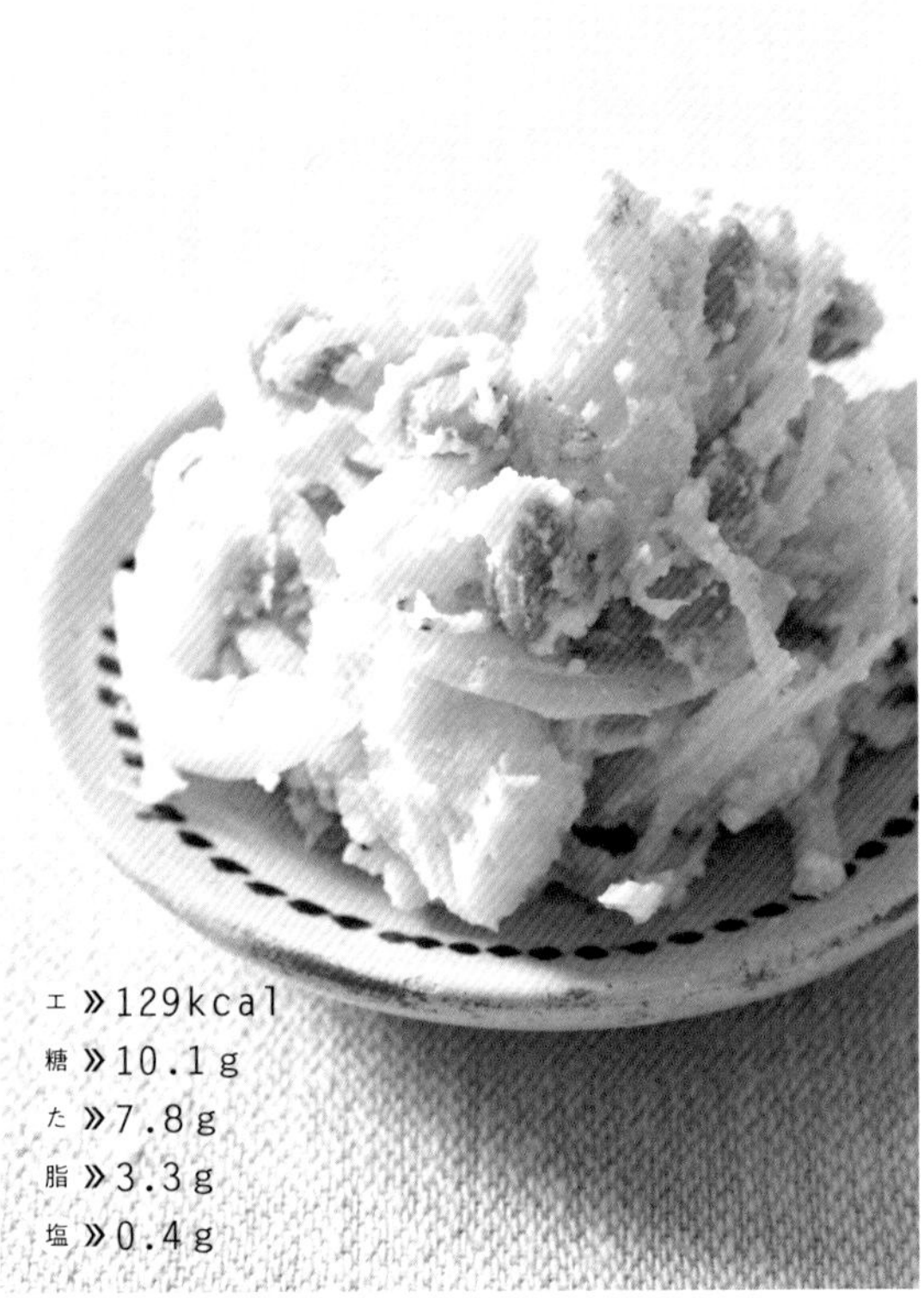

エ»129kcal
糖»10.1g
た»7.8g
脂»3.3g
塩»0.4g

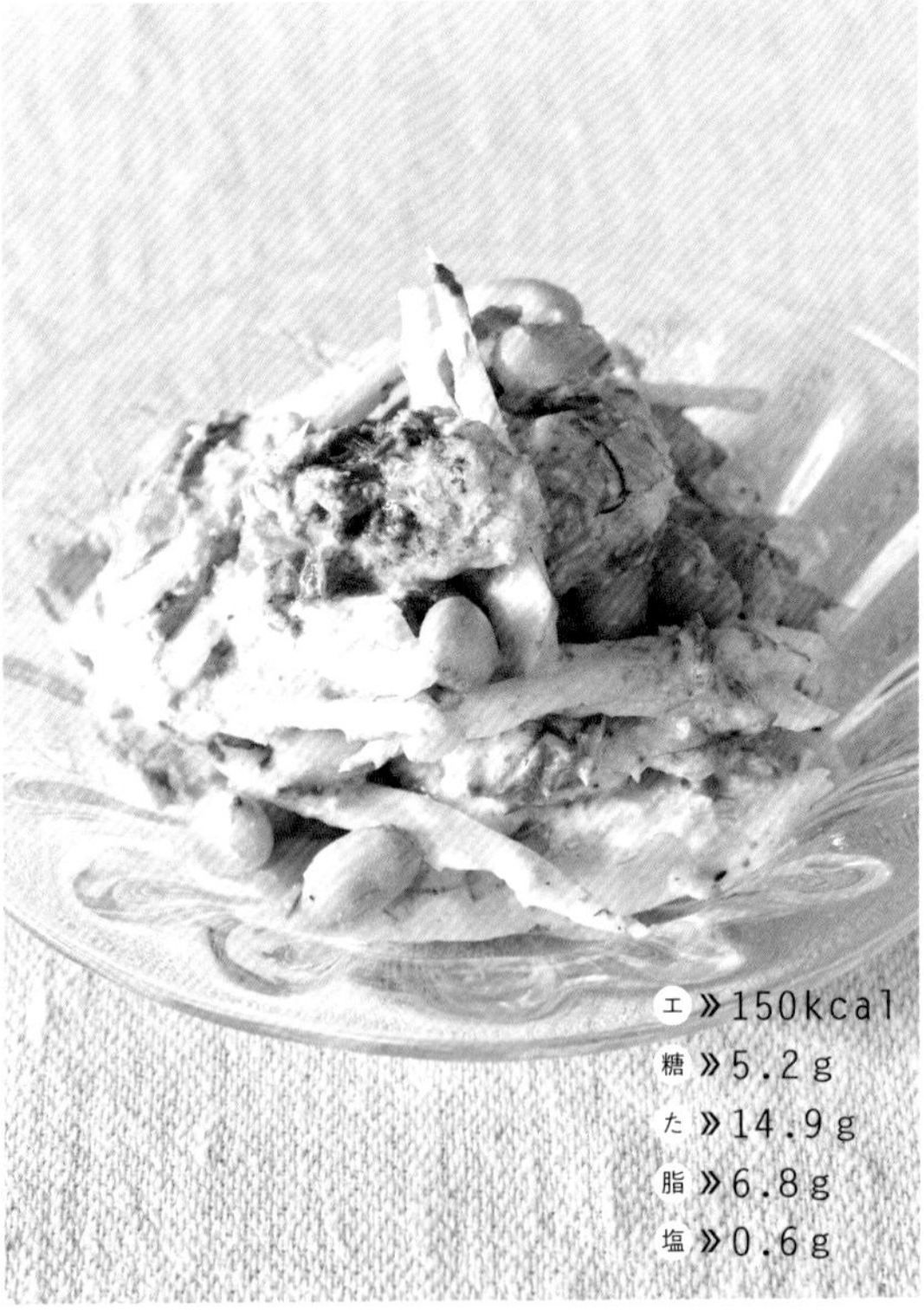

エ»150kcal
糖»5.2g
た»14.9g
脂»6.8g
塩»0.6g

さば缶と大豆のヨーグルトサラダ

材料（2人分）

さば水煮缶……1/2缶（95g）
蒸し大豆……50g
セロリ……1/2本（60g）
セロリの葉……適量
A
　ギリシャヨーグルト（無脂肪）……大さじ3
　レモン汁……大さじ1/2
　粗びき黒こしょう……少々

作り方

① セロリは茎を斜め薄切り、葉をせん切りにする。さばは汁けをしっかりきる。
② ボウルに①と蒸し大豆、Aを入れ、さばを粗めにほぐしながら混ぜる。

桜えびとチーズの おからチヂミ

材料（２人分）

にんじん……1本（150ｇ）
小ねぎ……3本（30ｇ）
桜えび（乾燥）……3ｇ
A
　小麦粉……50ｇ
　おからパウダー……30ｇ
ピザ用チーズ（低脂肪）……30ｇ
ごま油……大さじ1

B
　酢（煮きり／P85参照）……大さじ２
　減塩しょうゆ……小さじ１
　白いりごま……小さじ１
　コチュジャン……小さじ1/2

作り方

① にんじんはスライサーなどで細いせん切り、小ねぎは5cm長さに切る。
② ボウルにAと水120～130mlを入れてよく混ぜ、①、桜えび、チーズを加えてざっくりと混ぜる。
③ フライパンにごま油を中火で熱し、②を流し入れ、カリッとするまで片面４～５分ずつ焼く。切って器に盛り、混ぜたBを添える。

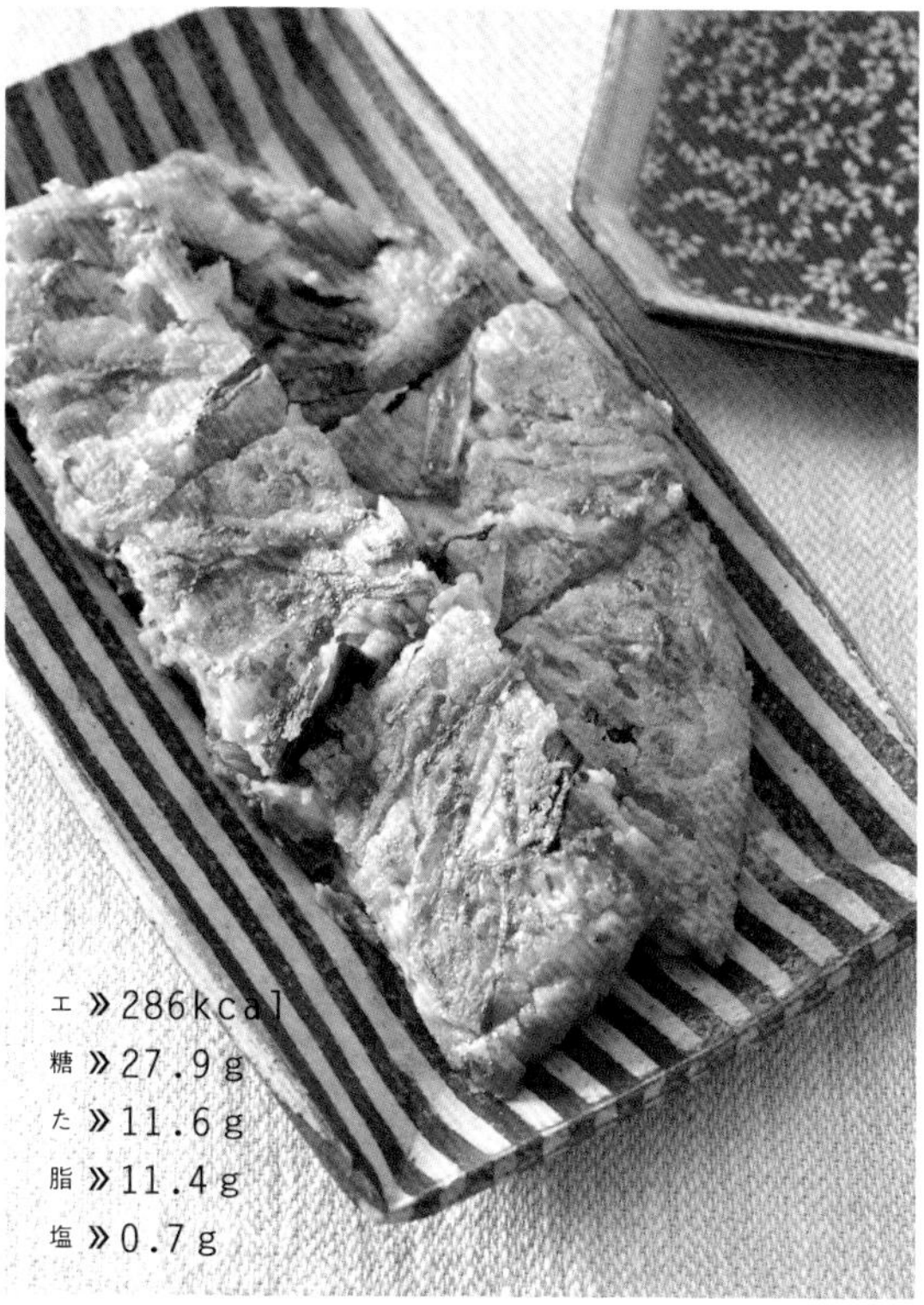

エ»286kcal
糖»27.9ｇ
た»11.6ｇ
脂»11.4ｇ
塩»0.7ｇ

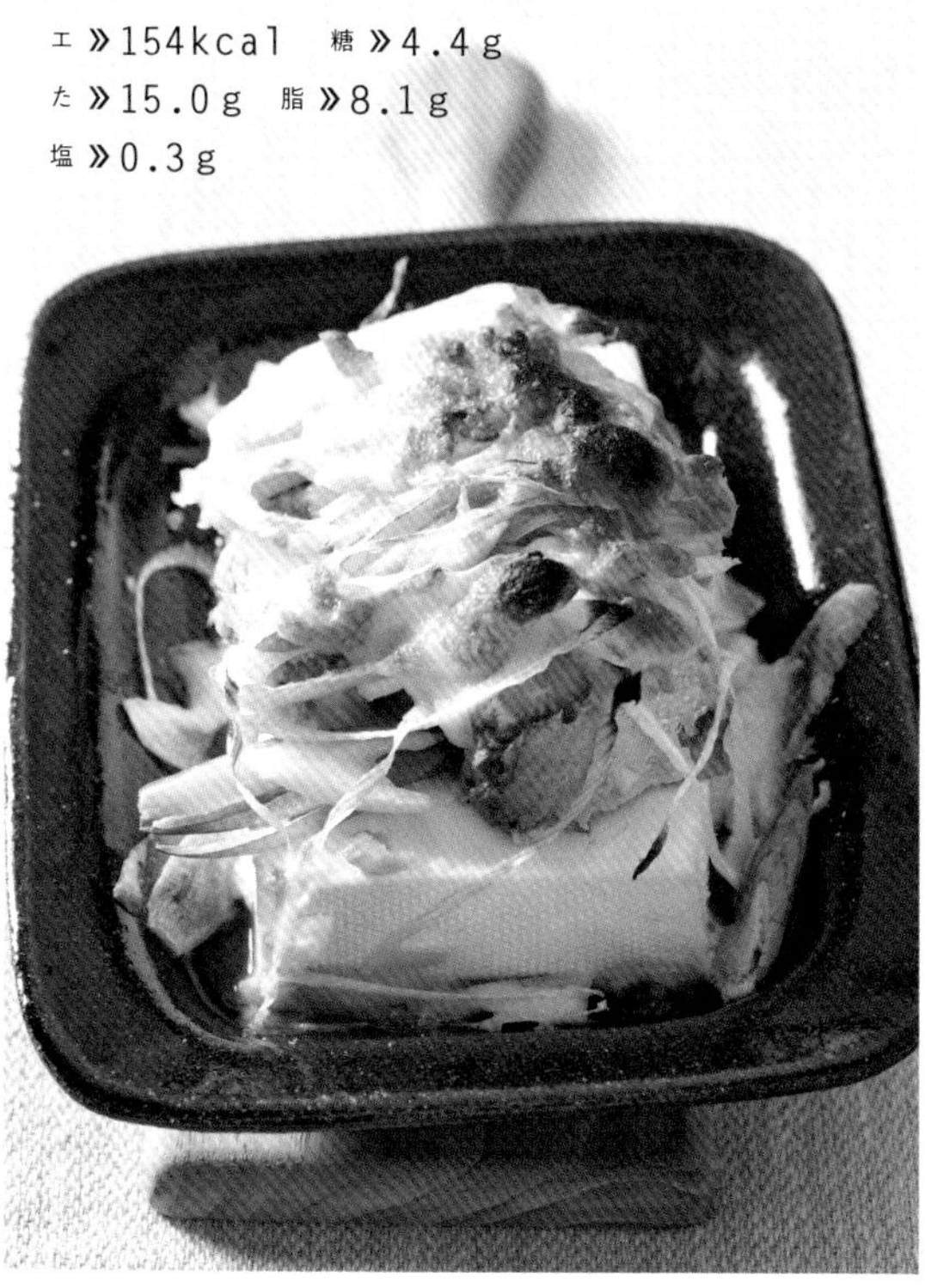

エ»154kcal　糖»4.4ｇ
た»15.0ｇ　脂»8.1ｇ
塩»0.3ｇ

鮭と豆腐のチーズ焼き

材料（２人分）

鮭水煮缶……1/3缶（60ｇ）
木綿豆腐……2/3丁（200ｇ）
長ねぎ……1/2本（70ｇ）
ピザ用チーズ（低脂肪）……大さじ１
粗びき黒こしょう……少々

作り方

① 豆腐は重しをのせて水きりし、６等分に切る。鮭はしっかり水けをきり、粗めにほぐす。長ねぎは斜め薄切りにする。
② 耐熱の器に豆腐を入れ、鮭をのせて粗びき黒こしょうをふり、ねぎ、チーズを順にのせ、オーブントースターで７～８分焼く。

栄養Point

木綿豆腐、チーズに含まれるカルシウムは、鮭に含まれるビタミンDで吸収率アップ。

しめじと桜えびの豆乳茶わん蒸し

エ》56kcal
糖》4.4g
た》4.4g
脂》1.9g
塩》0.4g

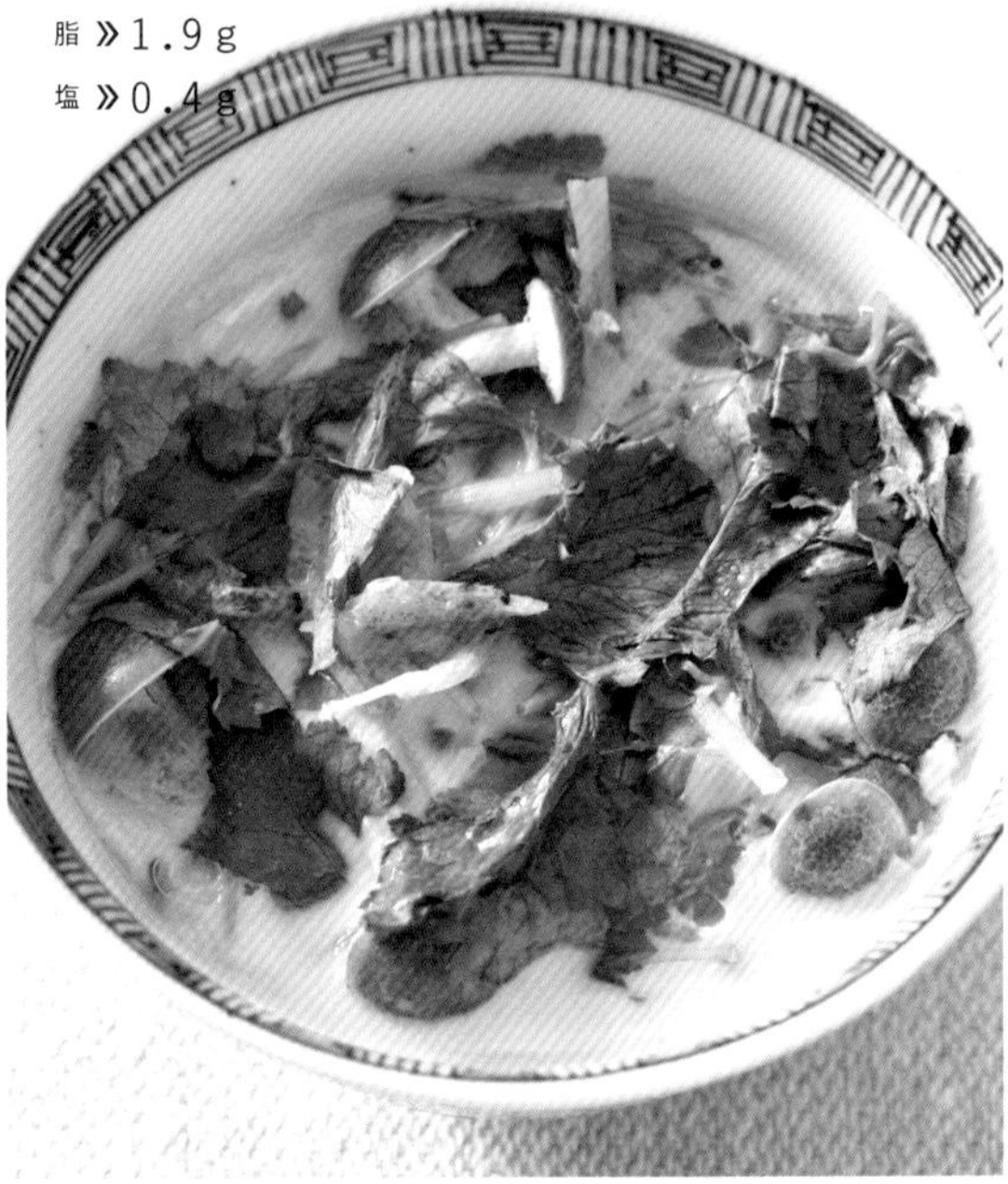

材料（2人分）

しめじ……1/2パック（50g）
三つ葉……1/2束（30g）
桜えび（乾燥）……2g
無調整豆乳……200mℓ
卵……1個
塩……少々
粗びき黒こしょう……少々

作り方

① しめじは石づきを落とし、ほぐす。
② ボウルに豆乳と卵を入れてよく混ぜ、塩、粗びき黒こしょうを加えて混ぜる。
③ 耐熱の器2つにしめじと桜えびを半分ずつ入れ、②を加え、三つ葉をのせる。軽くラップをして電子レンジの弱（300W）で3分〜3分30秒加熱し、そのまま1分おく。

栄養Point
カルシウム豊富な豆乳と桜えびは、ビタミンDを含む卵と一緒に茶わん蒸しに。

じゃこと大豆といんげんのシナモン炒め

エ》172kcal
糖》11.5g
た》10.4g
脂》7.7g
塩》0.9g

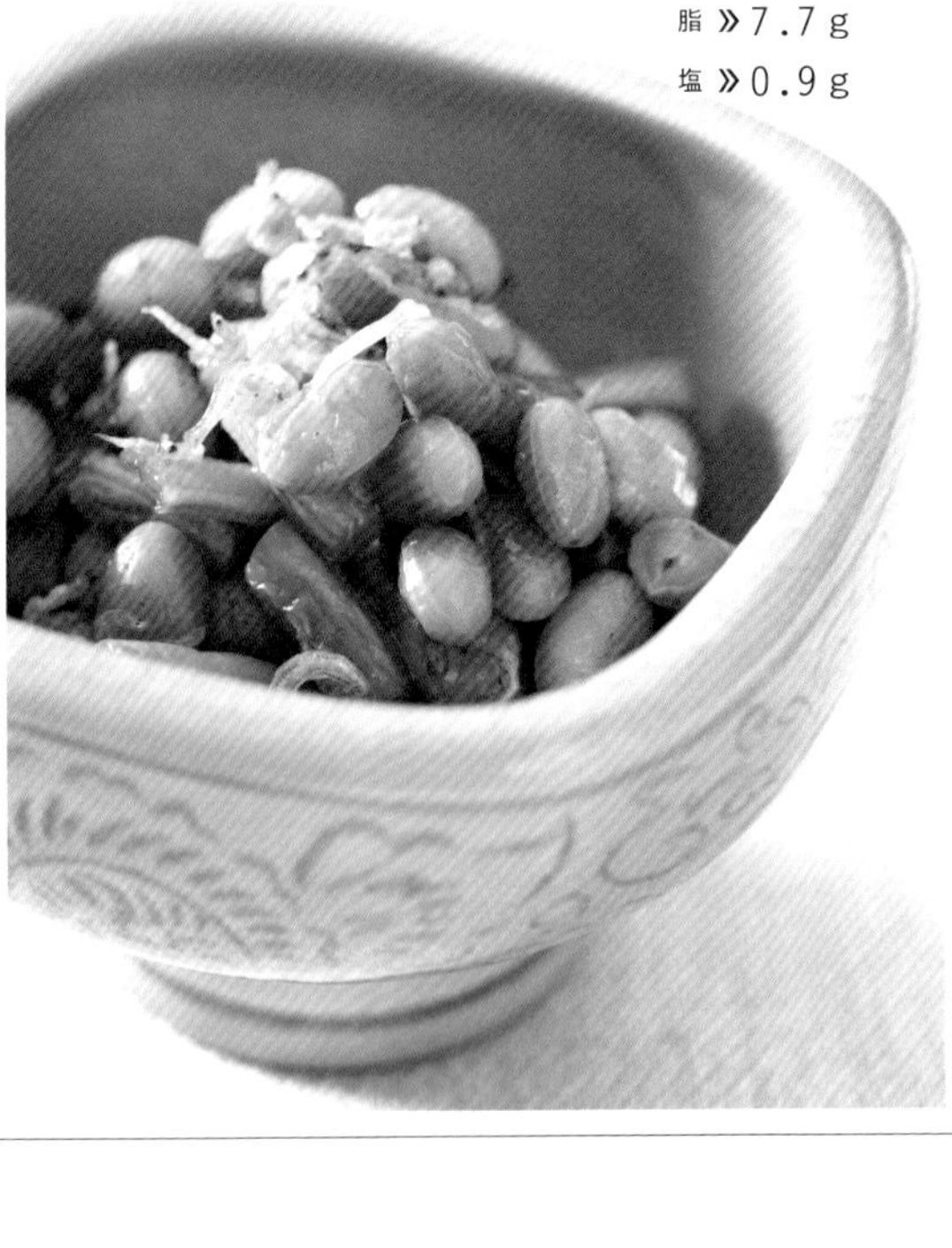

材料（2人分）

さやいんげん……100g
ちりめんじゃこ……10g
蒸し大豆……100g
紅花油……大さじ1/2
A 酢……大さじ1
A メープルシロップ……大さじ1
A 減塩しょうゆ……小さじ1
A シナモンパウダー……少々

作り方

① いんげんはヘタを落とし、1.5cm幅に切る。
② フライパンに紅花油を中火で熱し、じゃこ、いんげん、蒸し大豆を入れて炒め、いんげんに火が通ったら、Aを加え、炒めながらからめる。

栄養Point
ちりめんじゃこにはカルシウムとビタミンDが豊富！ 大豆と一緒に組み合わせて。

オイルサーディンと お揚げの一口ピザ

材料（2人分）

オイルサーディン……4尾
ピーマン……1個（40ｇ）
油揚げ……2枚
ピザ用チーズ（低脂肪）……大さじ2
粗びき黒こしょう……少々

作り方

① ピーマンは縦半分にして横5㎜幅に切る。オイルサーディンは油をきる。油揚げはペーパータオルで油を押さえ、横半分に切る。
② 油揚げにピーマン、オイルサーディン、チーズをのせ、粗びき黒こしょうをふり、オーブントースターで4～5分焼く。

栄養Point
オイルサーディンは骨ごと食べられるので、カルシウム＆ビタミンD補給に最適。

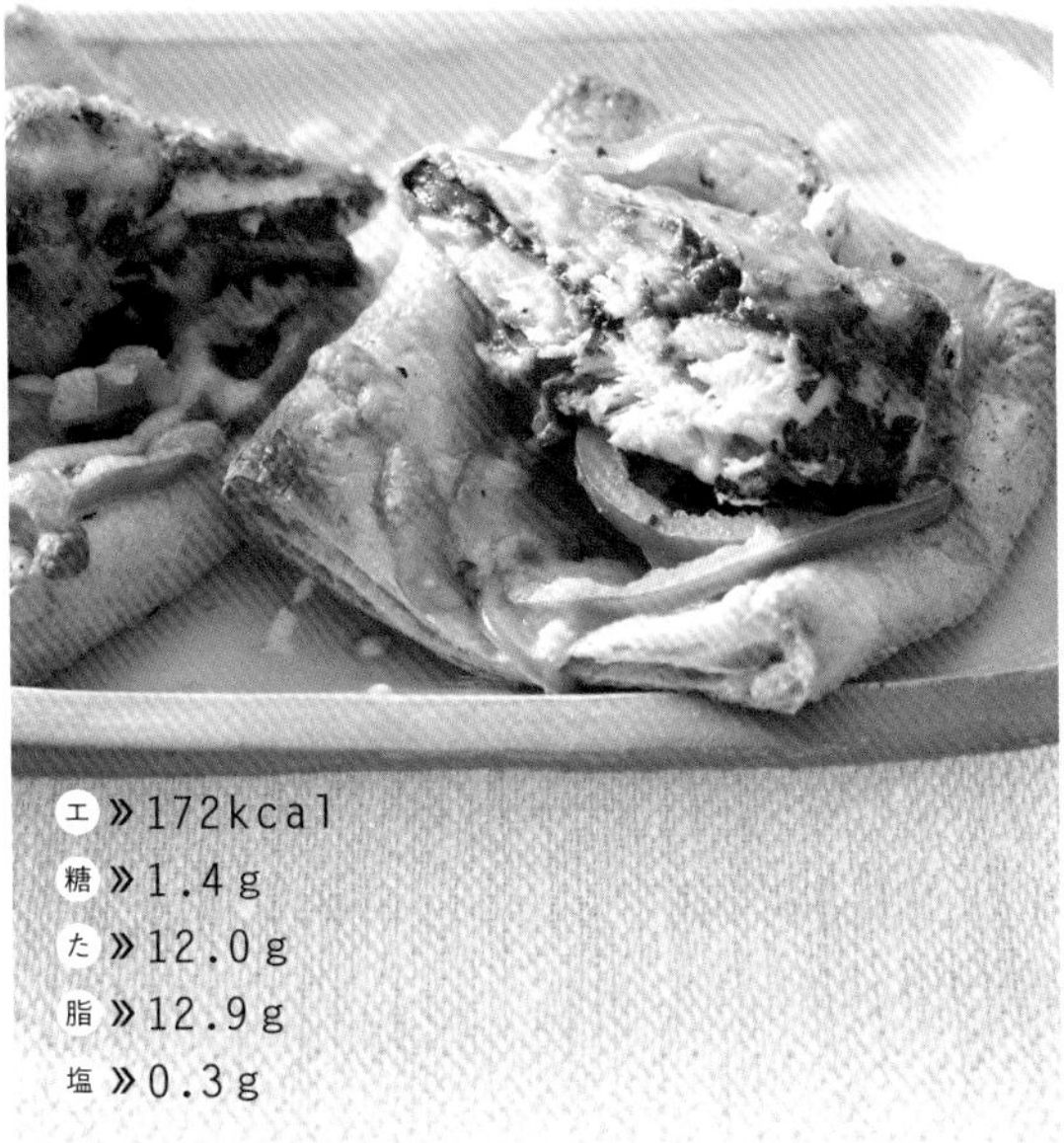

エ » 172kcal
糖 » 1.4ｇ
た » 12.0ｇ
脂 » 12.9ｇ
塩 » 0.3ｇ

エ » 176kcal
糖 » 4.0ｇ
た » 15.0ｇ
脂 » 10.5ｇ
塩 » 0.5ｇ

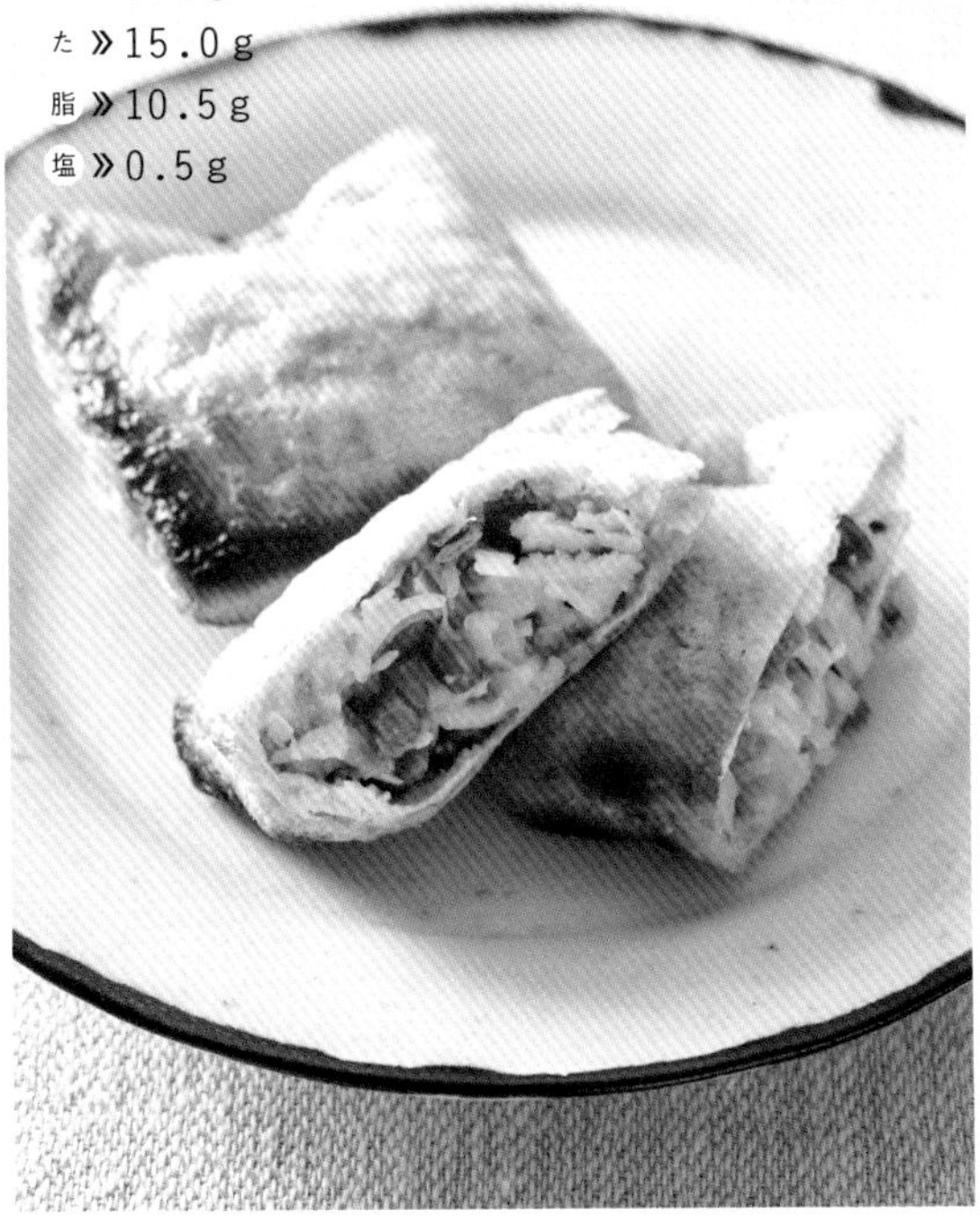

納豆ツナチーズの カリカリ焼き

材料（2人分）

ツナ缶（水煮）……小1缶（50ｇ）
油揚げ……2枚
納豆……1パック（50ｇ）
長ねぎ……1/4本（35ｇ）
ピザ用チーズ（低脂肪）……20ｇ

作り方

① 油揚げはペーパータオルで油を押さえ、横半分に切り、袋状にする。長ねぎは粗みじん切りにする。ツナは汁けをきる。
② ボウルに長ねぎ、ツナ、納豆、チーズを入れて混ぜ、油揚げに詰め、口を爪楊枝でとめる。
③ 魚焼きグリルに入れ、弱火でカリッとするまで4～5分焼く。

肉の献立①

切り干し大根の和風バーグ献立

切り干し大根を加えて、
カルシウムたっぷりのハンバーグに。
副菜の和え物はしらたきを使って満足度アップ。

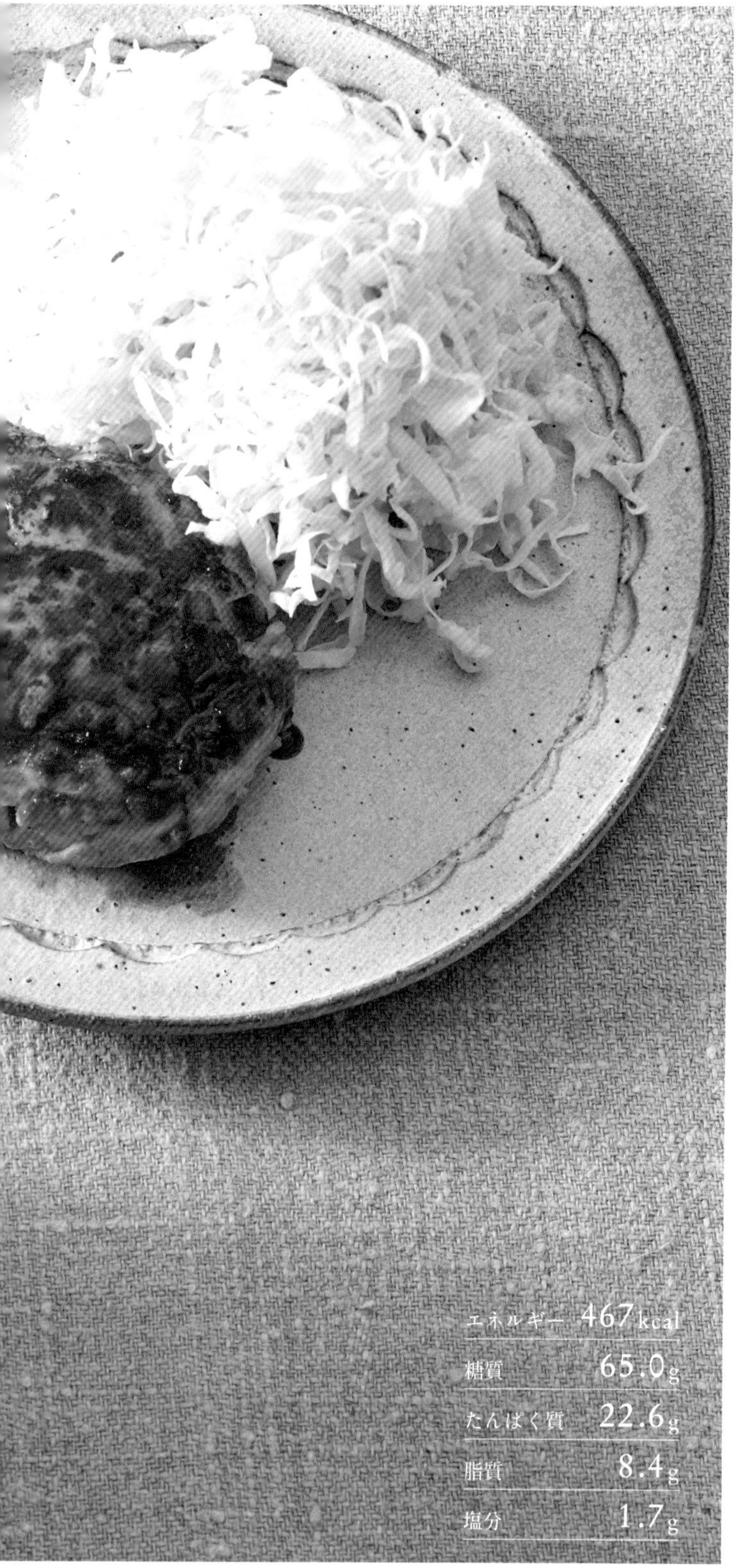

エネルギー	467kcal
糖質	65.0g
たんぱく質	22.6g
脂質	8.4g
塩分	1.7g

［主菜］

切り干し大根の
和風バーグ

［副菜］

しらたきとえのきと
かにかまの和え物

［主食］

じゃことかぶの
まぜごはん

献立Memo

カルシウムや食物繊維が豊富な切り干し大根を鶏むねひき肉に混ぜ合わせてボリュームアップ。さっぱりとしたハンバーグですが、食べ応えは満点。和え物もごはんも、かさましするとエネルギーを抑えながら、満足度が上がります。

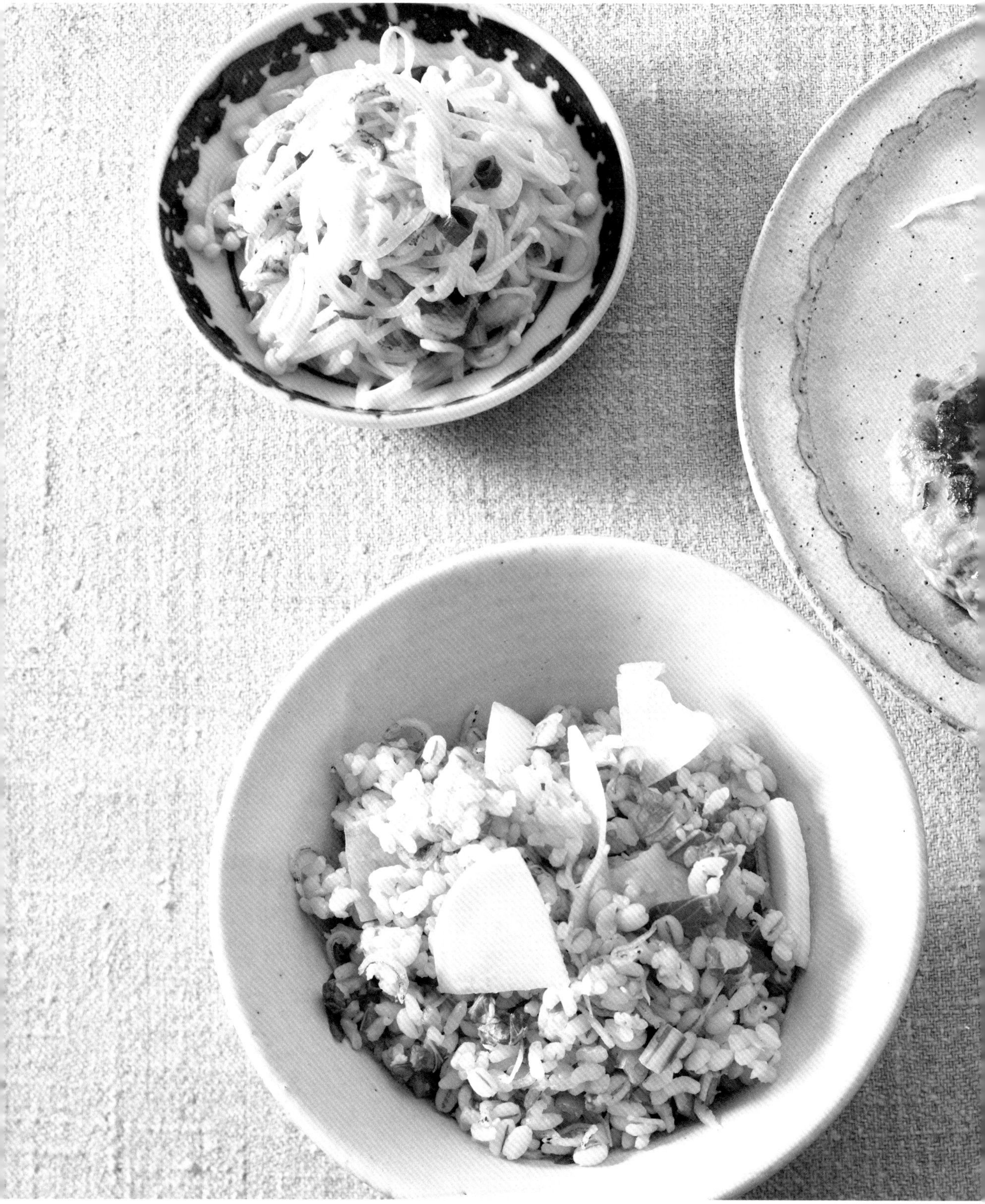

主菜

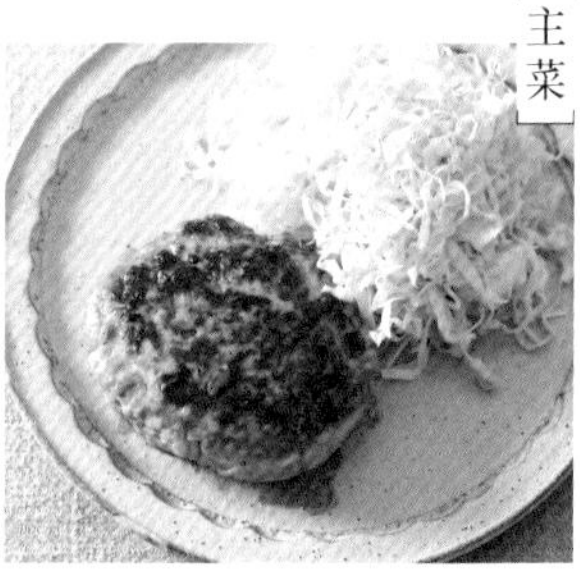

切り干し大根の和風バーグ

エ»162kcal　糖»15.7g
た»12.8g　脂»2.9g
塩»0.6g

材料（2人分）

- 鶏むねひき肉……100g
- 切り干し大根……15g
- 長ねぎ……約1/3本（50g）
- A
  - 麩（粗めに崩す）……10g
  - しょうが（すりおろし）……小さじ1/2
  - 酒……大さじ2
- B
  - 減塩しょうゆ……小さじ2
  - みりん……大さじ1/2
  - 水……大さじ1
- サラダ油……小さじ1
- キャベツ（せん切り）……1枚分（80g）

作り方

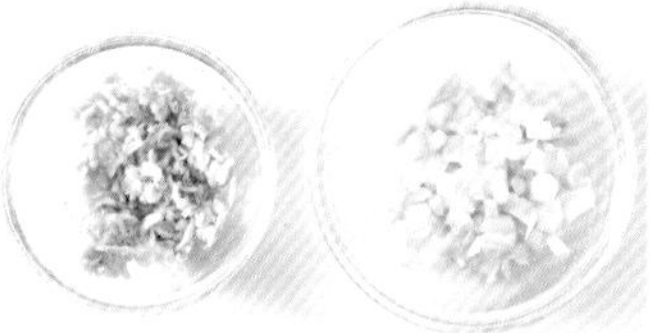

《

① 切り干し大根はもみ洗いしてざく切りにし、水けをしっかり絞る。長ねぎはみじん切りにする。

副菜

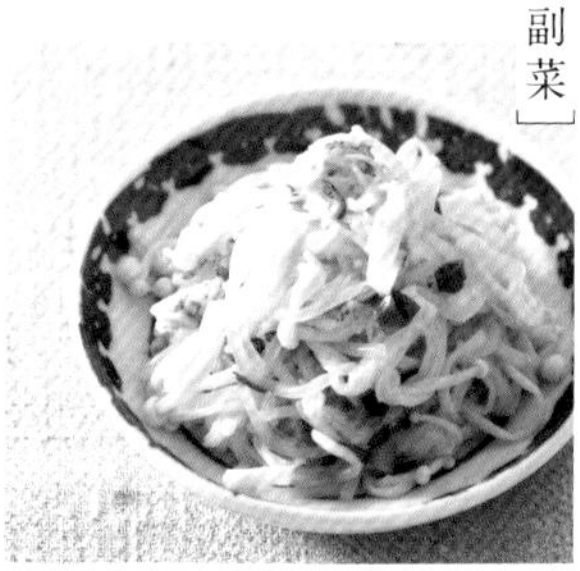

しらたきとえのきとかにかまの和え物

エ»65kcal　糖»4.1g
た»2.3g　脂»3.6g
塩»0.4g

材料（2人分）

- えのきだけ……1袋（100g）
- しらたき（アク抜き済み）……100g
- かに風味かまぼこ……15g
- A
  - 小ねぎ（小口切り）……2本分（20g）
  - ごま油……大さじ1/2
  - 白炒りごま……小さじ1
  - 減塩しょうゆ……小さじ1

作り方

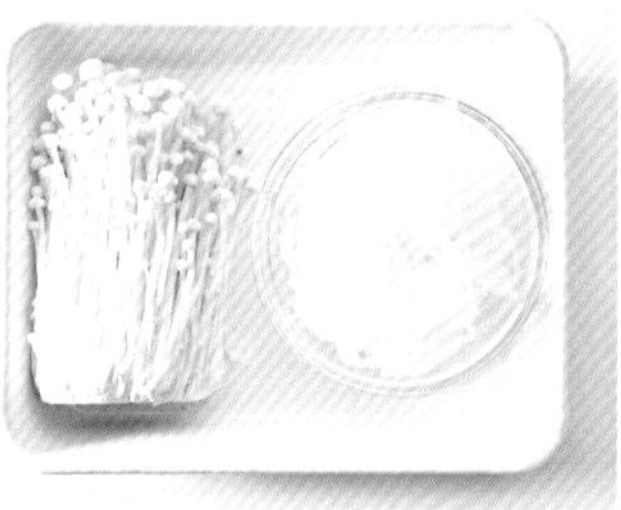

《

① えのきは石づきを落としてほぐす。しらたきは水けをきり、ざく切りにする。

主食

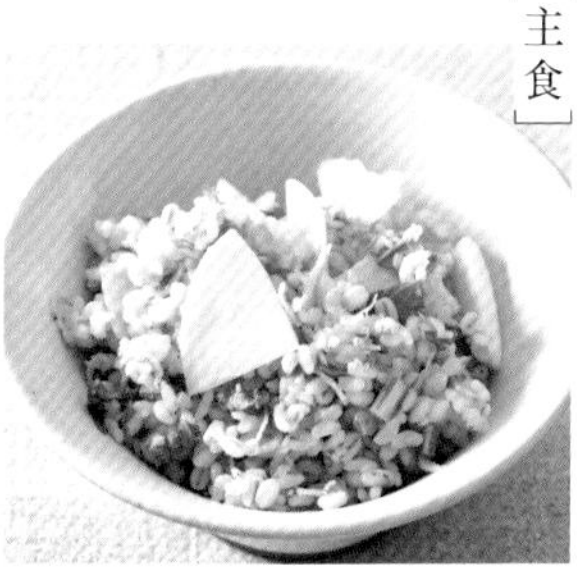

じゃことかぶのまぜごはん

エ»240kcal　糖»45.2g
た»7.5g　脂»1.9g
塩»0.7g

材料（2人分）

- 熱々のもち麦入り玄米ごはん……300g
- かぶ……1個（120g）
- A
  - ちりめんじゃこ……20g
  - 白いりごま……小さじ1
  - しょうが（すりおろし）……小さじ1/2

作り方

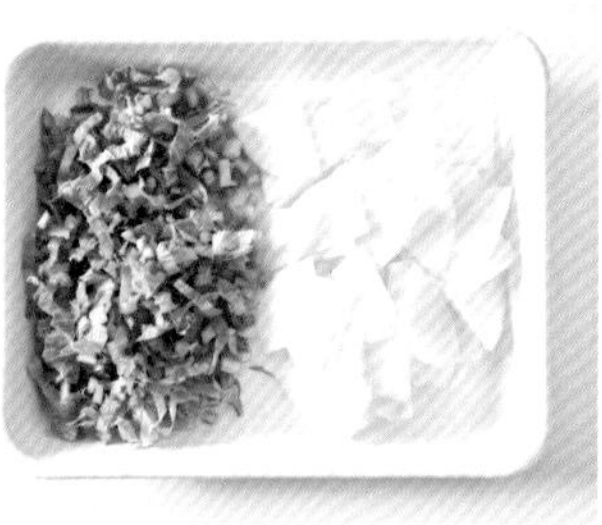

《

① かぶは縦4等分に切り、横にして極薄切りにする。葉は1cm幅に切る。

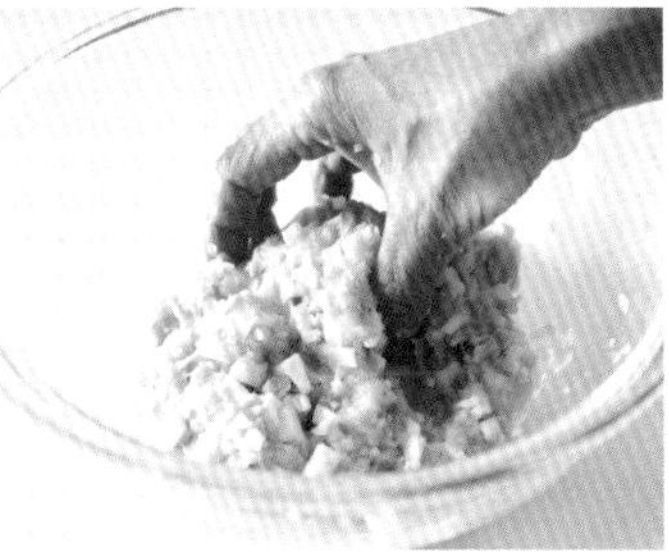

② ボウルに切り干し大根、ねぎ、ひき肉、Aを入れてよくこねる。2等分して1.5cm厚さの小判形に成形する。

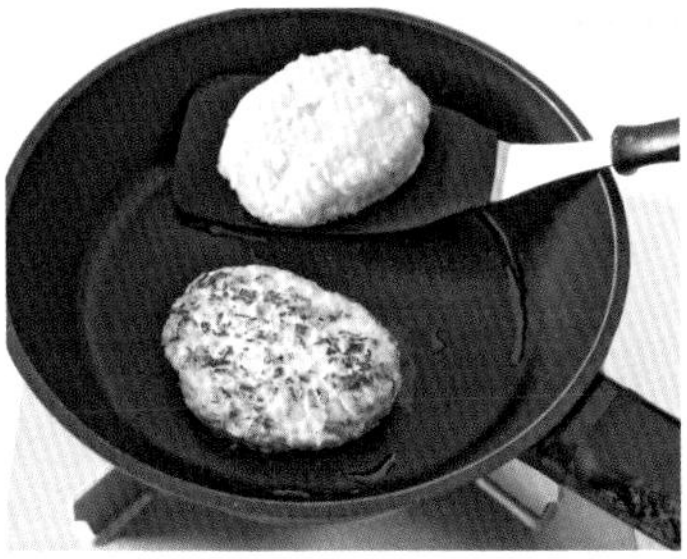

③ フライパンにサラダ油を中火で熱し、②を焼き色がつくまで焼く。ひっくり返して蓋をし、弱めの中火にして5分ほど焼き、Bを加えてからめる。

盛りつける

④ 器にキャベツと盛り合わせ、フライパンに残った焼き汁をかける。

② 耐熱ボウルに①を入れ、軽くラップをして電子レンジで2分加熱し、ボウルの底の余分な水分をペーパータオルで拭き取る。

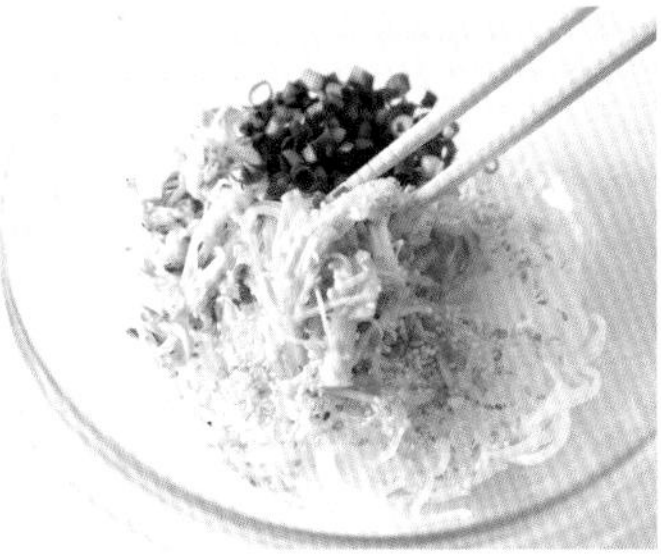

③ かにかまを細かくほぐして加え、Aも加えてよく混ぜる。

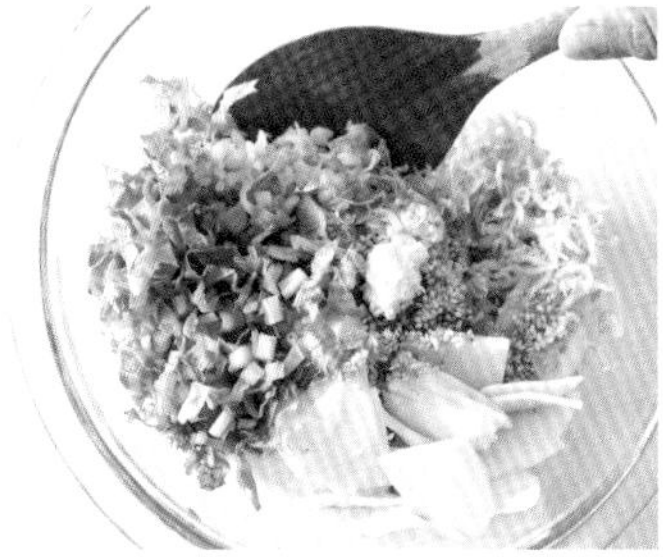

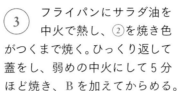

② 熱々のごはんに①を加えて熱でしんなりさせ、Aを加えてよく混ぜる。

肉の献立②

チキンチーズソテー献立

鶏肉のごちそうといえばチキンソテー。チーズをのせて焼けば見た目も食べ応えもアップするほか、カルシウムもしっかり補えます。

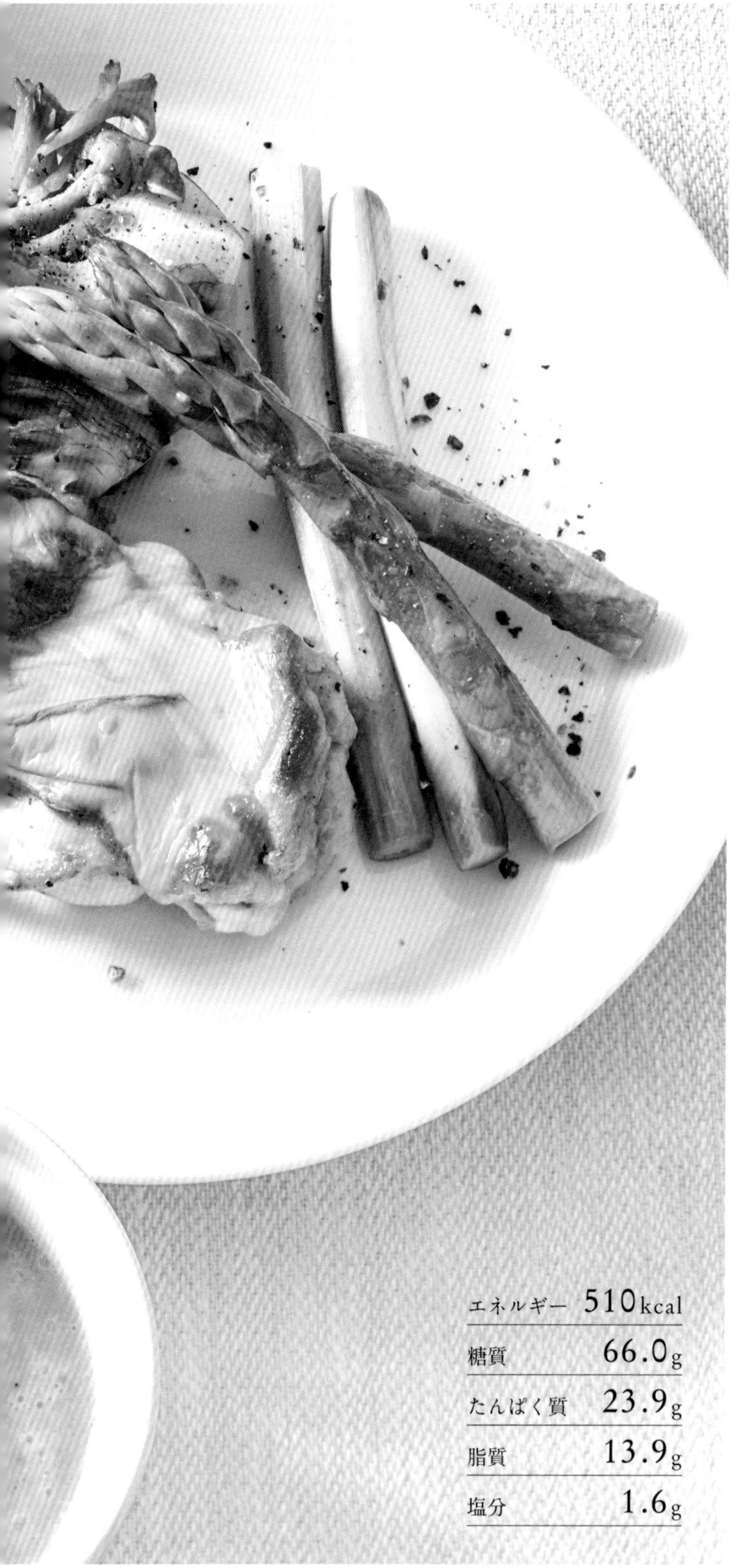

[主菜]
チキンチーズソテー

[副菜]
さつまいもと
ヨーグルトのサラダ

[汁物]
にんじんのポタージュ

[主食]
雑穀入り玄米ごはん
120g

エネルギー	510kcal
糖質	66.0g
たんぱく質	23.9g
脂質	13.9g
塩分	1.6g

献立Memo

たんぱく質、カルシウム、食物繊維が豊富な献立。鶏肉は食べすぎてしまいがちなので、分量を量って適正量を食べるのが◎。チーズやヨーグルトを料理にとり入れると、コクが出て、マイルドな味わいになり、カルシウム量も大きくアップ。

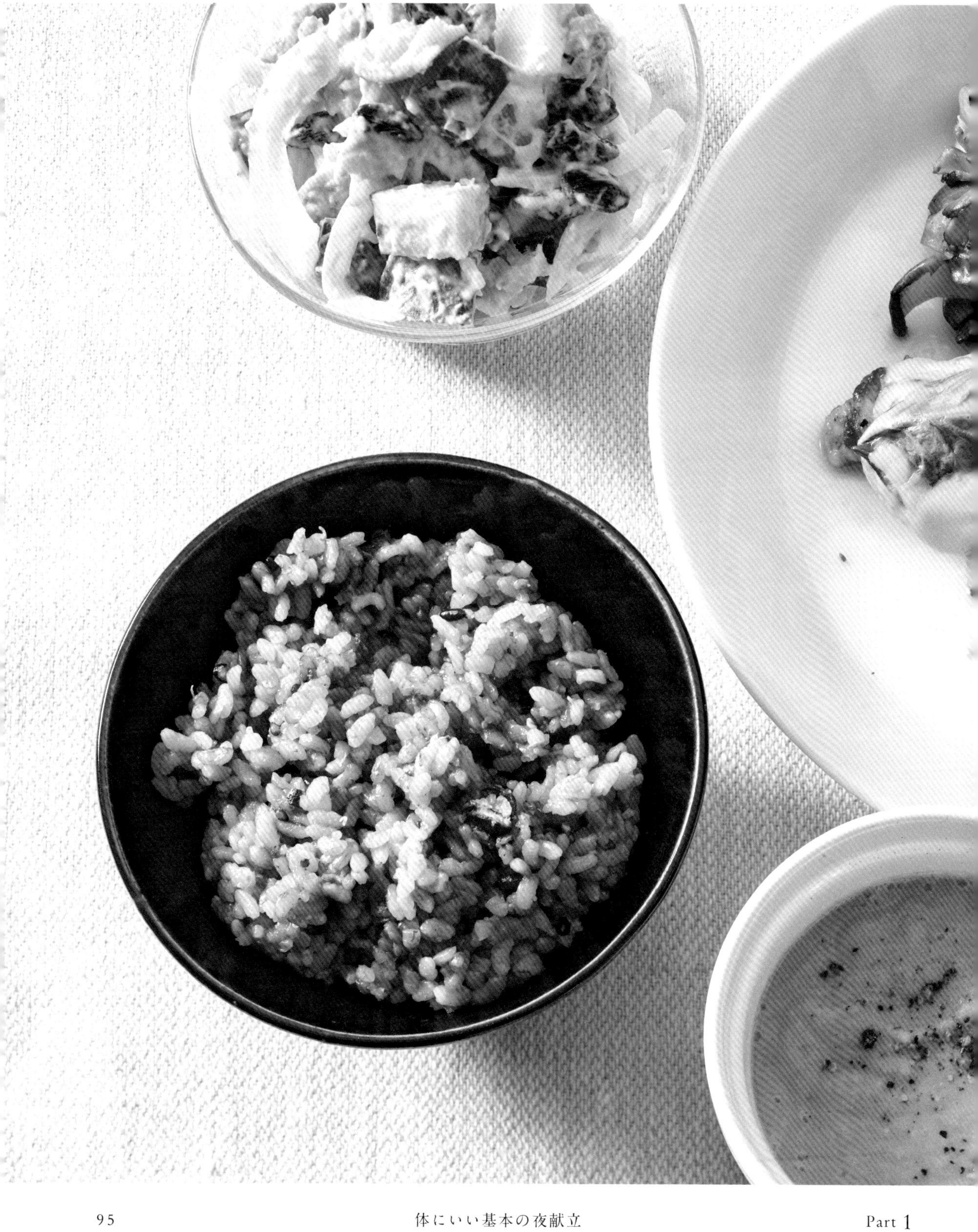

［主菜］

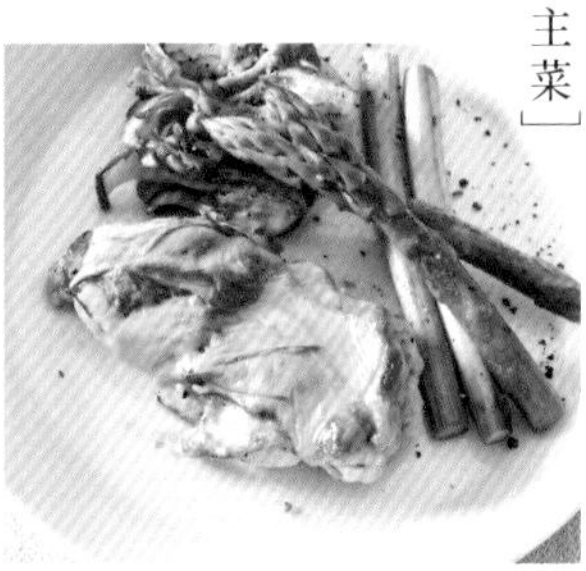

チキンチーズソテー

エ»146kcal　糖»4.9g
た»15.1g　脂»6.6g
塩»0.8g

材料（2人分）

- 鶏もも肉（皮なし／厚みを均一にし余分な脂を取り除く）…140g（70g×2）
- A
  - 塩…少々
  - 粗びき黒こしょう…少々
  - 小麦粉…小さじ1
- グリーンアスパラガス…4本（100g）
- まいたけ（ほぐす）…1パック（120g）
- スライスチーズ（半分に切る）…1枚
- バジル…4枚
- オリーブオイル…小さじ1/2
- 粗びき黒こしょう…適宜

作り方

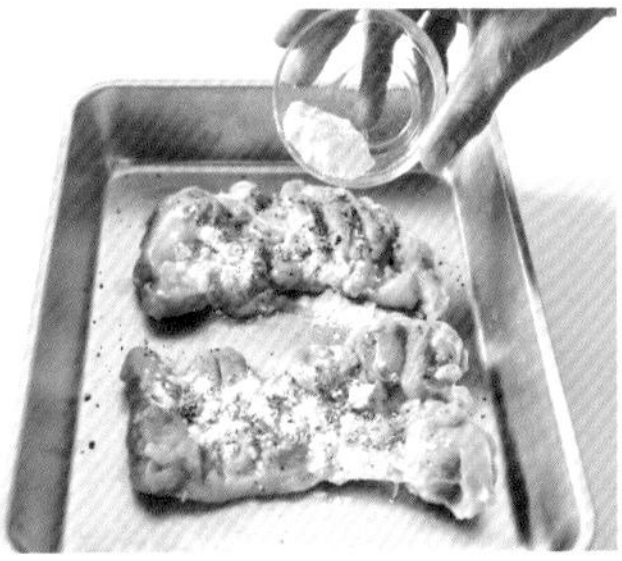

1. 鶏肉は半分に切り、両面にAを上から順にふる。アスパラは根元1cmを切り落とし、下半分の皮をピーラーなどで薄くむき、半分に切る。

［副菜］

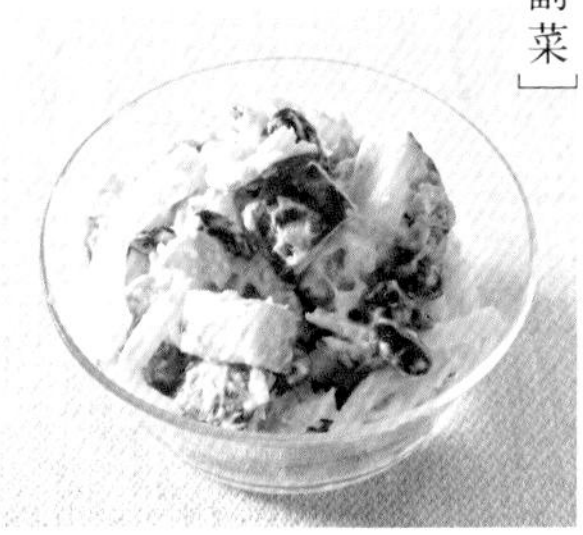

さつまいもとヨーグルトのサラダ

エ»144kcal　糖»23.1g
た»3.1g　脂»3.6g
塩»0.3g

材料（2人分）

- さつまいも…100g
- 玉ねぎ…1/6個（35g）
- レーズン…15g
- A
  - くるみ（素焼き）…10g
  - ギリシャヨーグルト（無脂肪）…大さじ2
  - 塩麹…小さじ1

作り方

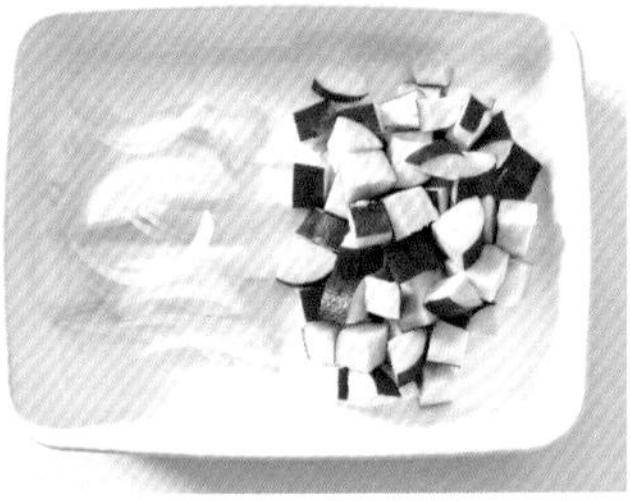

1. さつまいもは皮つきのまま1.5cm角に切り、水にさらしてアクを抜き、軽く水けをきる。玉ねぎは極薄切りにする。

［汁物］

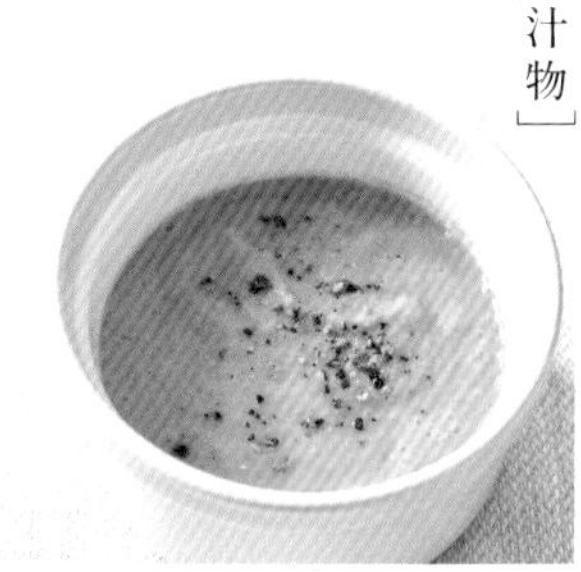

にんじんのポタージュ

エ»30kcal　糖»4.0g
た»0.6g　脂»0.8g
塩»0.5g

材料（2人分）

- にんじん（薄い半月切り）…1/2本（75g）
- 長ねぎ（斜め薄切り）…1/4本（35g）
- アーモンドミルク…100mℓ
- ローリエ…1/2枚
- 塩…少々
- 粗びき黒こしょう…少々

作り方

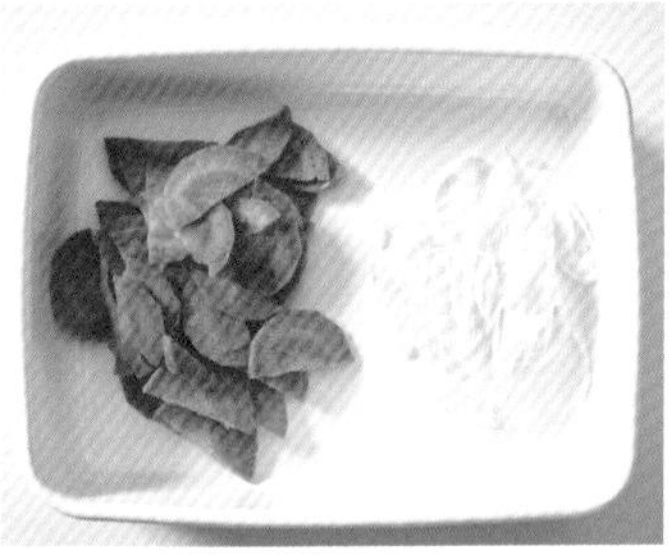

1. 耐熱ボウルににんじんと長ねぎを入れ、ローリエ、ひたひたの水大さじ2、塩を加える。軽くラップをして電子レンジで5分加熱する。

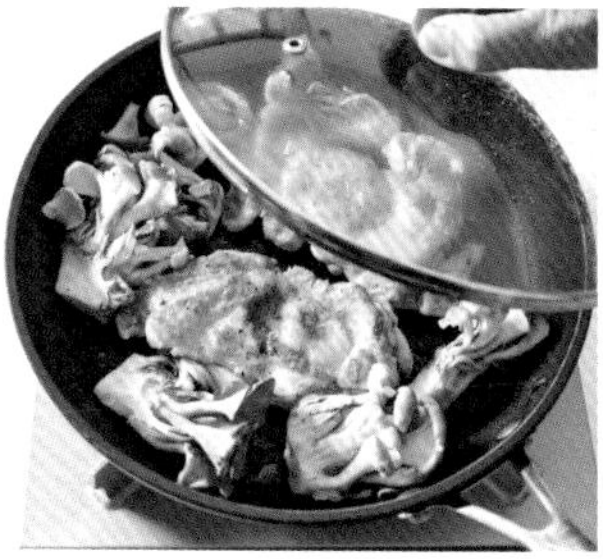

② フライパンにオリーブオイルを中火で熱し、鶏肉を入れて、しっかり焼き色がついたらひっくり返す。まいたけを加え、蓋をして3分ほど焼く。

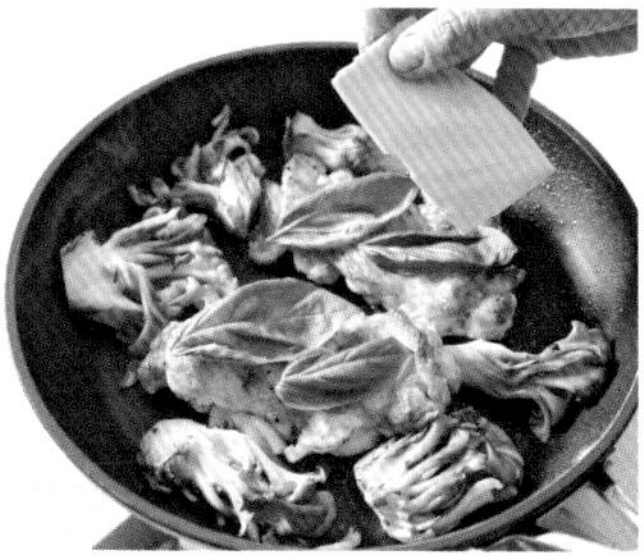

③ 鶏肉にバジル、チーズをのせて1分30秒ほど焼き、鶏肉を器に盛る。アスパラを加えて強めの中火にし、まいたけと一緒にからめるように焼く。

盛りつける

④ ③のアスパラとまいたけを鶏肉に添え、好みで粗びき黒こしょうをふる。

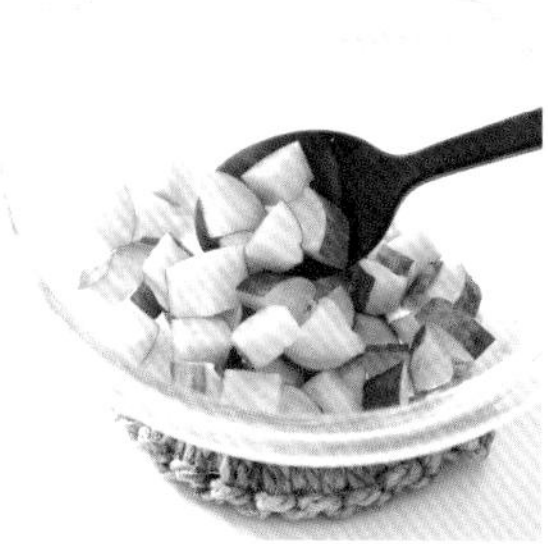

② 耐熱ボウルにさつまいもを入れ、軽くラップをして電子レンジで3分加熱し、取り出してざっくり混ぜる。さらに1分30秒加熱する。

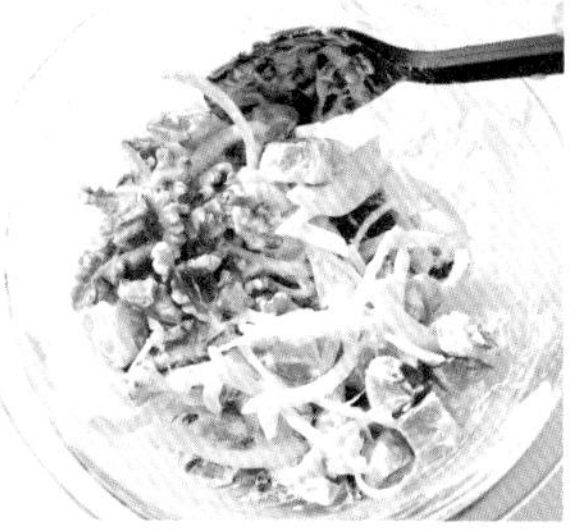

③ そのまま1分ほどおき、余分な水分をペーパータオルで拭き取り、玉ねぎ、レーズンを加えてよく混ぜる。粗熱が取れたらAを加えて混ぜる。

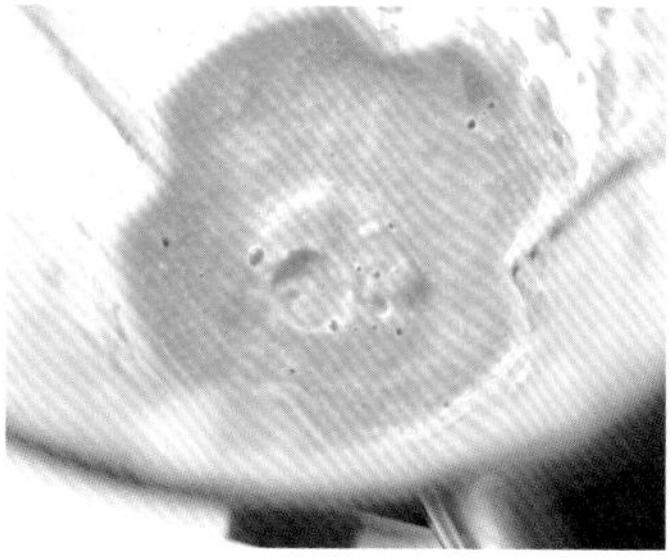

② ①の粗熱が取れたらローリエを取り除いて、ミキサーに入れ、アーモンドミルクを加え、なめらかになるまで攪拌する。

盛りつける

③ 器に盛り、粗びき黒こしょうをふる。

肉の献立③

チンジャオロース献立

じゃがいもを加えて、チンジャオロースをボリュームアップ。豆腐にはにらたっぷりのタレを合わせ、中華風の献立に。

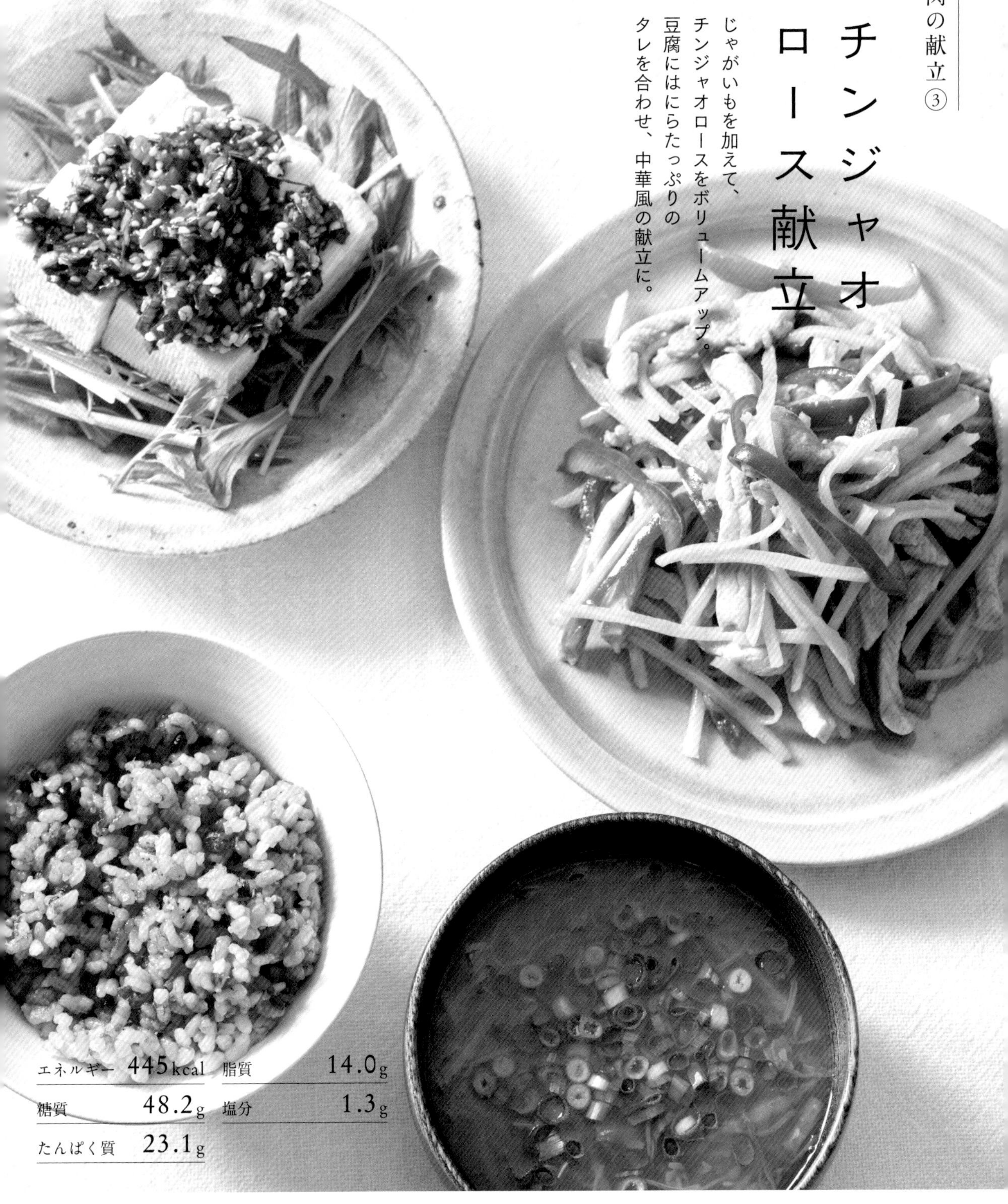

エネルギー	445kcal	脂質	14.0g
糖質	48.2g	塩分	1.3g
たんぱく質	23.1g		

［主菜］

チンジャオロース

エ»159kcal
糖»9.7g
た»12.1g
脂»5.8g
塩»0.6g

材料（2人分）

- 豚ロース肉（しょうが焼き用）……140g（脂を取り除き、正味110g）
- ピーマン……2個（80g）
- じゃがいも……1個（100g）
- A
  - 酒……大さじ1
  - 片栗粉……小さじ1/2
  - しょうが（すりおろし）……小さじ1/2
- B
  - オイスターソース……大さじ1/2
  - 水……大さじ1
- 赤唐辛子（輪切り）……1/2本分
- ごま油……大さじ1/2

作り方

① 豚肉は脂を切り落として7mm幅に切り、Aをまぶす。ピーマンは縦に細切り、じゃがいもはせん切りにする。
② フライパンにごま油と赤唐辛子を中火で熱し、豚肉を入れてうっすら焼き色がつくまで炒め、じゃがいも、ピーマンを加え、さらに炒める。
③ Bをよく混ぜて②に加え、からめながら炒める。

不調を改善する栄養Point

じゃがいもは糖質だけでなく、食物繊維も豊富。豚肉は脂身を取り除いてから調理を。

［副菜］

にらたっぷり豆腐サラダ

エ»83kcal
糖»3.5g
た»4.5g
脂»5.1g
塩»0.3g

材料（2人分）

- 木綿豆腐……1/3丁（100g）
- にら……約1/3束（30g）
- 水菜……1/4袋（50g）
- 酢……大さじ1と1/2
- A
  - しょうが（すりおろし）……小さじ1/3
  - 減塩しょうゆ……小さじ1
  - 砂糖……小さじ1
  - 白炒りごま……大さじ1/2
  - ごま油……小さじ1

作り方

① にらは5mm幅に切る。耐熱ボウルに酢を入れてラップをしないで電子レンジで1分加熱し、Aとにらを加え、よく混ぜる。
② 水菜は4cm幅に切り、水にさらして水けをきり、冷蔵庫で10分ほど冷やす。豆腐はザルに上げて水けをきり、4等分に切る。
③ 器に水菜を敷いて豆腐をのせ、①をかける。

［汁物］

めかぶのおすまし

エ»13kcal
糖»1.0g
た»1.4g
脂»0.2g
塩»0.4g

材料（2人分）

- めかぶ……1パック（35g）
- 糸寒天（サラダ用）……2g
- 削り節……3g
- 減塩しょうゆ……小さじ1
- 小ねぎ（小口切り）……2本分（20g）
- しょうが（すりおろし）……小さじ1/2

作り方

① 鍋に水200mℓ、削り節を入れて中火にかけ、沸騰したら、しょうゆ、しょうが、めかぶを加え、一煮立ちさせたら火を止め、糸寒天、小ねぎを加える。

不調を改善する栄養Point

めかぶや糸寒天などの海藻類は、汁物に加えると手軽に食物繊維を摂取できます。

［主食］

雑穀入り玄米ごはん120g

エ»190kcal　糖»34.0g
た»5.1g　脂»2.9g
塩»0.0g

不調を改善する栄養Point

種々のビタミン、ミネラル類が豊富な雑穀もあり、白米では取り除かれてしまっている栄養素を補給できます。

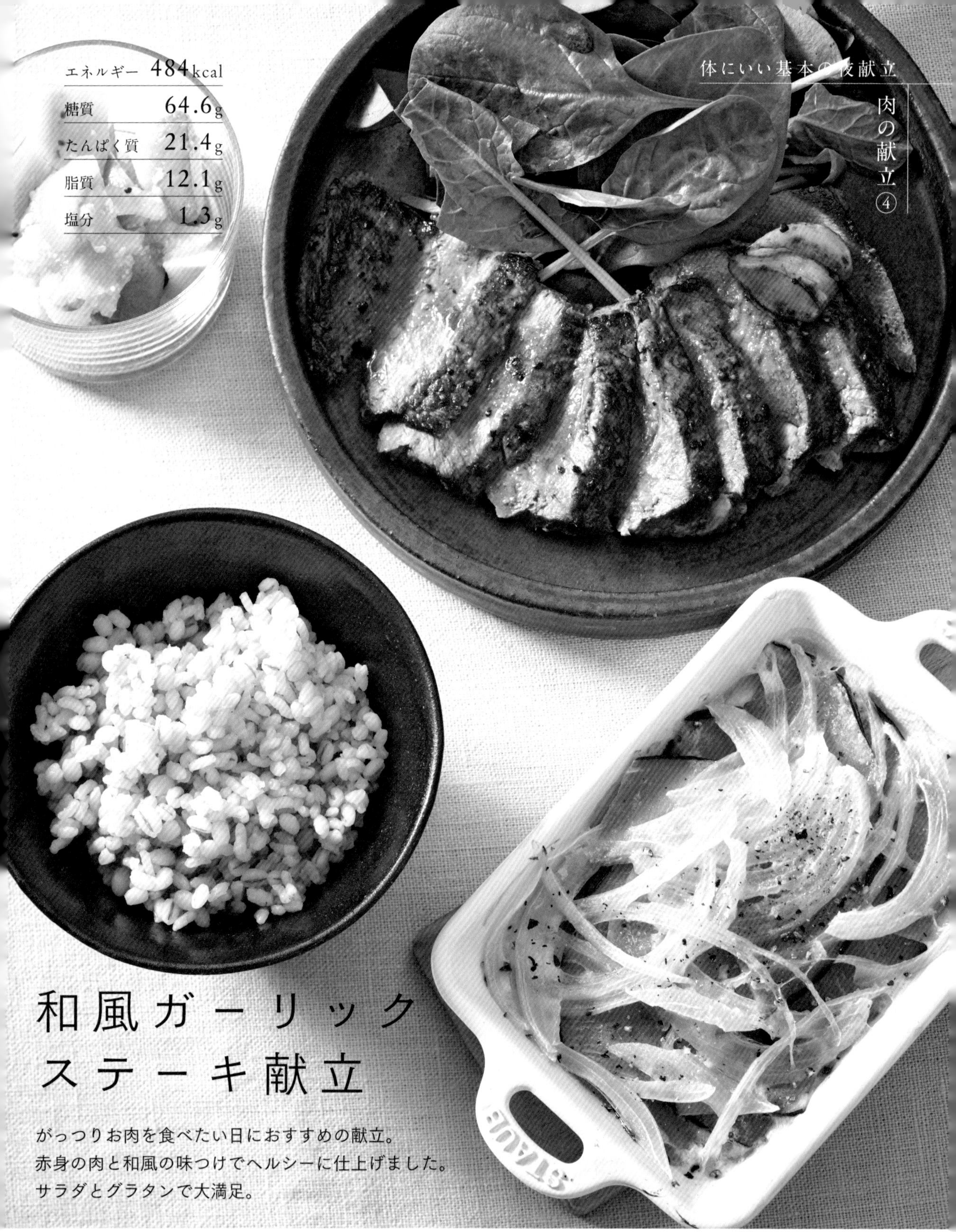

エネルギー	484kcal
糖質	64.6g
たんぱく質	21.4g
脂質	12.1g
塩分	1.3g

和風ガーリック ステーキ献立

がっつりお肉を食べたい日におすすめの献立。
赤身の肉と和風の味つけでヘルシーに仕上げました。
サラダとグラタンで大満足。

［主菜］

和風ガーリックステーキ

エ»165kcal
糖»9.4g
た»15.2g
脂»6.4g
塩»0.9g

材料（2人分）

- 牛もも赤身ステーキ肉……2枚（80g×2）
- 塩……少々
- 粗びき黒こしょう……少々
- にんにく……1かけ
- サラダほうれん草……50g
- A 酢……大さじ1
- A 減塩しょうゆ……大さじ1/2
- A みりん……大さじ1
- オリーブオイル……大さじ1/2

作り方

① にんにくは芽を取り除き、たたいてつぶす。牛肉は塩、粗びき黒こしょうをふる。
② フライパンにオリーブオイルとにんにくを強めの中火で熱し、牛肉を入れて2分ほど焼き、ひっくり返して1分ほど焼く。火を止めてそのまま5分ほどおく。
③ 牛肉を7㎜幅のそぎ切りにして器に盛り、サラダほうれん草を添える。同じフライパンにAを入れて煮詰め、牛肉にかける。

不調を改善する栄養Point

ステーキソースに酢を使うことで、減塩しょうゆで十分おいしい。ステーキ肉は余熱で火を通すのがやわらかく仕上げるコツ。

［副菜］

かぼちゃとチーズのグラタン

エ»83kcal　糖»14.9g
た»2.5g　脂»0.8g　塩»0.1g

不調を改善する栄養Point

更年期に積極的にとりたい栄養素がギュッと詰まったかぼちゃ、カルシウムが豊富なチーズと牛乳の理想的な組み合わせです。

材料（2人分）

- かぼちゃ……150g
- 玉ねぎ……1/6個（35g）
- A 牛乳（低脂肪）……60㎖
- A 粉チーズ……小さじ1
- A にんにく（すりおろし）……少々
- 粗びき黒こしょう……少々

作り方

① かぼちゃはスライサーで薄切りにし、玉ねぎも薄切りにして耐熱の器に敷き詰める。よく混ぜたAをかけ、粗びき黒こしょうをふる。
② 軽くラップをして電子レンジで3分加熱し、そのまま2分おく。ラップを外し、オーブントースターでうっすら焦げ目がつくまで7～8分焼く。

［副菜］

キウイとアボカドのサラダ

エ»73kcal　糖»6.4g
た»0.9g　脂»4.0g
塩»0.3g

材料（2人分）

- キウイ……1個（80g）
- アボカド…1/2個（正味50g）
- セロリ……1/4本（30g）
- A レモン汁……大さじ1
- A 塩麹……小さじ1
- A 粗びき黒こしょう……少々

作り方

① キウイとアボカドは食べやすい大きさの乱切り、セロリは薄切りにする。
② ボウルに①とAを入れてよく混ぜる。

不調を改善する栄養Point

ビタミンEが豊富なアボカドに、ビタミンCが豊富なキウイで抗老化を。塩麹入りのドレッシングで旨味もアップ、腸活にも役立ちます。

［主食］

もち麦入り玄米ごはん120g

エ»163kcal　糖»33.9g
た»2.8g　脂»0.9g
塩»0.0g

不調を改善する栄養Point

玄米やもち麦は、白米よりもビタミンB群や食物繊維などの栄養価が高いだけでなく、よく噛むようになり、消化促進の効果も。

減塩・脂質カットを叶える
調理のコツと食品＆調味料

外食や市販食品に依存する現代の食生活ではどうしてもとりすぎてしまう塩分と脂質。
毎日の食事で上手に、おいしく塩分と脂肪を減らしましょう。

減塩のコツ

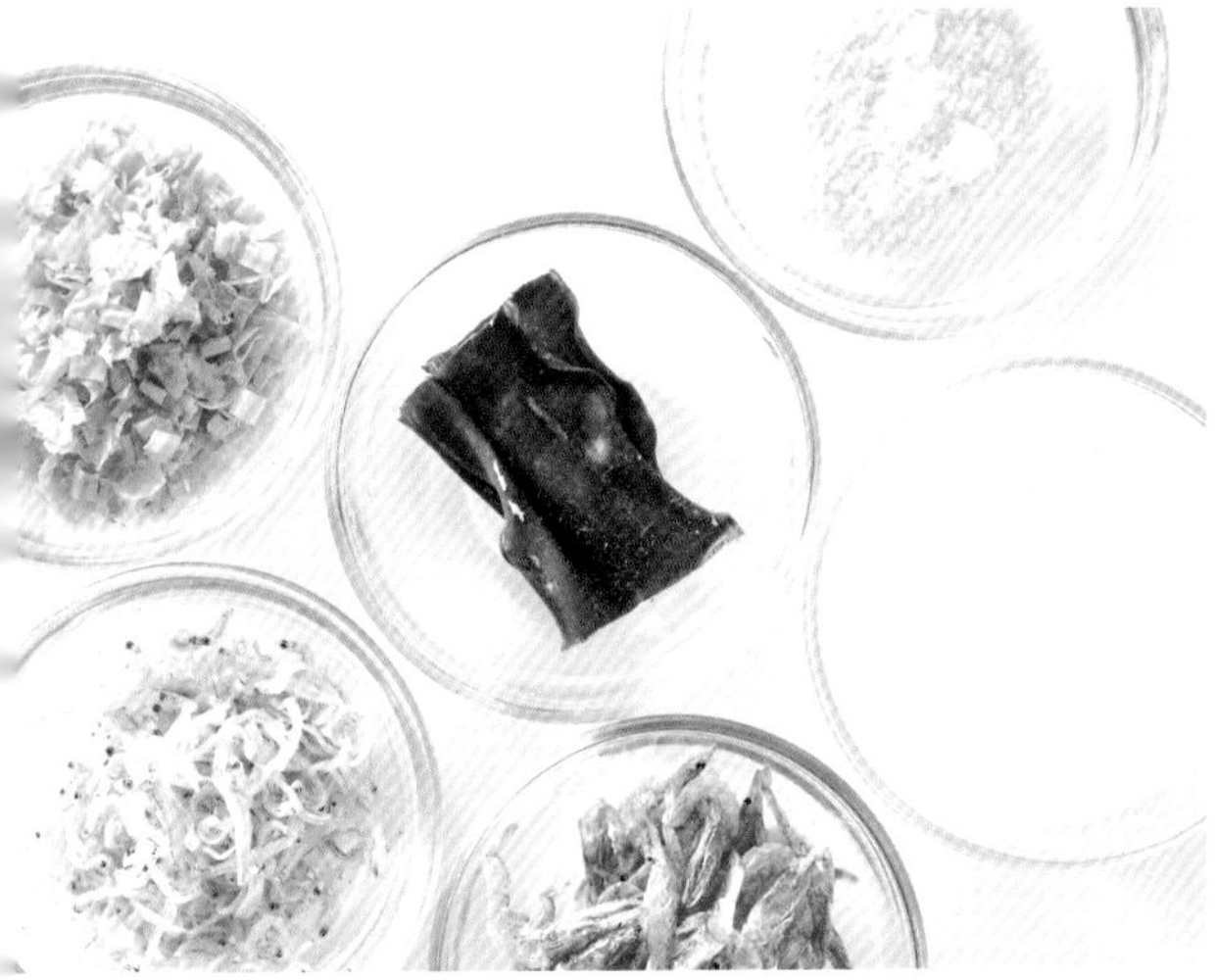

1
旨味を加える

旨味は、酸味、甘味、苦味、塩味に続く「第５の味」といわれます。旨味によって満足感が高まるので、塩分や脂質を減らすには最高の味つけといえるでしょう。旨味は動物性食品や発酵食品に多く含まれています。２種類の旨味を組み合わせると相乗効果でよりおいしくなることも。

2
酸味を加える

酸味を加えると、塩けが強く感じられ、素材の味が引き立つので、塩味が控えめでもおいしく感じられます。料理によく使われるのは米酢などの穀物酢ですが、ほかにも黒酢やバルサミコ酢、レモンやすだち、ゆずといった柑橘類、トマトの酸味もおすすめです。酸味の種類の違いで、低塩料理のバリエーションを広げることができます。

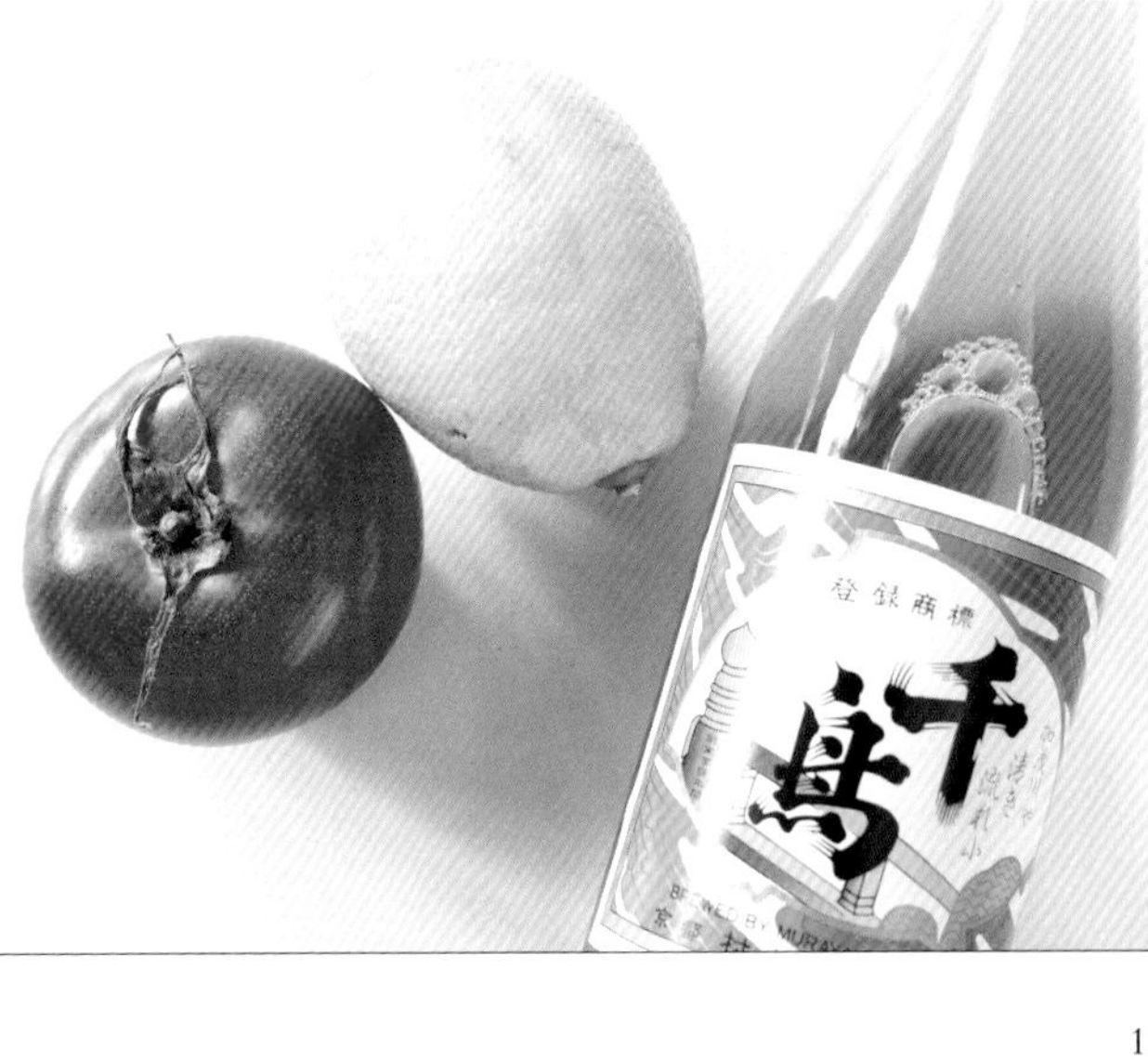

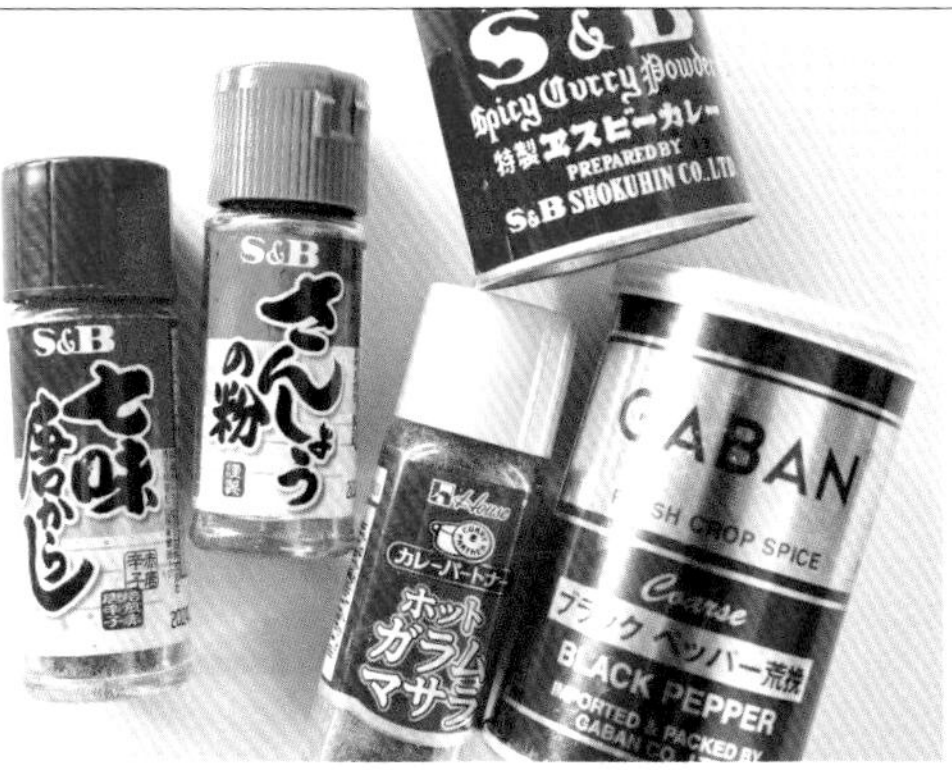

3 スパイスを使う

スパイスは辛味や香りで料理のバリエーションを広げ、また素材の味を引き立て、満足感を高める効果があるので、塩分を控えめにしても、十分においしく感じられます。七味唐辛子やこしょうのほか、カレー粉、ガラムマサラ、にんにく、しょうが、ごま、山椒、わさび、からしなどもスパイスの仲間。いろいろな種類を試して、お気に入りを見つけましょう。

4 香味野菜を使う

減塩料理には、独特の香りや苦味、辛味がある香味野菜を使うのもおすすめです。ねぎ、にんにく、しょうが、みょうが、大葉など、「薬味」として広く使われている野菜で、お料理のアクセントになります。また、パクチーなど、加えるだけで味の決め手になる香味野菜もあるので、上手に利用して、おいしく減塩しましょう。

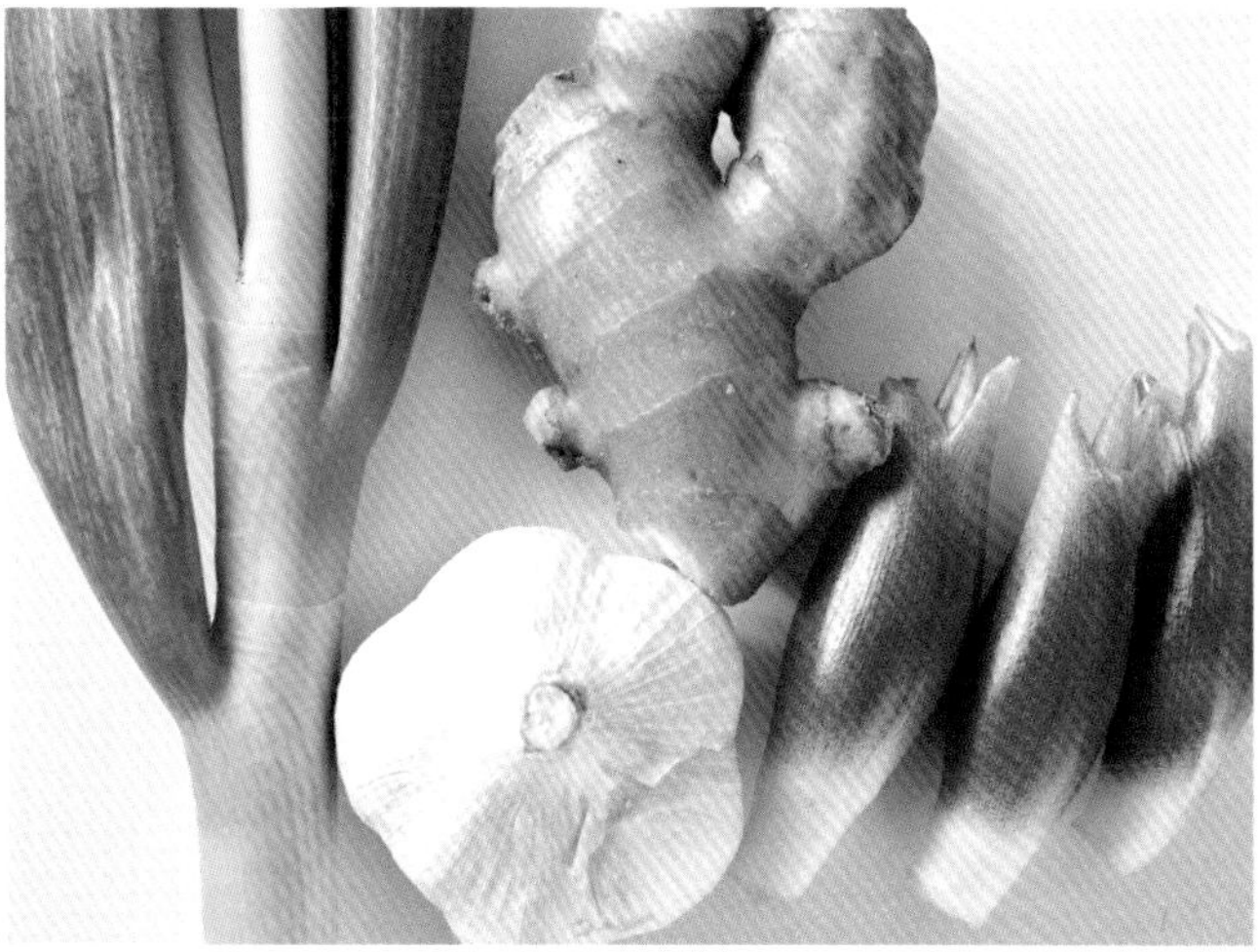

memo 油を上手に取り入れて健康を手に入れましょう

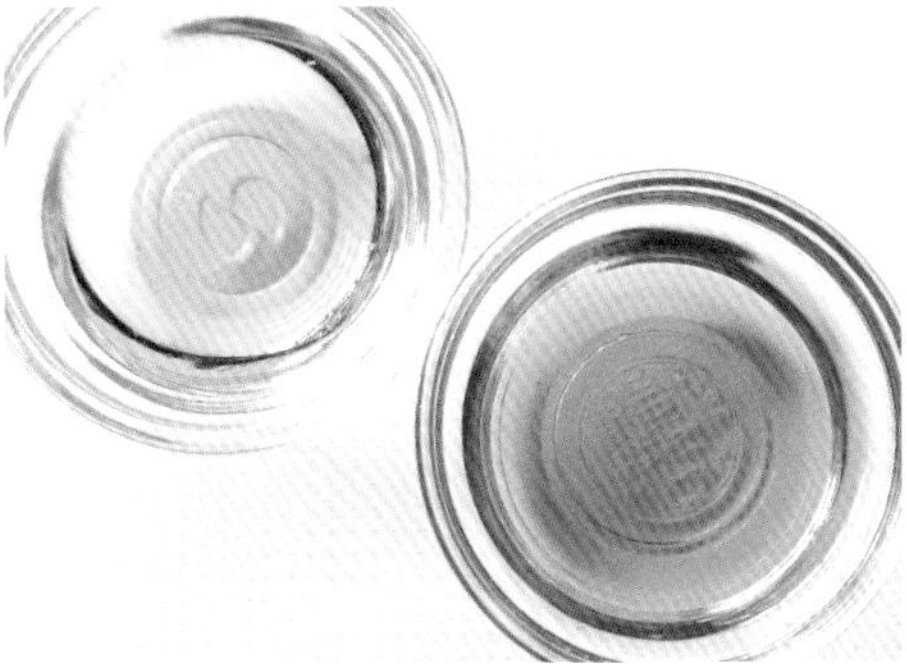

油分は塩味を引き立たせ、コクをプラスするので、塩分控えめでもおいしくいただけます。ただし、脂質は脳からの幸福物質を分泌させるので、つい食べすぎてカロリーオーバーになることにも。あくまで少量にとどめましょう。オメガ3系脂肪酸を含む魚を週2回以上食べる人は、心臓病のリスクが低く、週5回以上では、約40％も低下。一方、コレステロールを含む食品を毎日2個以上食べると、心不全のリスクが50％以上高くなるというデータもあります。

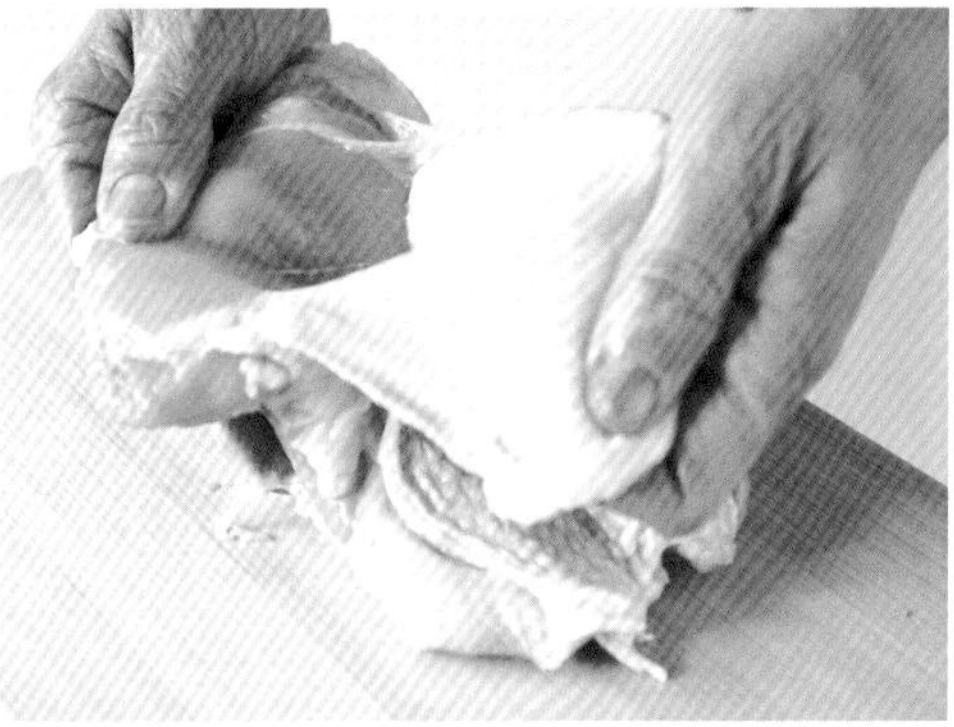

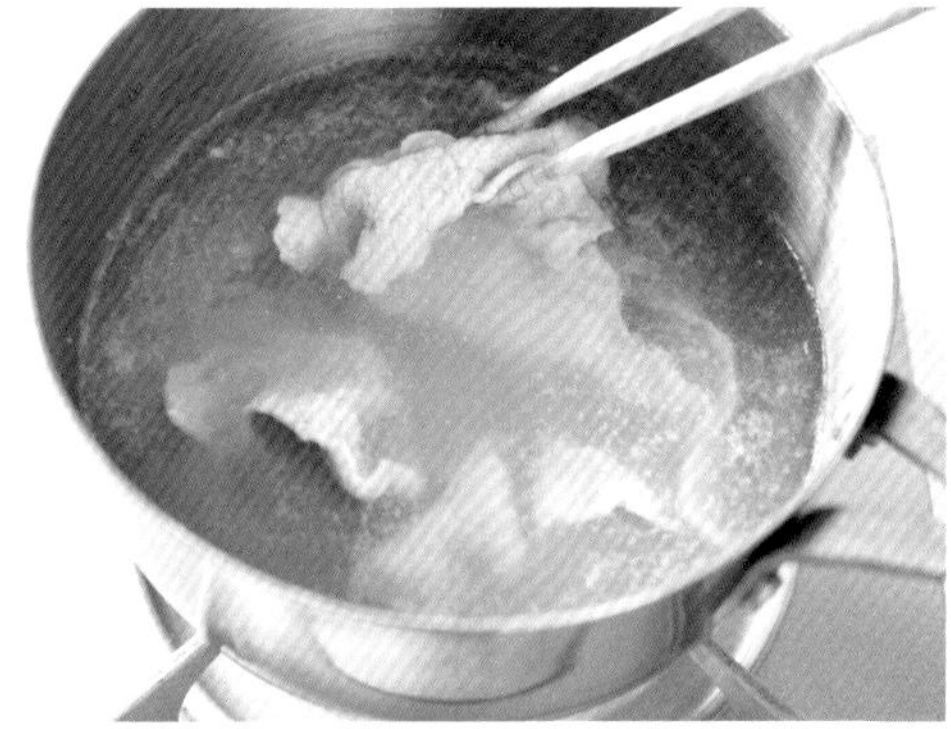

1 肉の脂肪は極力取り除く

牛カルビや豚バラ、鶏もも肉など、脂肪の多い部位ほど、こってりしておいしいもの。しかし、更年期以降は、内臓脂肪の蓄積や高コレステロール血症、肥満などを招きやすくなるので、なるべく獣鳥肉類からの脂肪をとりすぎないことがポイント。鶏肉ならささみやむね肉など脂肪の少ない部位を選んだり、もも肉は皮を取り除けば大幅に脂質カットできます。また、ゆでたり、網焼きにしたり、フライパンで調理する場合、出てきた脂をペーパータオルで取り除くと脂肪をカットできます。

上：鶏肉の皮を取り除くと、もも肉は45%カロリーダウンできます。
下：肉はゆでることで、豚もも肉の場合、脂肪分24%カット！

2 衣の多い揚げ物はなるべく避ける

揚げ物はカロリーが高く、脂質過多になりやすいので、なるべく減らしたいもの。ただ、同じ揚げ物でも調理法によってカロリーや吸油率が違い、フライ＞天ぷら＞唐揚げ＞素揚げと、衣が多いほど吸油率が高く、高カロリーになるので注意しましょう。焼き物や炒め物も目分量では油を多く使ってしまいがちなので、油は計量スプーンで計ることが賢明。なるべく油を使わなくて済むように、フッ素樹脂加工のフライパンを使う、蒸すなどの工夫をして、上手に脂質カットに励みましょう。

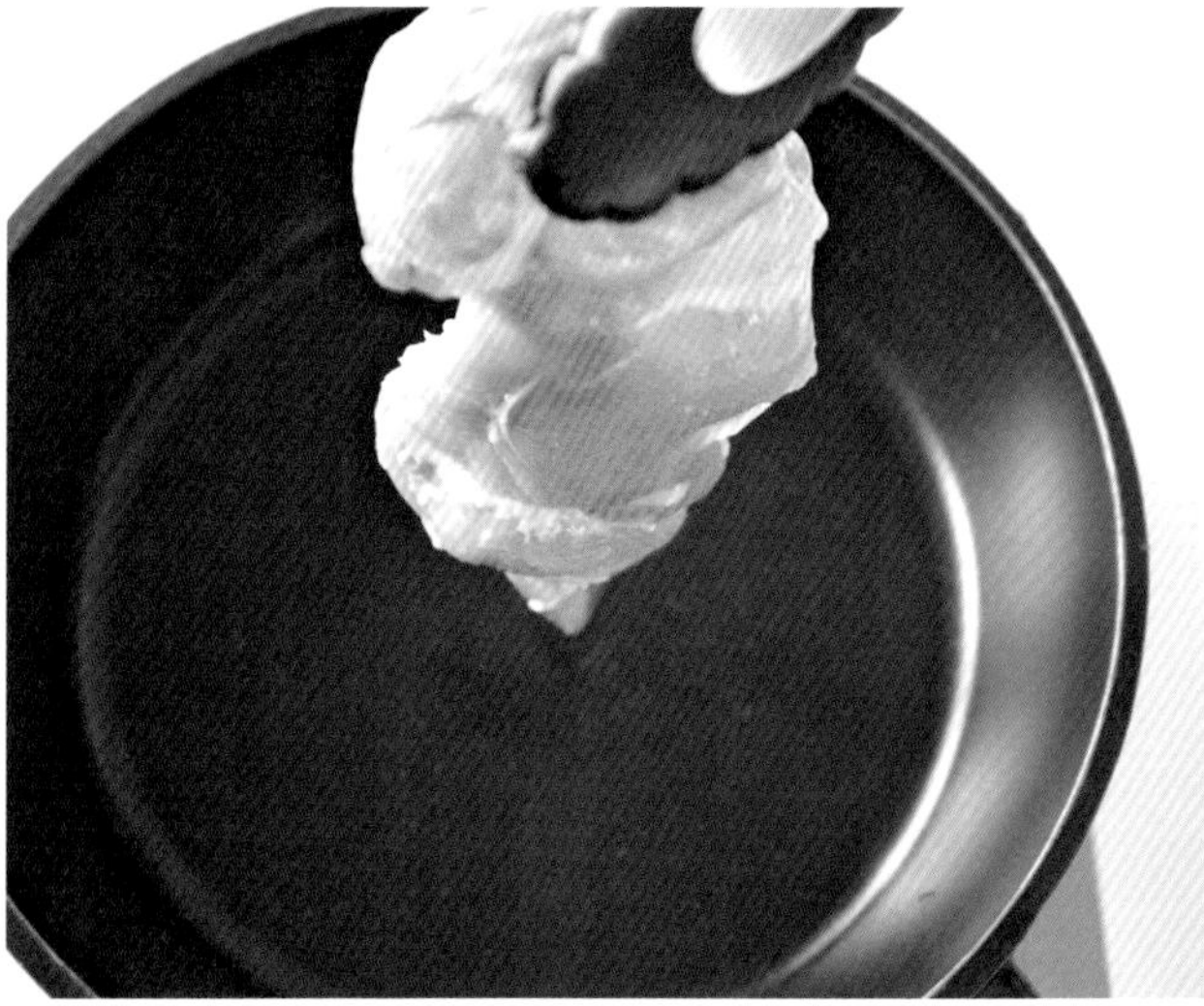

フッ素樹脂加工フライパンで油を少量にして焼くのが基本！

市販の減塩・脂質カット食材&調味料

最近では、手軽に減塩・脂質カットできる食品が数多く出回っています。

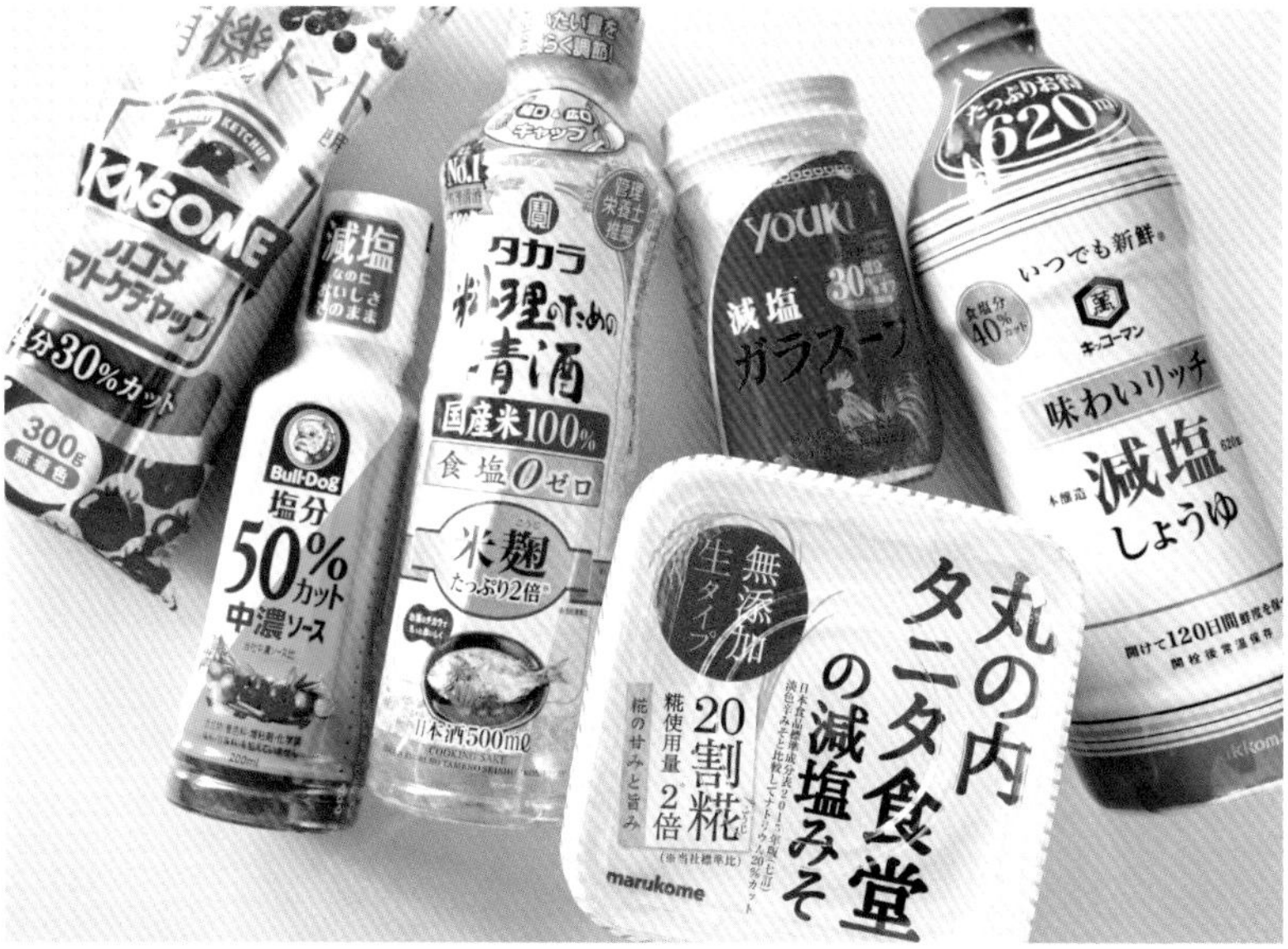

減塩調味料　上手に利用しておいしく減塩しましょう!

日本人の平均的な食塩摂取量は１日に9g前後と、目標値を30〜40%も上回っています。これは先進国では最も高い数値。最近では、しょうゆやみそだけでなく、スープの素や料理酒、ソース、ケチャップなど、さまざまな減塩調味料が出ているので活用を。しかし、油断して多量に使えば、逆効果。結局多くの塩分をとってしまいます。そこで、薄味でもおいしいと感じられる調理法とあなた自身です。

低脂肪食品&調味料　本当にほしい食品かどうかを見極めることが大切

マヨネーズなどの調味料も脂質過多を招く大きな原因。大さじ１杯あたり50kcalと、白ごはんの1/4杯くらいに相当します。魅力的なラベルの食品や調味料が多く、売れていますが、食品衛生法に基づいて記入されている「原材料名」をきっちりご覧ください。ご自身の目的とは違った、意外な添加物が原材料に含まれているかもしれません。

どんな食材に多く含まれるの？

更年期女性に必要な栄養素別主な食材リスト②

P24〜25で解説している更年期女性に必要な栄養素
（抗酸化物質／ビタミン、ミネラル類）を多く含む主な食材をご紹介。

⑤抗酸化物質　⑥ビタミンやミネラル類

ビタミンA（レチノール活性当量）	1食分（g）	含有量（μgRAE）
鶏レバー	80	11000
豚レバー	80	10000
うなぎ（蒲焼き）	80	1200
牛レバー	80	880
モロヘイヤ	70	590
にんじん	50	360
春菊	70	270
かぼちゃ	50	170

ビタミンE（α-トコフェロール）	1食分（g）	含有量（mg）
モロヘイヤ	70	4.6
アーモンド	15	4.5
うなぎ（蒲焼き）	80	3.9
はまち	80	3.7
たらこ	50	3.6
ヘーゼルナッツ	15	2.7
かぼちゃ	50	2.5
ツナ缶（油漬け）	70	2.0

銅	1食分（g）	含有量（mg）
牛レバー	80	4.24
かき	80	0.83
豚レバー	80	0.79
くるまえび	80	0.34
ピュアココア	8	0.30
大豆（水煮）	100	0.28
アーモンド	15	0.18
うなぎ（蒲焼き）	80	0.06

ビタミンC	1食分（g）	含有量（mg）
赤ピーマン	95	160
ブロッコリー	75	110
菜の花	70	91
芽キャベツ	50	80
いちご	100	62
カリフラワー	75	61
キウイフルーツ	80	57
かぼちゃ	50	22

亜鉛	1食分（g）	含有量（mg）
かき	80	11.2
豚レバー	80	5.5
牛かた肉（赤肉）	80	4.4
たらばがに（水煮缶）	60	3.8
鶏レバー	80	2.6
うなぎ（蒲焼き）	80	2.2
凍り豆腐（乾）	40	2.1
パルメザンチーズ	20	1.5

セレン	1食分（g）	含有量（μg）
くろまぐろ赤身	80	88
まがれい	80	88
かつお（秋獲り）	80	80
たらこ	50	65
マカロニ・スパゲッティ	80	50
食パン	65	14
しらす干し	20	12

マンガン	1食分（g）	含有量（mg）
玉露	10	7.10
煎茶	10	5.50
凍り豆腐（乾）	40	1.73
そば（乾）	80	0.89
あおさ	5	0.85
ヘーゼルナッツ	15	0.79
くるみ	15	0.52
焼きのり	10	0.37

Part 2

朝、昼に食べたい
体にいい献立

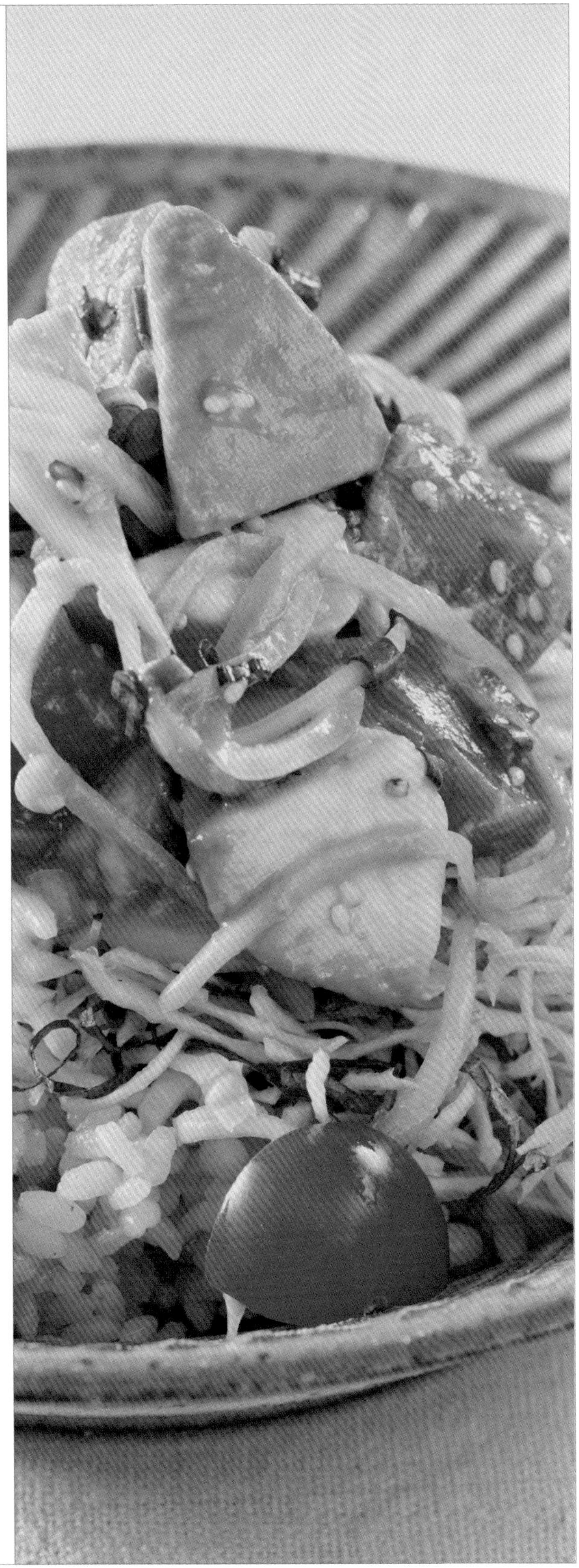

お手軽朝献立①

ツナじゃがオープンサンド献立

オープンサンドはたっぷり野菜とじゃがいもをのせて、食べ応え十分。豆乳ベースでやさしい味のスープと一緒に。

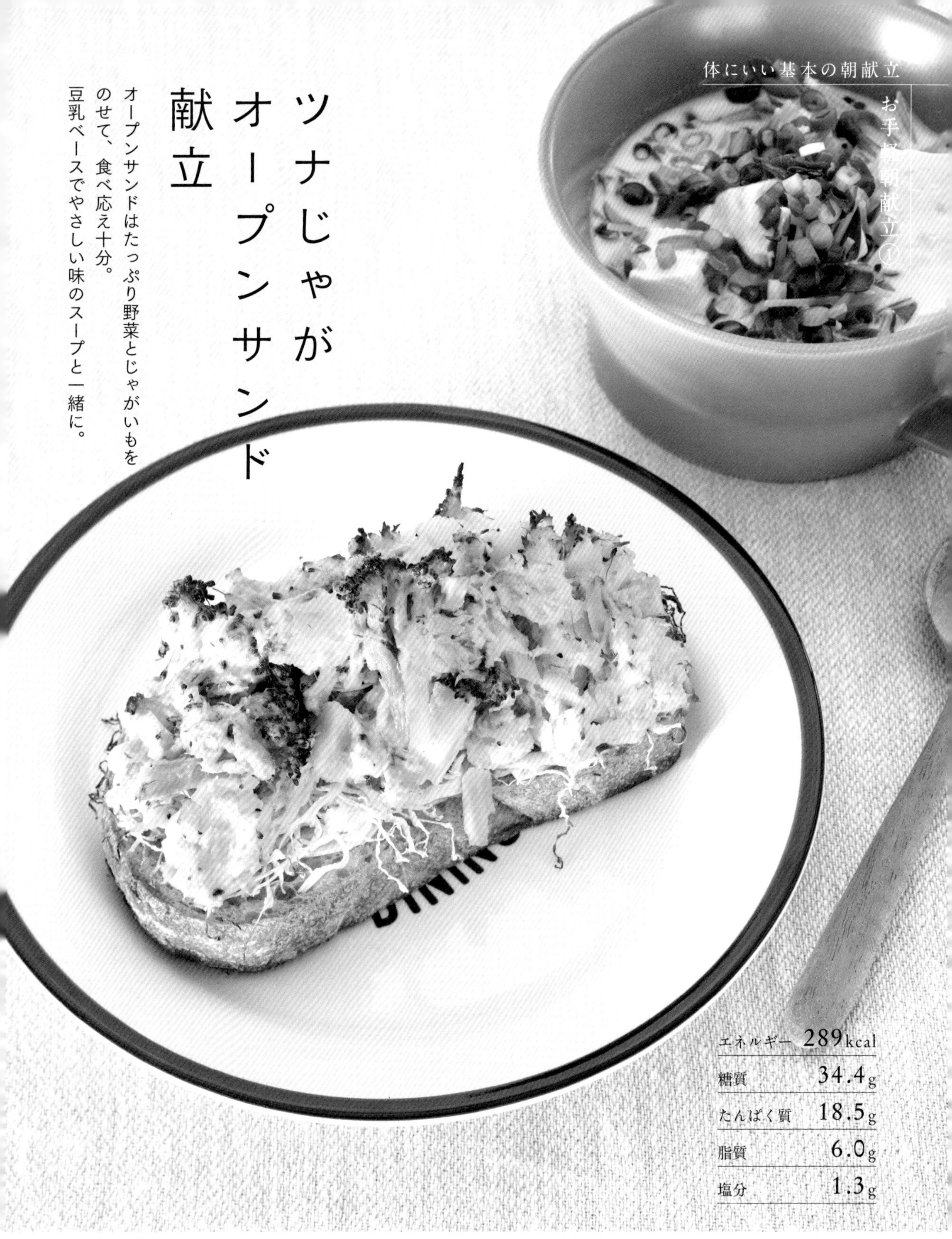

エネルギー	289kcal
糖質	34.4g
たんぱく質	18.5g
脂質	6.0g
塩分	1.3g

［主食・主菜］

ツナじゃがオープンサンド

エ» 205kcal
糖» 29.9g
た» 11.6g
脂» 2.2g
塩» 1.0g

材料（2人分）

- 全粒粉カンパーニュ（スライス）……2枚（100g）
- ツナ缶（水煮）……小1缶（70g）
- じゃがいも……小1個（100g）
- ブロッコリー……3房（60g）
- キャベツ（せん切り）……1枚分（100g）
- A
  - ギリシャヨーグルト（無脂肪）……大さじ1
  - マヨネーズ（低脂肪）……小さじ2
  - 粗びき黒こしょう……少々

作り方

① じゃがいもは1cm角、ブロッコリーは縦に4等分に切る。ツナは汁けをきる。

② じゃがいもを耐熱ボウルに入れ、軽くラップをして電子レンジで2分加熱する。ブロッコリーを加えてラップをかけ直し、さらに1分30秒加熱し、そのまま1分ほどおく。

③ ②にツナ、Aを加えてざっくりと混ぜ、キャベツを敷いたカンパーニュにのせてオーブントースターで5～6分焼く。

不調を改善する栄養Point

食物繊維とビタミン類たっぷりのオープンサンドはボリューム満点！ こんなに食べてもカロリー控えめで、安心していただけます。

［汁物］

豆腐と豆苗のSOYスープ

エ» 84kcal
糖» 4.5g
た» 6.9g
脂» 3.8g
塩» 0.3g

材料（2人分）

- 木綿豆腐……1/3丁（100g）
- 豆苗……1/2袋（60g）
- A
  - 無調整豆乳……150mℓ
  - 減塩鶏がらスープの素……小さじ2/3
  - しょうが（すりおろし）……小さじ1/2
- 小ねぎ（小口切り）……2本分（20g）

作り方

① 豆腐はザルに上げて水きりし、10等分に切る。豆苗は根を落とし、2cm長さに切る。

② 鍋に豆腐とAを入れて中火にかけ、豆苗を加えて煮立つ直前で火を止める。器に盛り、小ねぎを散らす。

不調を改善する栄養Point

植物性たんぱく質がたっぷりとれる体にやさしいスープ。大豆製品はカルシウムも豊富なので、骨強化にもおすすめの献立です。

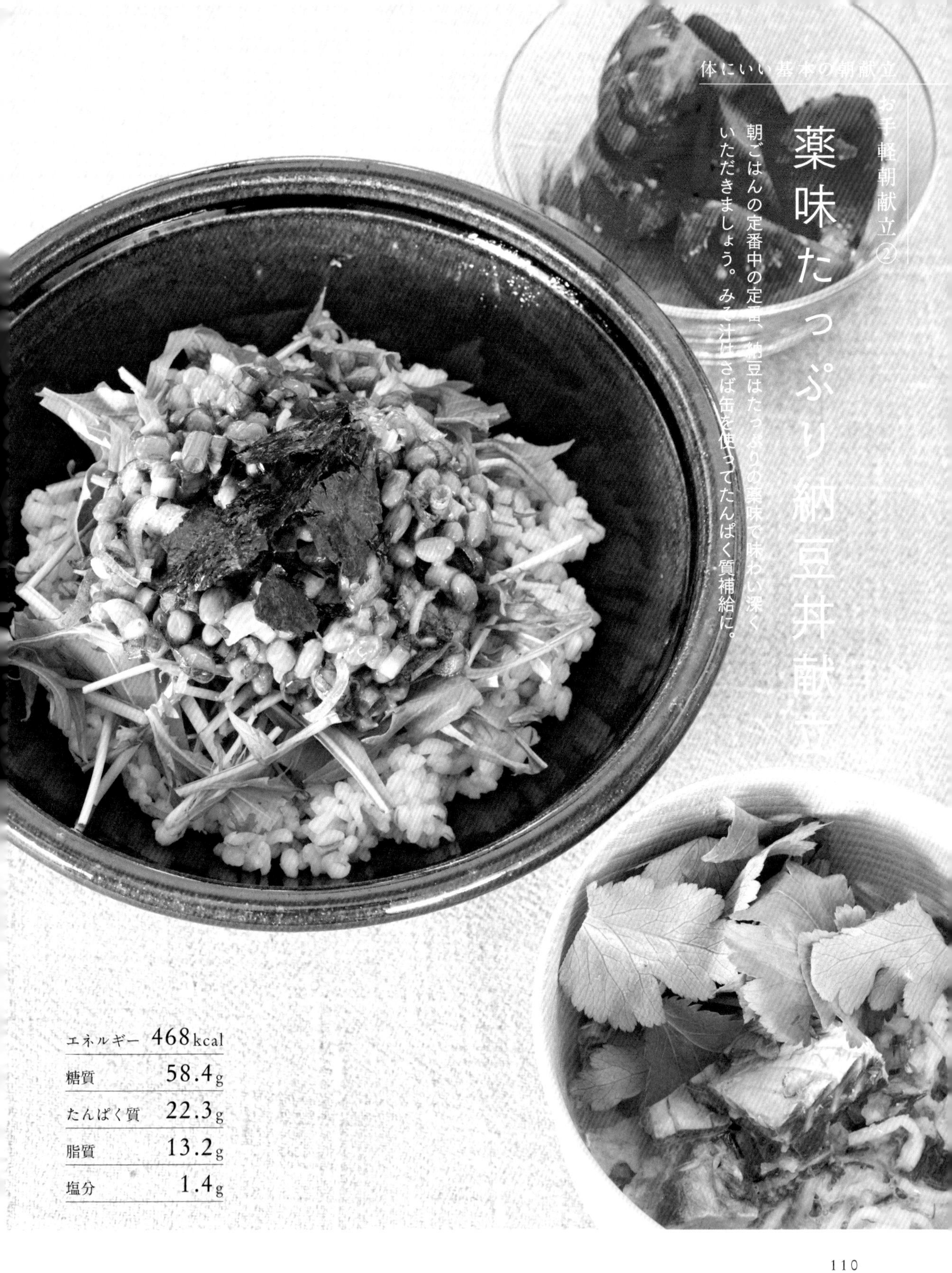

お手軽朝献立②

薬味たっぷり納豆丼献立

朝ごはんの定番中の定番、納豆はたっぷりの薬味で味わい深くいただきましょう。みそ汁はさば缶を使ってたんぱく質補給に。

エネルギー	468kcal
糖質	58.4g
たんぱく質	22.3g
脂質	13.2g
塩分	1.4g

[主食・主菜]

薬味たっぷり納豆丼

エ»316kcal
糖»48.2g
た»12.1g
脂»6.1g
塩»0.4g

材料（2人分）

もち麦入り玄米ごはん……300g
納豆……2パック（100g）
青じそ……3枚
小ねぎ……3本（30g）
みょうが……1個（25g）
水菜……約1/3袋（70g）
しょうが（すりおろし）……小さじ1/2
減塩しょうゆ……大さじ1/2
もみのり……適量

作り方

1. 青じそはせん切り、みょうがは縦半分に切って横に薄切り、小ねぎは小口切りにし、ボウルに入れ、納豆、しょうが、しょうゆを加えてよく混ぜる。
2. 水菜は2cm長さに切る。器にごはん、水菜、①、もみのりの順にのせる。

不調を改善する栄養Point
野菜や大豆をモリモリ食べられるサラダ感覚の納豆丼。香味野菜やのりを使うことで、減塩しょうゆ少々でもおいしくいただけます。

[汁物]

さばと切り干し大根のみそ汁

エ»113kcal
糖»6.5g
た»9.6g
脂»5.0g
塩»1.0g

材料（2人分）

さば缶（水煮）……80g
三つ葉……1/2束（30g）
切り干し大根……10g
しょうが（すりおろし）……小さじ1/2
減塩みそ……大さじ1/2

作り方

1. 切り干し大根はもみ洗いして水けを絞り、ざく切りにする。三つ葉は2cm長さに切る。
2. 鍋に汁けをきったさばを大きめに崩しながら入れ、水200mℓ、切り干し大根を加えて中火にかける。煮立ったら火を止めてしょうがを加え、みそを溶き入れる。器に盛り、三つ葉をのせる。

不調を改善する栄養Point
良質なたんぱく質とDHA＆EPAのオメガ3系脂肪酸を手軽に摂取できるさば缶。ミネラル類が豊富な切り干し大根を加えて栄養満点。

[副菜]

トマトとバジルのサラダ

エ»39kcal
糖»3.7g
た»0.6g
脂»2.1g
塩»0.0g

材料（2人分）

トマト……小2個（200g）
ドライバジル……小さじ1/3
オリーブオイル……小さじ1

作り方

1. トマトは一口大の乱切りにし、ボウルに入れてバジル、オリーブオイルを加えて混ぜる。

不調を改善する栄養Point
トマトにオリーブオイルとドライバジルをかけただけ。塩をふらなくても、酸味と香り、トマトの旨味でおいしくいただけます。

トースターでフレンチトースト献立

ちょっと元気のない朝でも食べやすい、甘いフレンチトースト。
サラダにはひよこ豆を加えてたんぱく質を補って。

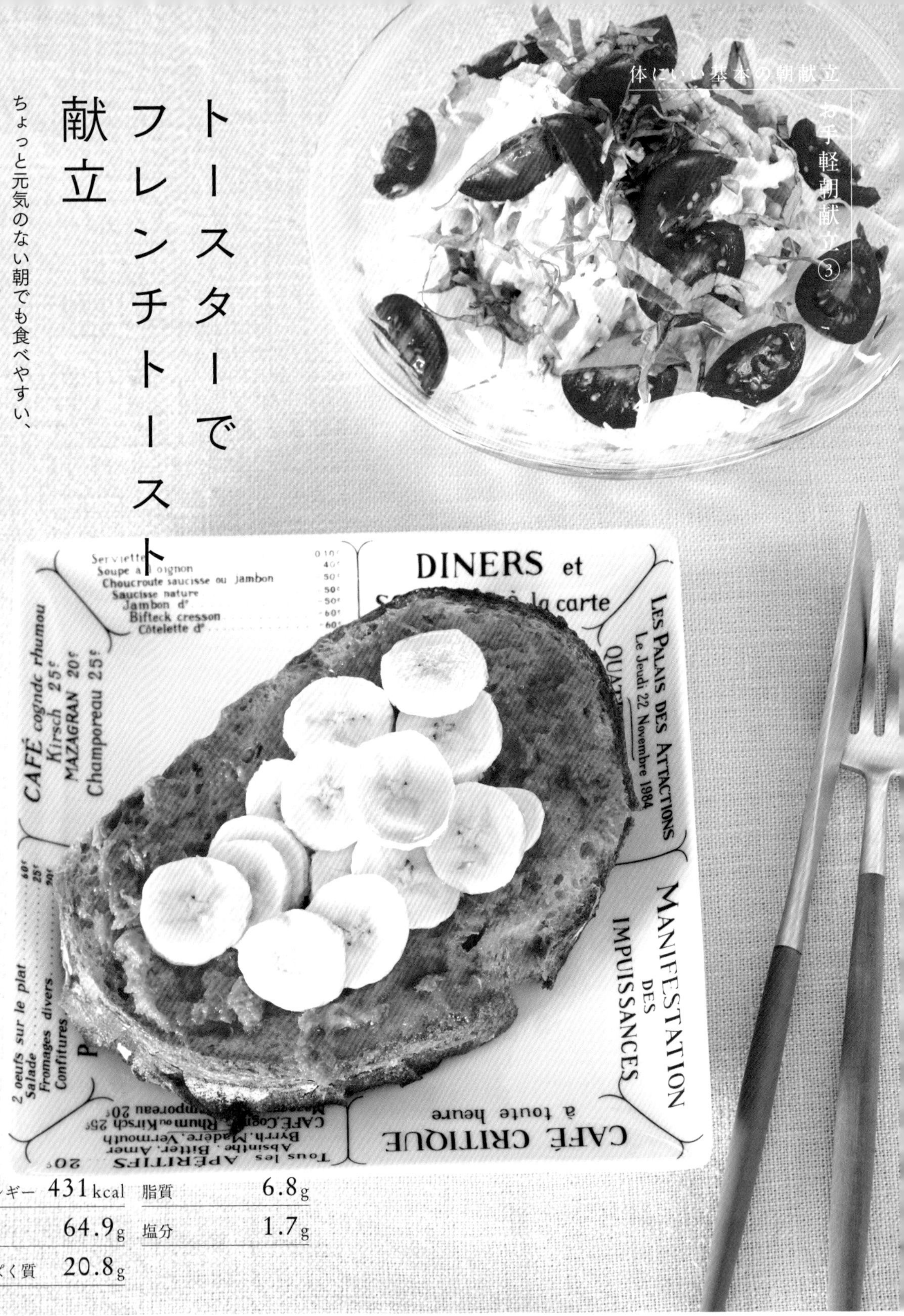

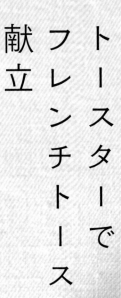

エネルギー	431kcal	脂質	6.8g
糖質	64.9g	塩分	1.7g
たんぱく質	20.8g		

［主食・副菜］

トースターでフレンチトースト

エ》268kcal
糖》48.2g
た》8.9g
脂》3.4g
塩》0.9g

材料（２人分）

全粒粉カンパーニュ（スライス）……2枚（100g）
バナナ……1本（正味100g）
A
- 卵……1個
- 牛乳（低脂肪）……100mℓ
- メープルシロップ……大さじ1
- にんじん（すりおろし）……1/3本分（50g）

メープルシロップ……適宜

作り方

① バットにカンパーニュを入れ、よく混ぜたAをかけ、10分ほどおく。
② 耐熱のバット（またはオーブントースター付属のトレー）にアルミホイル（くっつかないタイプ）を敷いて①をのせ、オーブントースターで10分ほど焼く。器に盛り、薄く輪切りにしたバナナをのせ、好みでメープルシロップをかける。

不調を改善する栄養Point
いつものフレンチトーストに、にんじんとバナナをのせて、ビタミン類、ミネラル類をたっぷり補給しましょう。

［主菜］

ひよこ豆とささみのサラダ

エ》163kcal
糖》16.7g
た》11.9g
脂》3.4g
塩》0.8g

材料（２人分）

ひよこ豆（水煮）……100g
セロリ……1/2本（60g）
セロリの葉……適量
ミニトマト……8個（120g）
鶏ささみフレーク缶（低脂肪）……1缶（70g）
キャベツ……2枚（160g）
A
- ギリシャヨーグルト（無脂肪）……大さじ2
- マヨネーズ（低脂肪）……大さじ1
- 粗びき黒こしょう……少々

作り方

① セロリは斜め極薄切りにしてボウルに入れる。ひよこ豆、汁けをきったささみ、Aを加えてよく混ぜる。
② キャベツとセロリの葉はせん切りに、ミニトマトは4等分に切る。
③ 器にキャベツ、①、ミニトマトの順に盛り、セロリの葉を散らす。

不調を改善する栄養Point
野菜とたんぱく質をたっぷりとり入れて栄養価アップ。ドレッシングにはヨーグルトを混ぜて低脂質、高カルシウムに。

お手軽朝献立④

豆腐しらす丼献立

カルシウムが豊富な豆腐としらすを合わせ、
朝ごはん向きのさっぱりとした丼に。
えのきとブロッコリーで食物繊維もしっかりと。

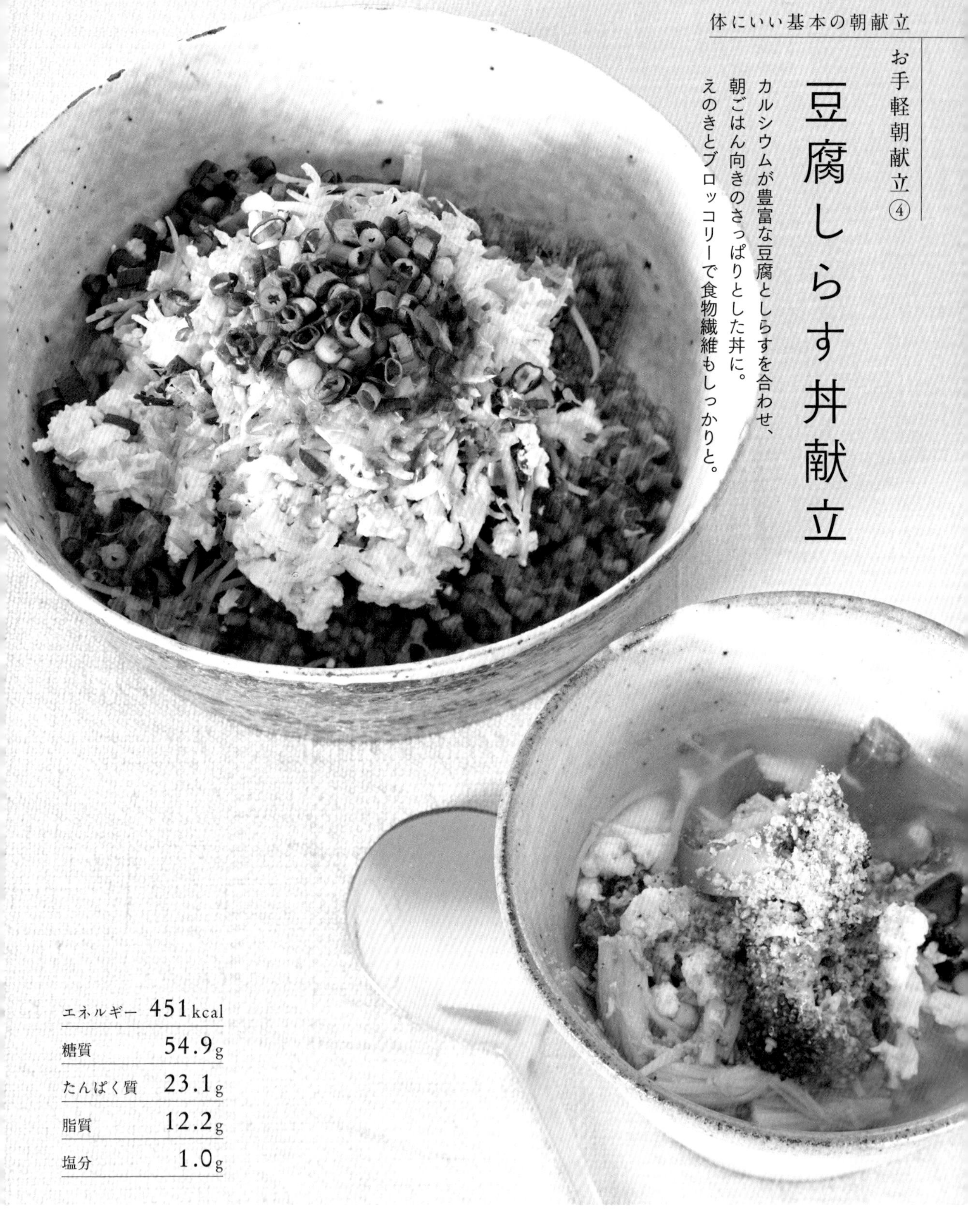

エネルギー	451kcal
糖質	54.9g
たんぱく質	23.1g
脂質	12.2g
塩分	1.0g

[主食・主菜]

豆腐しらす丼

エ»369kcal
糖»50.1g
た»17.4g
脂»8.6g
塩»0.6g

材料（2人分）

雑穀入り玄米ごはん……300g
しらす干し……15g
木綿豆腐……2/3丁（200g）
豆苗……1袋（120g）
A みりん……大さじ1
A 減塩しょうゆ……小さじ1
A しょうが（すりおろし）……小さじ1/4
小ねぎ（小口切り）……3本分（30g）
削り節……3g

作り方

① 耐熱皿にペーパータオルを敷き、崩した豆腐、3cm長さに切った豆苗をのせ、ラップをしないで電子レンジで5分加熱し、軽く水けをきる。
② Aは耐熱容器に入れ、ラップをしないで電子レンジで40秒加熱して煮立たせる。
③ 器にごはんを盛り、①、しらす、削り節、小ねぎを順にのせ、②を回しかける。

不調を改善する栄養Point
木綿豆腐はカルシウムを多く含み、しらすはカルシウムのほかにビタミンDも含むので、カルシウムを効率よく吸収できます。

[汁物]

えのきとブロッコリーのスープ

エ»82kcal
糖»4.8g
た»5.7g
脂»3.6g
塩»0.4g

材料（2人分）

えのきだけ……1袋（100g）
ブロッコリー……4房（80g）
溶き卵……1個分
白すりごま……小さじ2
減塩鶏がらスープの素……小さじ2/3

作り方

① えのきは石づきを落として3等分に切り、ほぐす。ブロッコリーは縦4等分に切る。
② 鍋にえのき、ブロッコリー、鶏がらスープの素、水250mℓを入れて中火で煮立たせ、溶き卵を回し入れる。器に盛り、白すりごまをかける。

不調を改善する栄養Point
卵は1日に1人あたり1/2個までにしましょう。スープに使えば量も控えられ、旨味もプラスされるので減塩でも満足感がアップ。

たんぱく質と野菜がとれる主食ランチ①

サラダヌードル

たっぷりの具材をのせて、
手軽に栄養バランスのよいお昼ごはんに。
夏場でも食が進む、さっぱりとしたごま風味です。

材料（２人分）

そば	２束
ツナ缶（水煮）	大１缶（140ｇ）
ハム（減塩）	４枚（20ｇ）
きゅうり	１本（120ｇ）
トマト	小２個（200ｇ）
紫玉ねぎ	1/4個（50ｇ）
ベビーリーフ	50ｇ
ゆで卵	１個
A 白すりごま	大さじ２
A マヨネーズ（低脂肪）	大さじ１
A 減塩みそ	小さじ1/2
A みりん（煮きり） ※煮きり方：耐熱ボウルに入れラップをしないで電子レンジで１分30秒加熱	大さじ２
A 豆板醤	小さじ１

作り方

① きゅうりは細いせん切り、トマトは食べやすい大きさの乱切り、紫玉ねぎは薄切りにする。ベビーリーフは洗って水にさらし、水けをきって冷蔵庫で10分以上冷やす。ハムはせん切りにし、ゆで卵は半分に切る。ツナは汁けをきる。
② 鍋に湯を沸かし、そばを袋の表示通りゆで、流水で洗い、水けをきって、器に盛る。
③ ②に①をのせ、よく混ぜたＡをかける。

不調を改善する栄養Point

具材たっぷりなのに、低カロリーでたんぱく質もしっかりとれる麺メニュー。ピリ辛のごまマヨダレが麺にからんでおいしい。

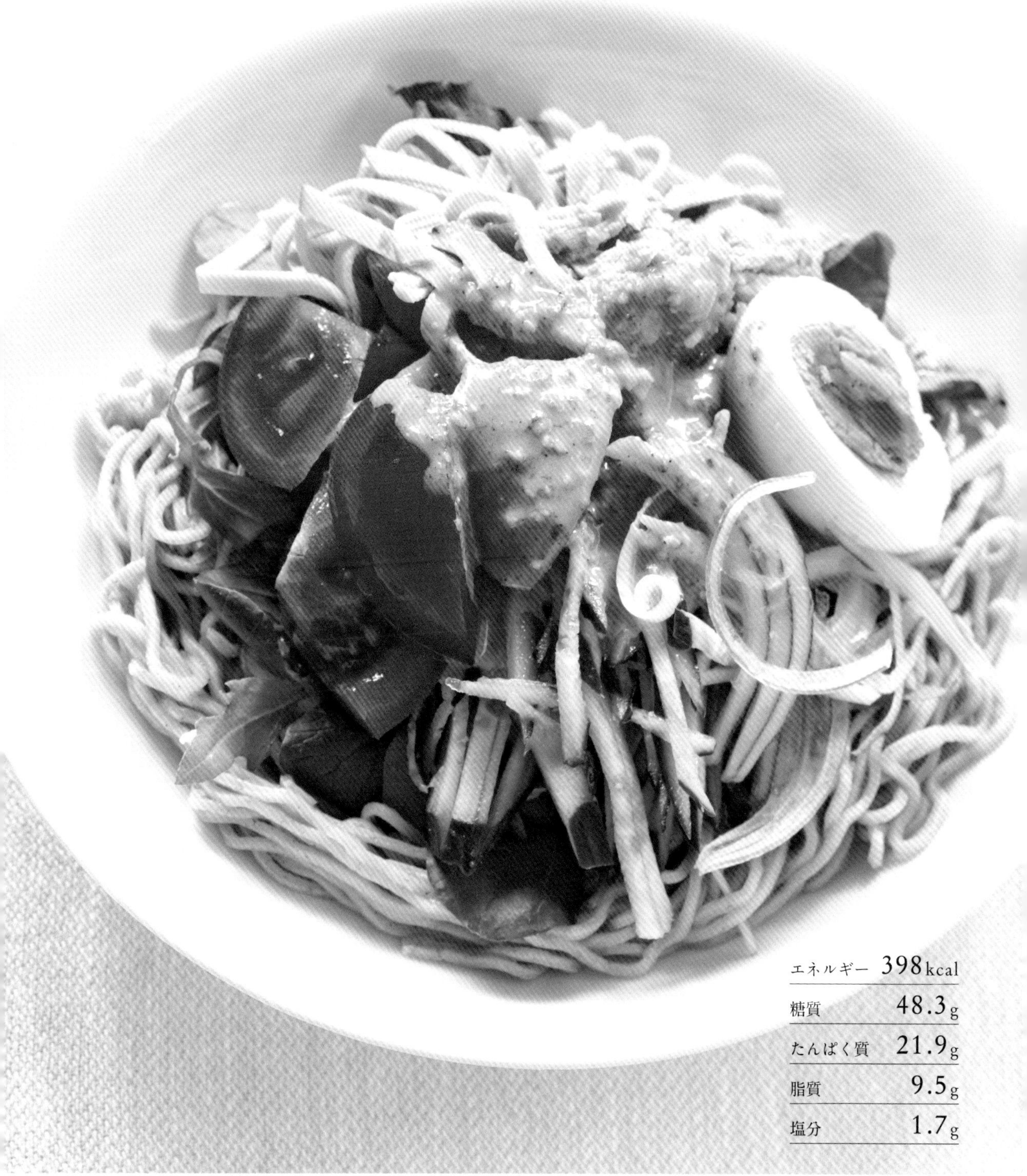

エネルギー	398kcal
糖質	48.3g
たんぱく質	21.9g
脂質	9.5g
塩分	1.7g

たんぱく質と野菜がとれる主食ランチ②

ガパオ

タイ料理の定番ガパオを手軽に作れるレシピです。
バジルの香りとスイートチリソースの辛味が
あとをひくおいしさです。

材料（2人分）

雑穀入り玄米ごはん	300g
鶏もも肉（皮なし）	140g
ドライバジル	小さじ1/3
小麦粉	大さじ1/2
パプリカ	1個（180g）
玉ねぎ	1/2個（100g）
スナップえんどう	10本（80g）
A にんにく（すりおろし）	小さじ1
A オイスターソース	大さじ1/2
A スイートチリソース	大さじ1
オリーブオイル	大さじ1
バジル	適量

作り方

① 鶏肉はペーパータオルで水けをしっかり拭き取り、余分な脂を取り除く。食べやすい大きさに切り、ドライバジル、小麦粉をまぶす。パプリカ、玉ねぎは小さめの乱切り、スナップえんどうはヘタと筋を取り除き、2cm幅に切る。

② フライパンにオリーブオイルを中火で熱し、鶏肉を入れて両面を焼きつけ、①の野菜を加えて2～3分炒めたら、Aを加えて全体にからめる。

③ 器にごはんを盛り、②をのせてバジルを散らす。

不調を改善する栄養Point

鶏肉の良質なたんぱく質と野菜の抗酸化ビタミンをたっぷりと。昼の活動時は、しっかり栄養のある料理を。

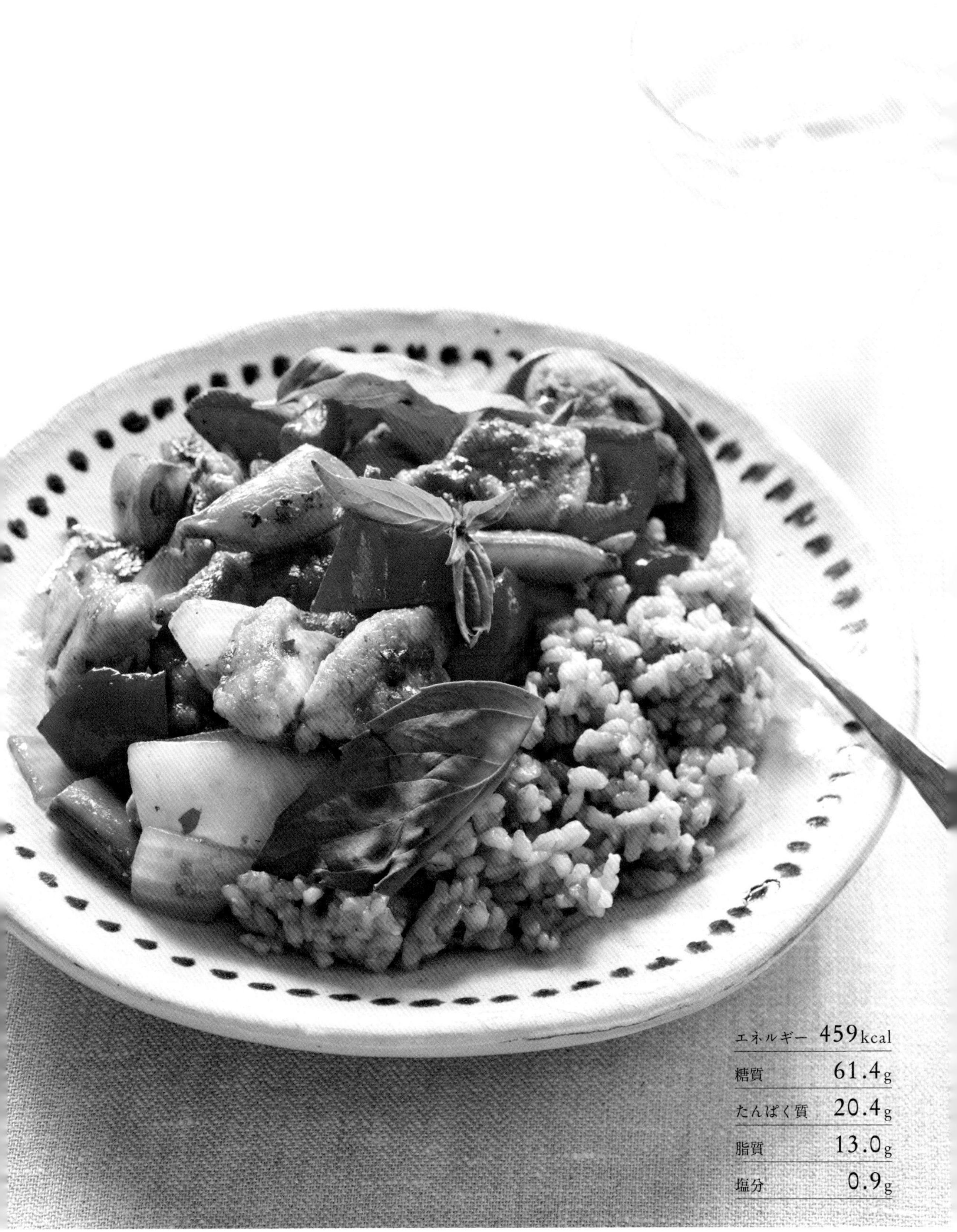

エネルギー	459kcal
糖質	61.4g
たんぱく質	20.4g
脂質	13.0g
塩分	0.9g

たんぱく質と野菜がとれる主食ランチ③

ハヤシライス

ルーを使わず、身近な材料で手軽に作れるハヤシライスです。たっぷりの野菜を添えていただきましょう。

材料（２人分）

	雑穀玄米ごはん	300ｇ
	牛もも赤身切り落とし肉	140ｇ
	粗びき黒こしょう	少々
	小麦粉	大さじ１と1/2
	玉ねぎ	１個（200ｇ）
	セロリ	１本（120ｇ）
	セロリの葉	適量
A	トマトケチャップ（減塩）	大さじ３
A	中濃ソース（減塩）	大さじ２
A	ギリシャヨーグルト（無脂肪）	大さじ１
A	ローリエ	１枚
A	水	200mℓ
	オリーブオイル	大さじ1/2
	ベビーリーフ	50ｇ
	ミニトマト	６個（90ｇ）

作り方

①玉ねぎは薄切り、セロリは茎を斜め薄切り、葉をざく切りにする。牛肉は食べやすい大きさに切り、粗びき黒こしょう、小麦粉をまぶす。ベビーリーフは水にさらす。ミニトマトは４等分に切る。

②フライパンにオリーブオイルを中火で熱し、牛肉を入れて色が変わるまで炒め、玉ねぎ、セロリの茎を加えてしんなりするまで炒める。Aを加えて混ぜながら５分ほど煮込む。

③器にごはんを盛り、②をかけ、ベビーリーフとミニトマトを添え、セロリの葉を散らす。

不調を改善する栄養Point

ケチャップやソースは減塩タイプのものを使うと、いつもの洋食も塩分を気にせず食べられます。牛肉も赤身を選んで脂質を減らして。

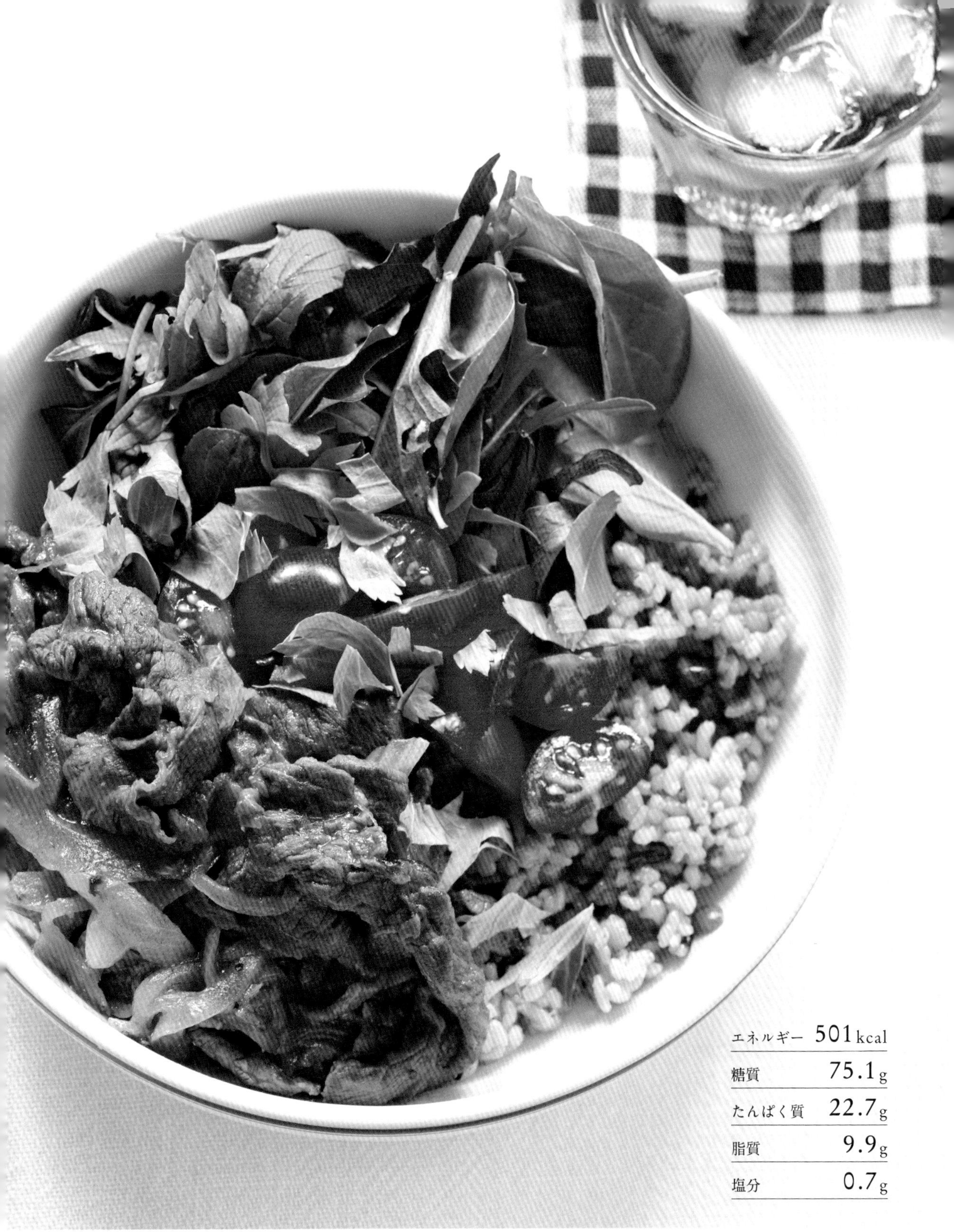

エネルギー	501kcal
糖質	75.1g
たんぱく質	22.7g
脂質	9.9g
塩分	0.7g

たんぱく質と野菜がとれる主食ランチ④

さんま五目炒飯

お昼ごはんの定番ともいえる炒飯に、さんまの缶詰を加えたアレンジ。良質な脂質が豊富な青魚を手軽にとれる一品です。

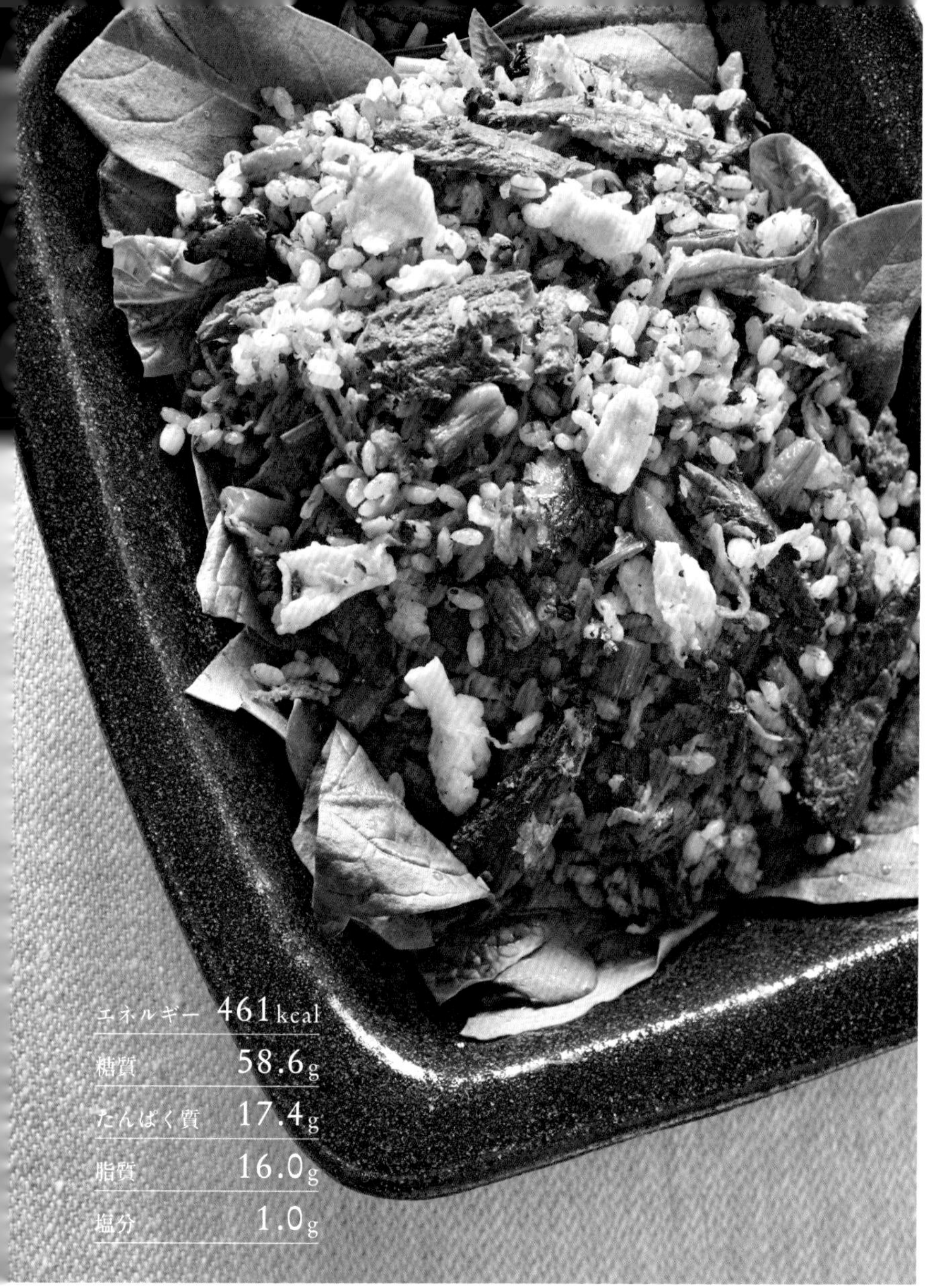

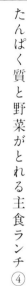

エネルギー	461kcal
糖質	58.6g
たんぱく質	17.4g
脂質	16.0g
塩分	1.0g

不調を改善する
栄養Point

魚も缶詰なら、手軽に使えて、栄養も補給できるからおすすめ。味つき缶なら、汁けをきって使用すれば減塩に。

材料（２人分）

もち麦入り玄米ごはん	300ｇ
さんま蒲焼き缶（減塩）	１缶（100ｇ）
さやいんげん	100ｇ
長ねぎ	1/2本（70ｇ）
にんじん	1/2本（75ｇ）
切り干し大根	20ｇ
溶き卵	１個分
粗びき黒こしょう	少々
オリーブオイル	大さじ１と1/2
サラダほうれん草	50ｇ
減塩しょうゆ	小さじ１

作り方

① さんまは汁けをきる。いんげんは1.5㎝幅、長ねぎは1㎝幅に切り、にんじんは粗みじん切りにする。切り干し大根はもみ洗いして水けを絞り、ざく切りにする。

② フライパンにオリーブオイル大さじ1/2を中火で熱し、溶き卵を入れていり卵を作り、取り出す。

③ 同じフライパンに残りのオリーブオイルを強めの中火で熱し、さんま、にんじん、いんげん、切り干し大根を加え、さんまを香ばしく焼きつけながらほぐし、ごはん、長ねぎを加えてさらに炒める。粗びき黒こしょうを加えて混ぜる。

④ ほうれん草をざく切りにして器に敷き、③を盛り、減塩しょうゆを回しかけてよく混ぜる。

たんぱく質と野菜がとれる主食ランチ⑤

アヒポキプレート

おなじみのハワイ料理、アヒポキ。和えるだけで簡単にできるうれしいメニューです。野菜をたくさん添えてバランスよく。

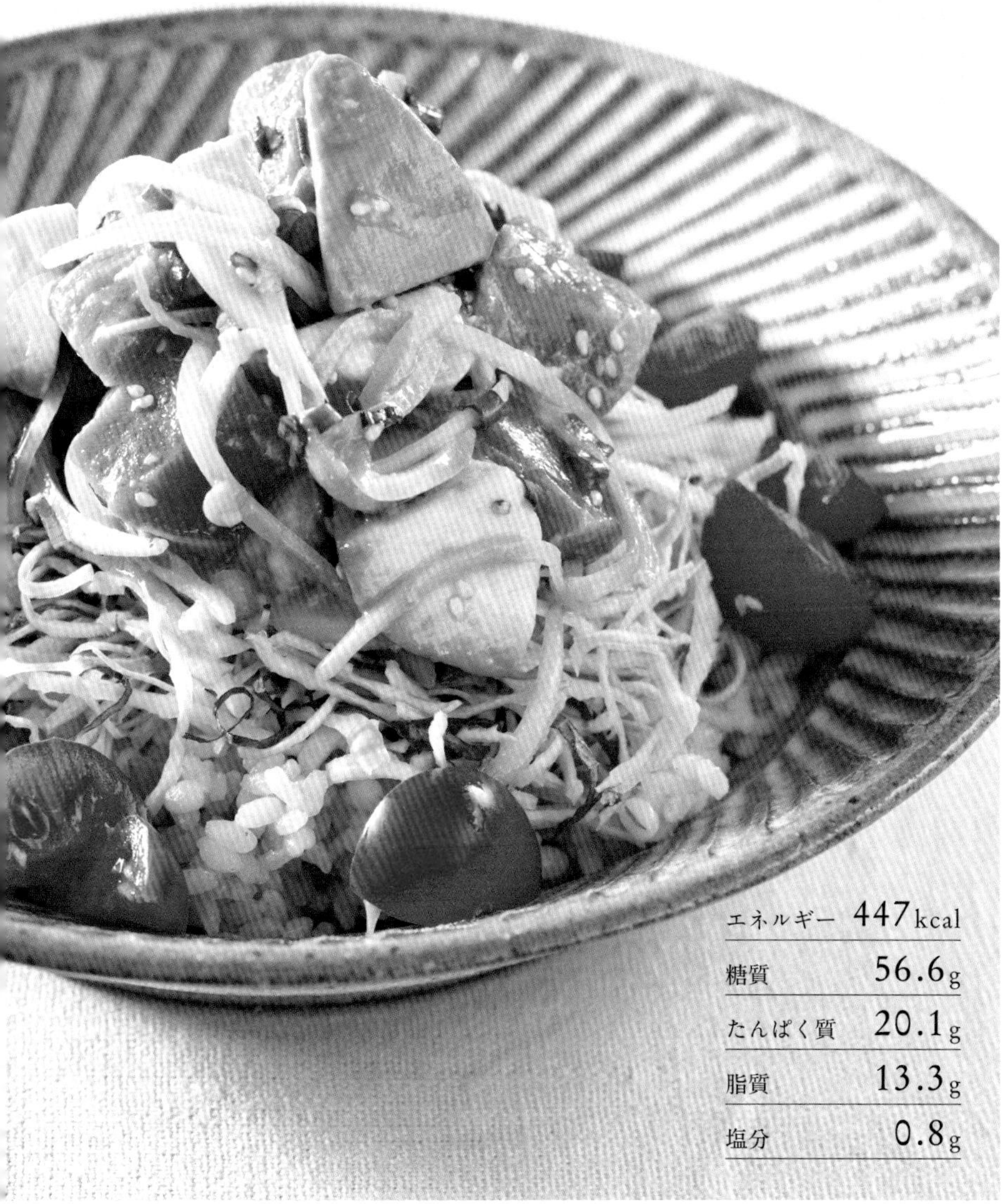

エネルギー	447kcal
糖質	56.6g
たんぱく質	20.1g
脂質	13.3g
塩分	0.8g

不調を改善する栄養Point

刺身なら手軽に魚をとり入れられます。強い抗酸化作用のあるビタミン類たっぷりの野菜と一緒に食べましょう。

材料（２人分）

- もち麦入り玄米ごはん……300ｇ
- まぐろ赤身（刺身用）……120ｇ
- 玉ねぎ……1/4個（50ｇ）
- アボカド……１個（正味100ｇ）
- 小ねぎ……３本（30ｇ）
- ミニトマト……６個（90ｇ）
- キャベツ……２枚（160ｇ）
- 青じそ……４枚
- A
  - 減塩しょうゆ……大さじ１
  - 酢（加熱／P78参照）……大さじ１
  - ごま油……大さじ1/2
  - 白炒りごま……大さじ1/2

作り方

①まぐろはペーパータオルで水けを押さえ1.5cm角に切る。玉ねぎは極薄切り、小ねぎは小口切りにする。アボカドは一口大の乱切りにする。ミニトマトは４等分に切る。

②キャベツと青じそはせん切りにしてよく混ぜ、水にさらして水けをきる。

③ボウルにまぐろ、玉ねぎ、アボカド、小ねぎ、Aを入れてよく混ぜる。

④器にごはんを盛り、②、③の順にのせ、ミニトマトを添える。

オレンジとにんじんのスムージー

材料（2人分）

オレンジ……1個（正味150ｇ）
にんじん……2/3本（100ｇ）
レモン汁……大さじ1
アーモンドミルク……150mℓ
はちみつ……大さじ1

作り方

オレンジは皮をむき、にんじんとともに適当な大きさに切る。全ての材料をミキサーに入れてなめらかになるまで撹拌する。

栄養Point

β-カロテンとビタミンCたっぷり。アーモンドミルクのビタミンEも摂取できます。

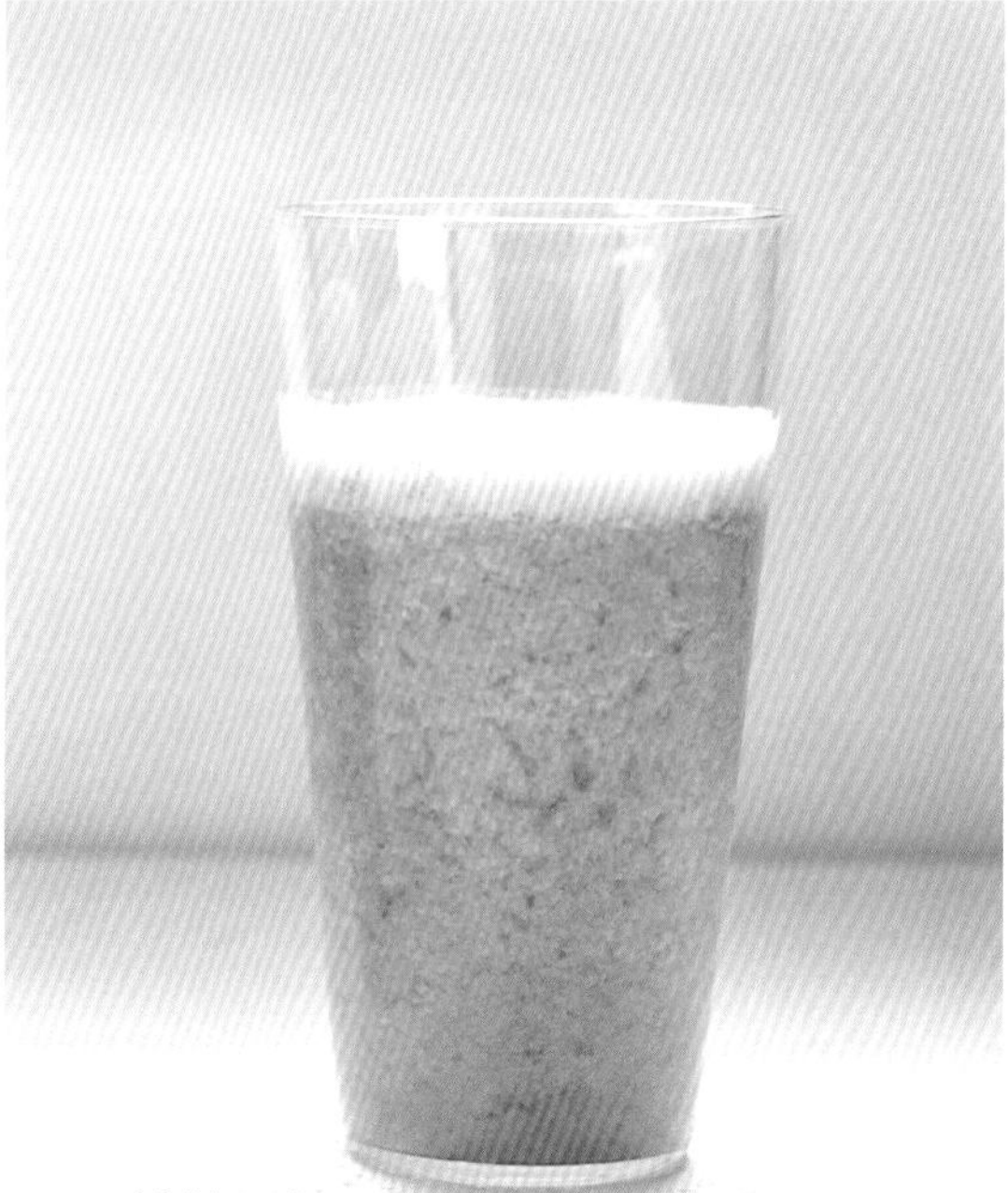

エ»105kcal　糖»20.2ｇ
た»1.1ｇ　脂»1.3ｇ
塩»0.2ｇ

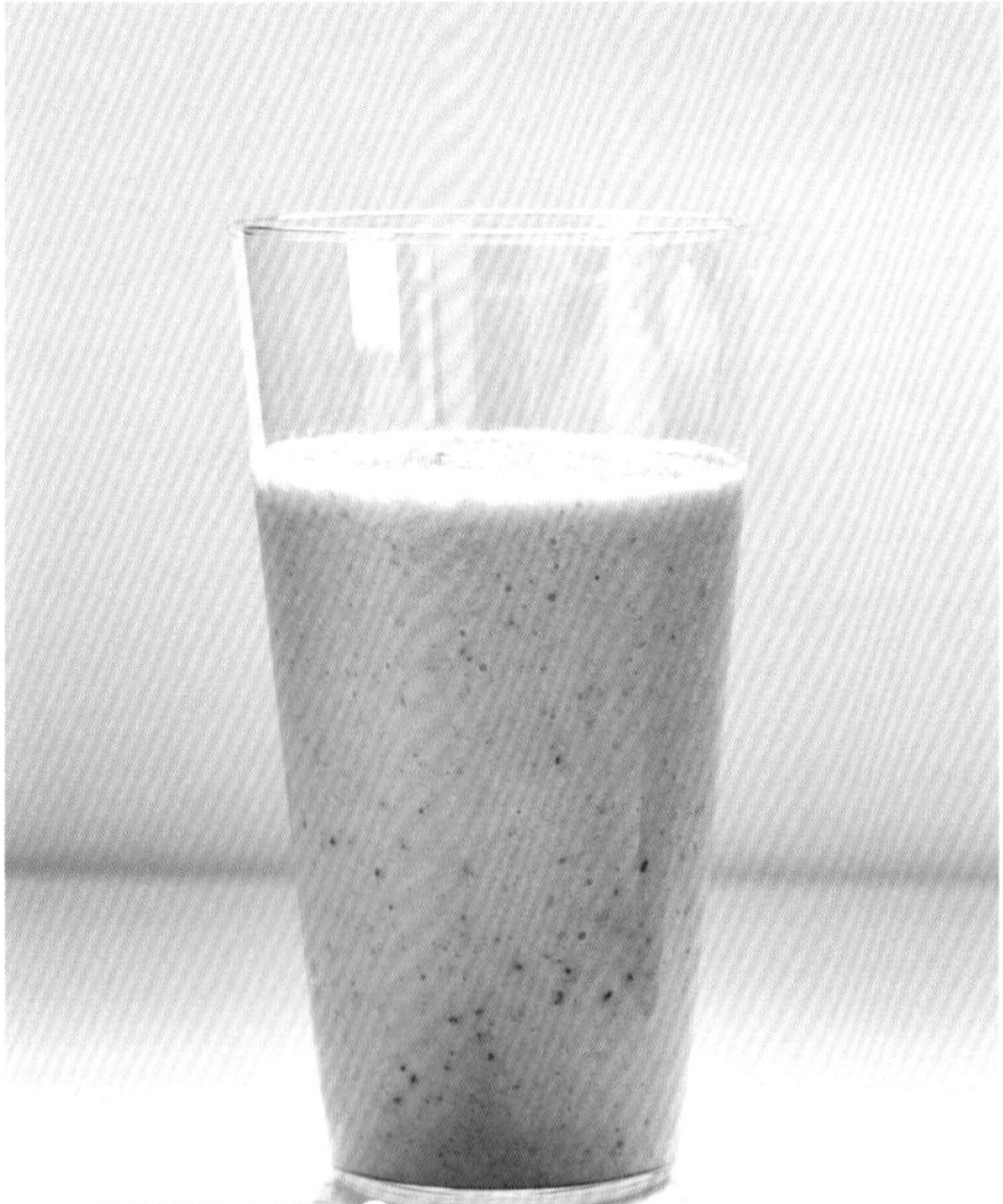

エ»100kcal　糖»15.4ｇ
た»6.6ｇ　脂»0.2ｇ
塩»0.1ｇ

キウイと小松菜、りんごのスムージー

材料（2人分）

キウイ……1個（100ｇ）
小松菜……1/2束（100ｇ）
りんご……1/2個（120ｇ）
ギリシャヨーグルト（無脂肪）……100mℓ
氷……100ｇ

作り方

キウイは皮をむき、小松菜、りんごとともに適当な大きさに切る。全ての材料をミキサーに入れてなめらかになるまで撹拌する。

栄養Point

水溶性食物繊維＆ビタミンC、カルシウムも豊富なスムージー。朝食にピッタリ。

さつまいもとバナナのココアスムージー

材料（2人分）

さつまいも……100ｇ
バナナ……1本（正味100ｇ）
純ココア……大さじ1
牛乳（低脂肪）……200mℓ
おからパウダー……大さじ1

作り方

さつまいもは皮をむき、1cm角に切って水にさらし、耐熱ボウルに入れて軽くラップをして電子レンジで2分加熱する。いったん取り出してざっくり混ぜ、さらに1分30秒加熱し、粗熱を取る。バナナは皮をむき、適当な大きさに切る。全ての材料をミキサーに入れてなめらかになるまで撹拌する。

栄養Point

食物繊維たっぷりスムージー。ココアはポリフェノールたっぷり。

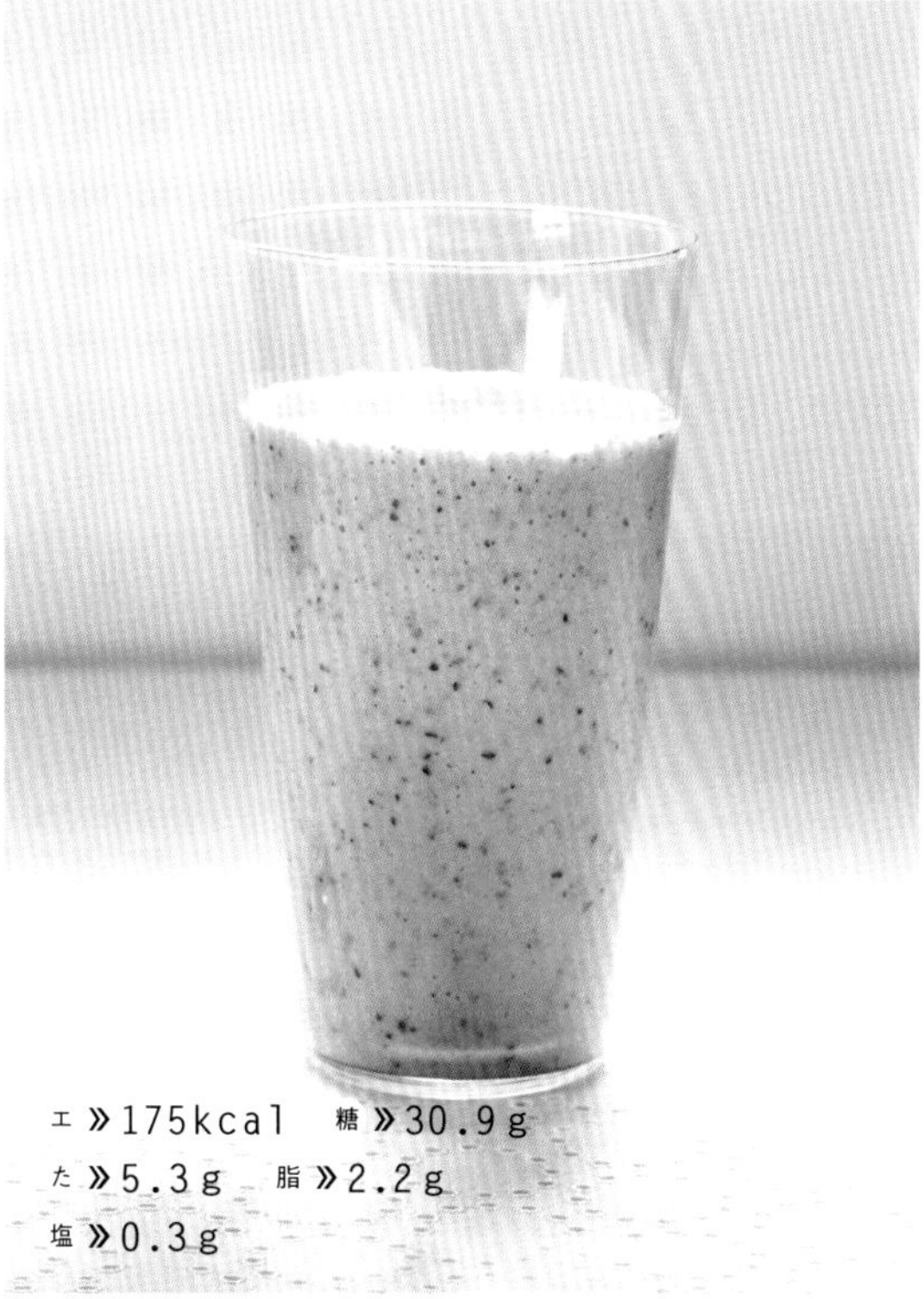

エ»175kcal　糖»30.9ｇ
た»5.3ｇ　脂»2.2ｇ
塩»0.3ｇ

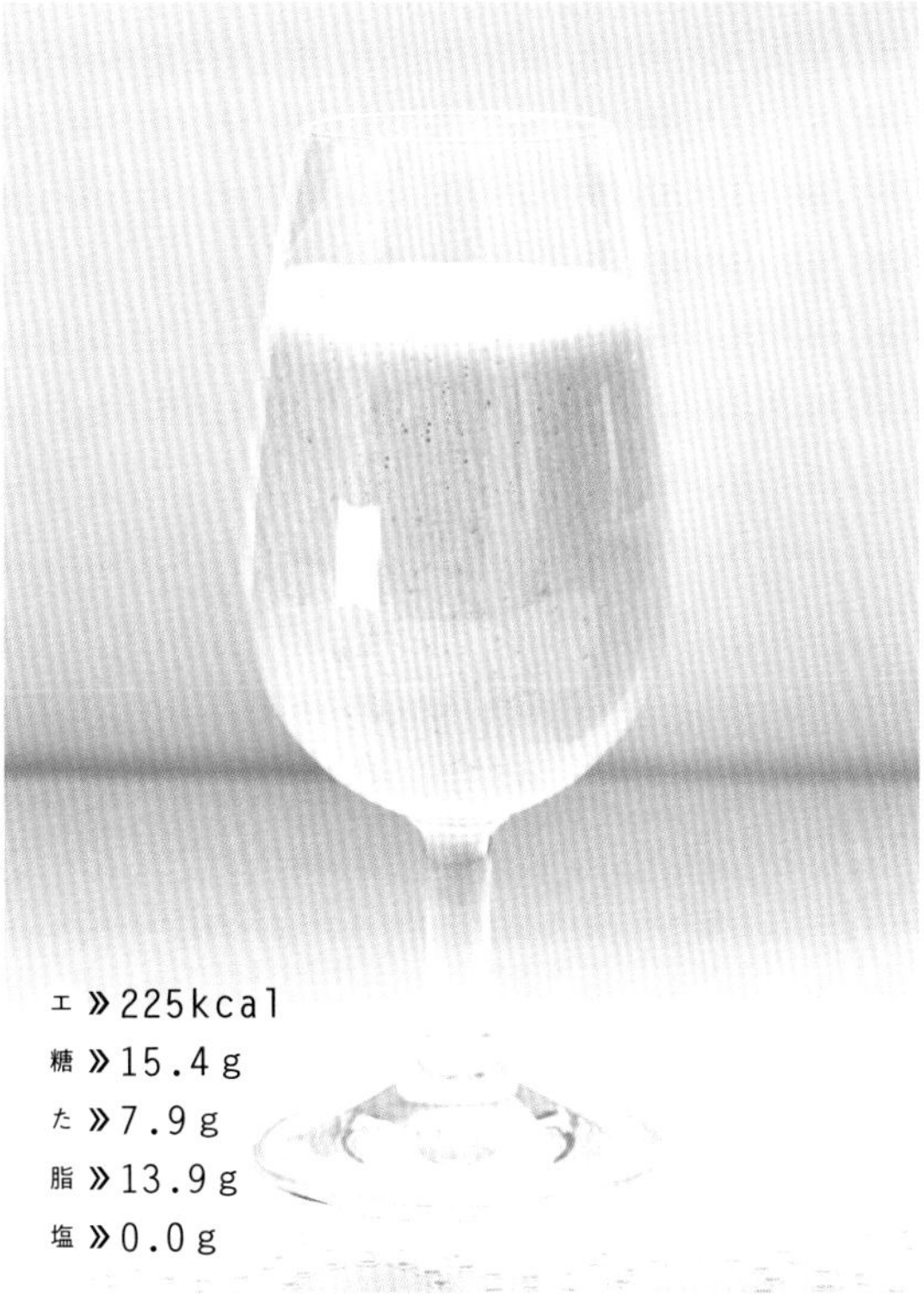

エ»225kcal
糖»15.4ｇ
た»7.9ｇ
脂»13.9ｇ
塩»0.0ｇ

バナナときな粉の豆乳スムージー

材料（2人分）

バナナ……1本（正味100ｇ）
きな粉……大さじ2
くるみ（素焼き）……30ｇ
無調整豆乳……200mℓ
氷……50ｇ

作り方

バナナは皮をむき、適当な大きさに切る。全ての材料をミキサーに入れてなめらかになるまで撹拌する。

栄養Point

1杯でたんぱく質が8ｇ弱とれるスムージー。バナナとくるみで腸内環境改善を。

アボカドと抹茶のヨーグルトスムージー

材料（2人分）

アボカド……1個（100ｇ）
抹茶……大さじ1/2
ギリシャヨーグルト（無脂肪）……100mℓ
はちみつ……大さじ1
牛乳（低脂肪）……150mℓ
氷……50ｇ

作り方

アボカドは皮と種を取り、適当な大きさに切る。全ての材料をミキサーに入れてなめらかになるまで撹拌する。

栄養Point
アボカドのビタミンEと抹茶のビタミンC、乳製品で栄養をしっかり摂取して。

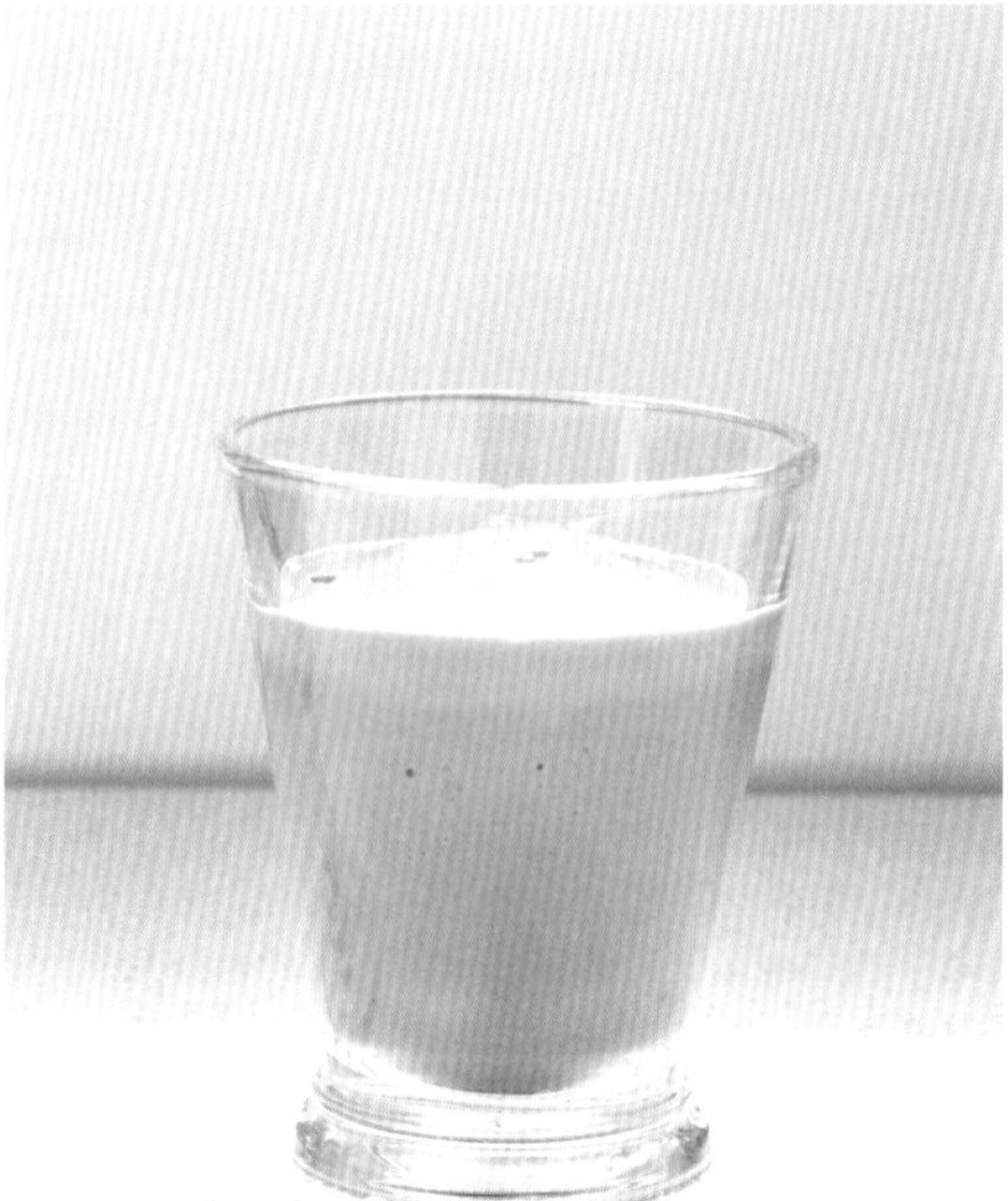

エ »193kcal　糖 »17.5ｇ
た »9.3ｇ　脂 »8.6ｇ
塩 »0.2ｇ

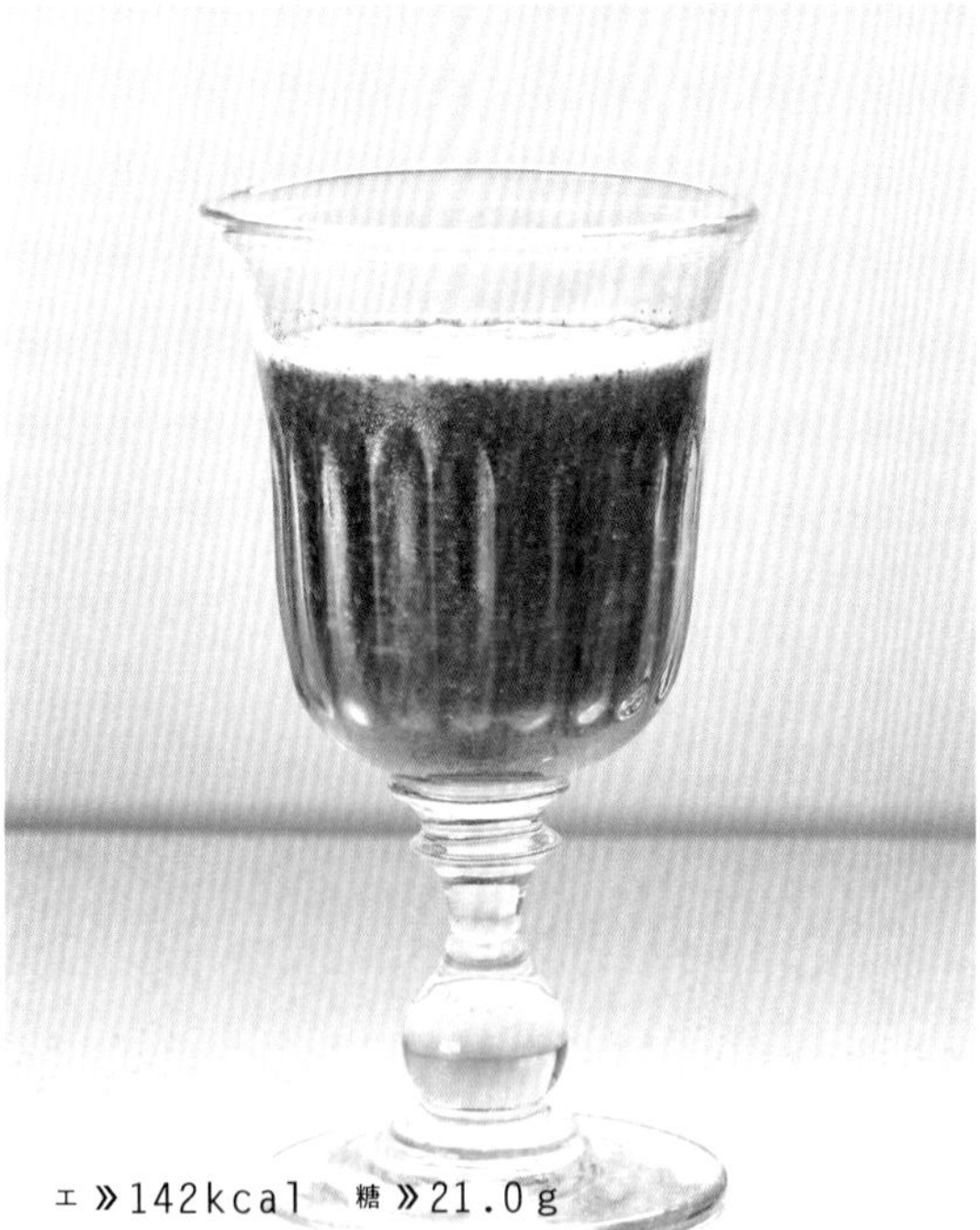

エ »142kcal　糖 »21.0ｇ
た »5.6ｇ　脂 »2.9ｇ
塩 »0.0ｇ

いちごとブルーベリー、バナナの豆乳スムージー

材料（2人分）

いちご……150ｇ
ブルーベリー（生でも冷凍でも）……50ｇ
バナナ……1本（正味100ｇ）
きな粉……大さじ2
無調整豆乳……150mℓ

作り方

バナナは皮をむき、適当な大きさに切る。全ての材料をミキサーに入れてなめらかになるまで撹拌する。

栄養Point
抗酸化物質たっぷり＆たんぱく質もしっかり摂取。豆乳を牛乳に変えても。

かぼちゃとパイナップルのジンジャースムージー

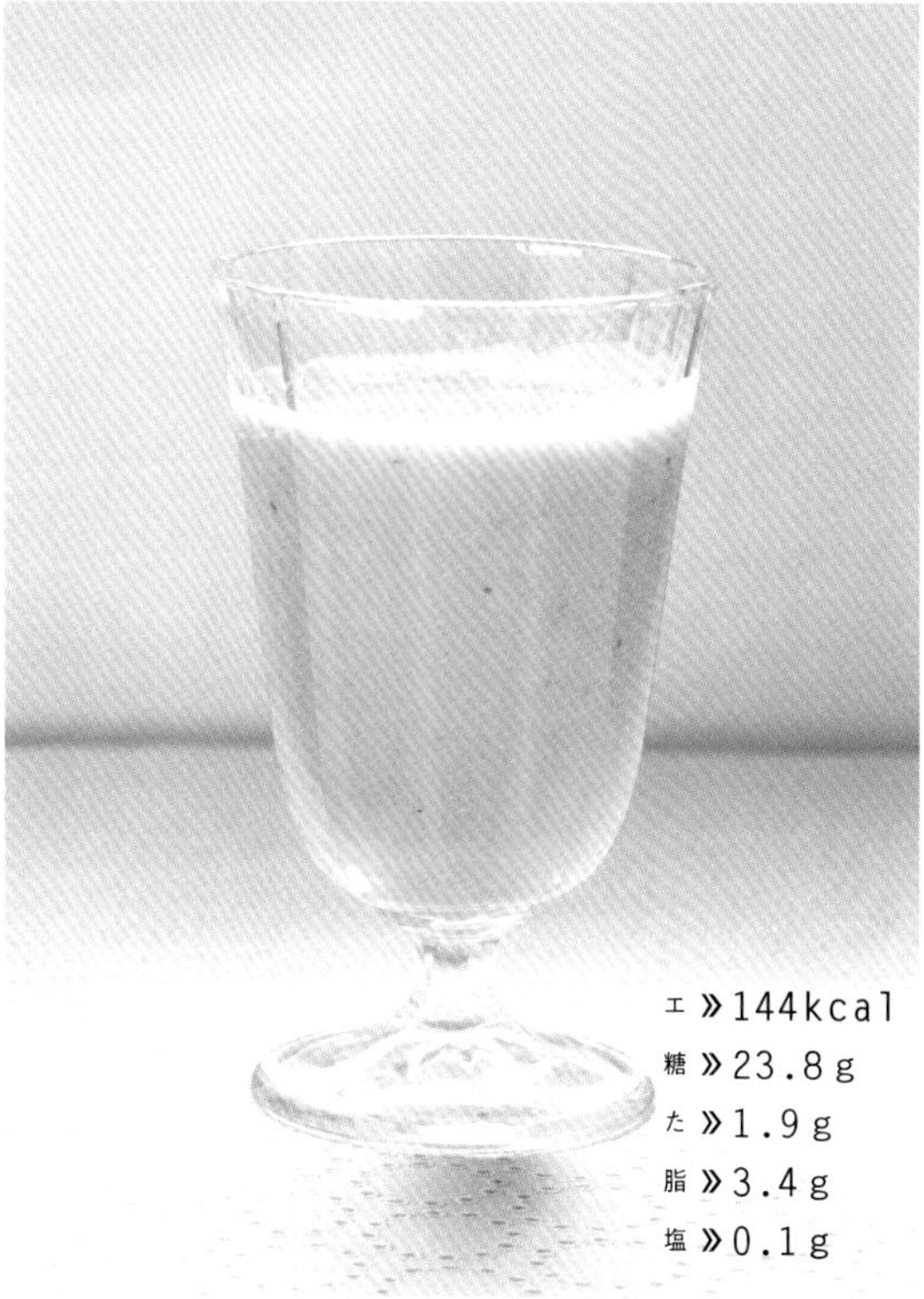

エ » 144kcal
糖 » 23.8g
た » 1.9g
脂 » 3.4g
塩 » 0.1g

材料（2人分）

かぼちゃ……150g
パイナップル……100g
オーツミルク（砂糖不使用）……200mℓ
白すりごま……大さじ1
しょうが（すりおろし）……小さじ1/2
氷……50g

作り方

かぼちゃは皮をむき、1cm角に切ってさっと水に通して耐熱ボウルに入れ、軽くラップをして電子レンジで3分加熱し、そのまま3分ほどおき、粗熱を取る。パイナップルは適当な大きさに切る。全ての材料をミキサーに入れてなめらかになるまで撹拌する。

栄養Point
更年期にとりたい栄養がぎゅっと詰まったかぼちゃとパイナップルを朝の一杯に。

パプリカとアサイー、バナナのスムージー

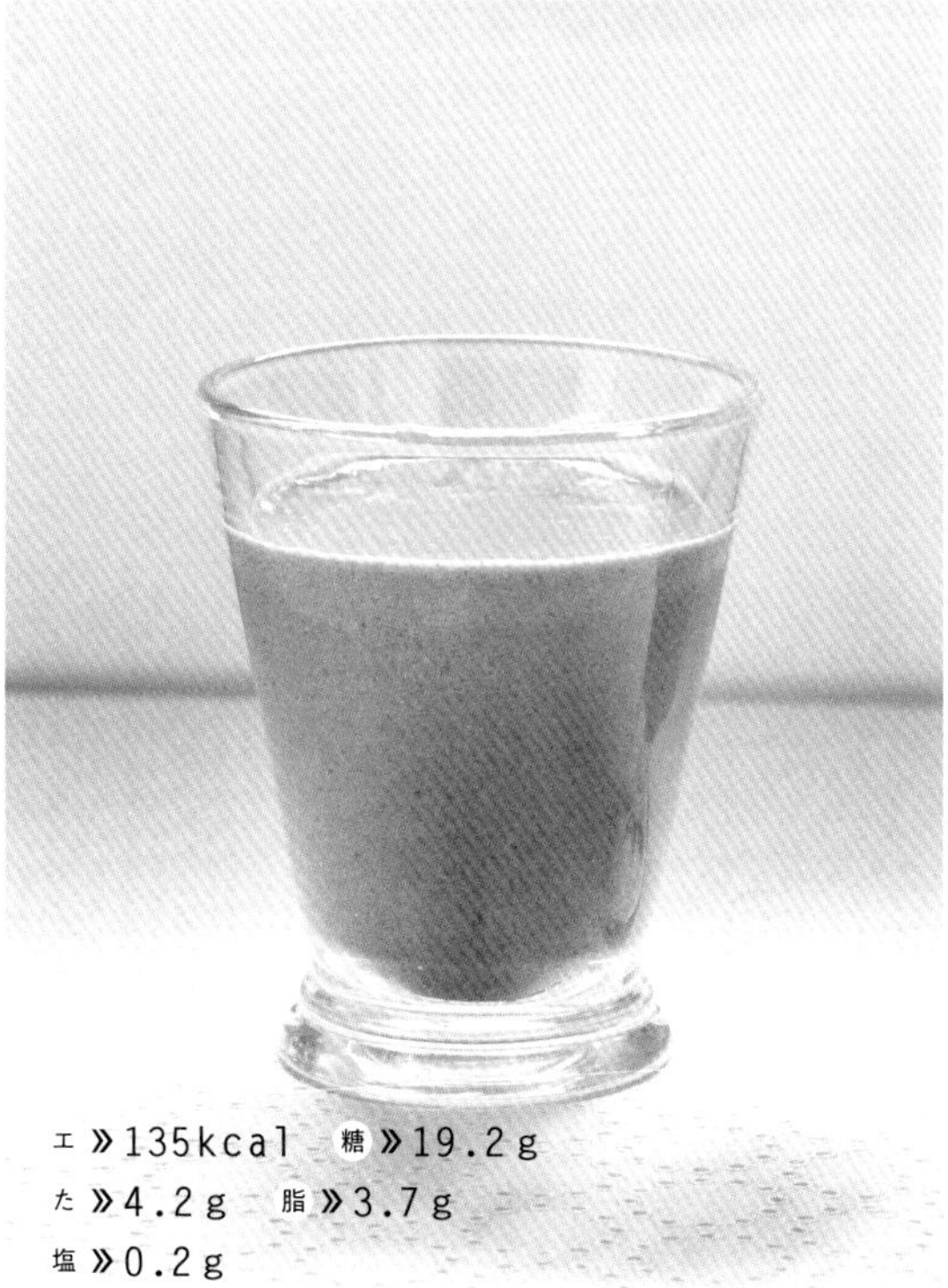

エ » 135kcal　糖 » 19.2g
た » 4.2g　脂 » 3.7g
塩 » 0.2g

材料（2人分）

赤パプリカ……1個（180g）
アサイー……100g
バナナ……1本（正味100g）
牛乳（低脂肪）……150mℓ

作り方

バナナは皮をむき、パプリカとともに適当な大きさに切る。全ての材料をミキサーに入れてなめらかになるまで撹拌する。

栄養Point
抗酸化物質たっぷりのパプリカ＆アサイーで、酸化を防ぎ、アンチエイジングに。

どんな食材に多く含まれるの？

更年期女性に必要な栄養素別主な食材リスト③

P24、26～27で解説している更年期女性に必要な栄養素（食物繊維／カリウム・マグネシウム／抗酸化物質（機能性成分））を多く含む主な食材をご紹介。

⑦食物繊維

食物繊維	1食分（g）	含有量（g）
じゃがいも	100	8.9
切り干し大根（乾）	30	6.4
おから	50	5.8
そば（ゆで）	200	5.8
干し柿	40	5.6
ごぼう	50	2.9
オートミール	30	2.8
グリーンピース	30	2.3
アボカド	40	2.2
さつまいも	100	2.2

食物繊維	1食分（g）	含有量（g）
キウイフルーツ	80	2.1
玄米（めし）	150	2.1
刻み昆布	5	2.0
ピュアココア	8	1.9
りんご（皮つき）	100	1.9
西洋かぼちゃ	50	1.8
わかめ（乾）	5	1.6
アーモンド	15	1.5
れんこん	50	1.0
みかん	80	0.6

⑧カリウム・マグネシウム

カリウム	1食分（g）	含有量（mg）
切り干し大根（乾）	30	1100
里いも	100	640
ほうれん草	70	480
さつまいも	100	480
モロヘイヤ	70	370
バナナ	100	360
大豆（水煮）	100	250
アボカド	40	240

マグネシウム	1食分（g）	含有量（mg）
あおさ	5	160
がんもどき	100	98
木綿豆腐	100	57
大豆（水煮）	100	55
納豆	50	50
豆乳	200	50
アーモンド	15	44
カシューナッツ	15	36

抗酸化物質（機能性成分）

ポリフェノール		
カテキン	緑茶、煎茶、紅茶など	
セサミン	白ごま、黒ごまなど	
アントシアニン	ブルーベリー、カシスなど	
イソフラボン	大豆、大豆製品など	
タンニン	柿、栗、緑茶、赤ワインなど	
カロテノイド	トマト（リコピン） にんじん（カロテン）	

Part
3

体にいい ごちそう献立

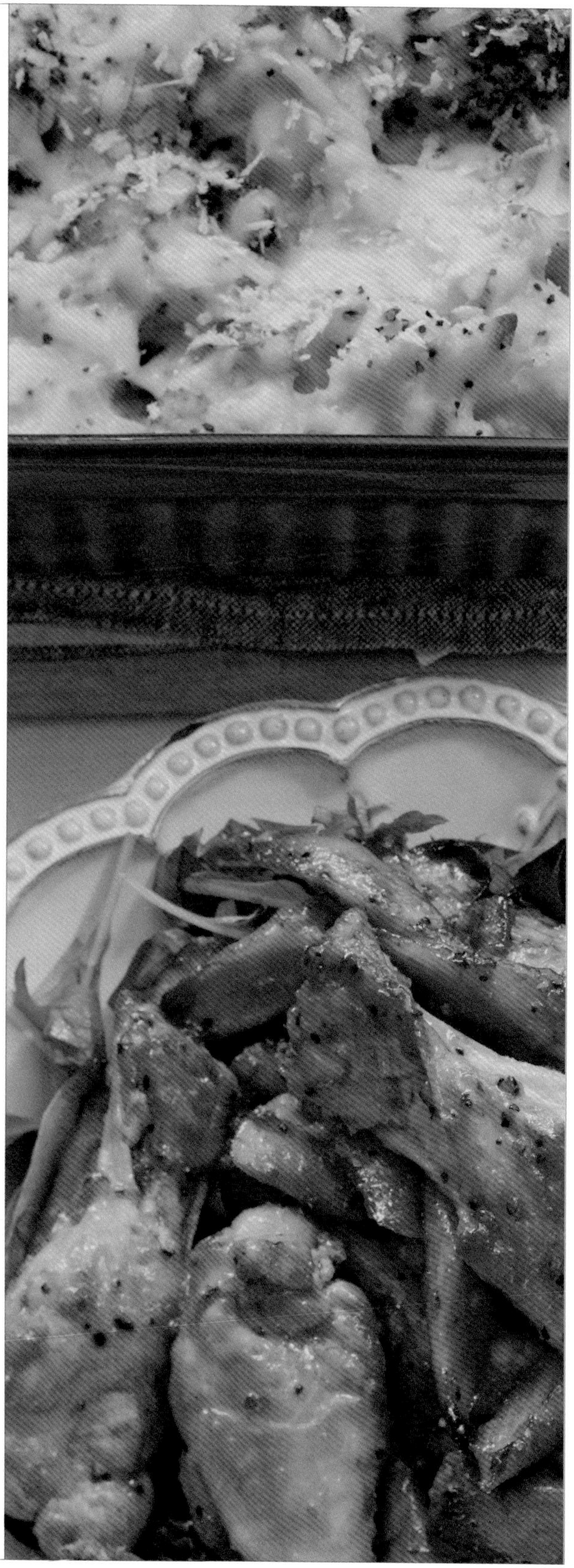

旨塩肉じゃが献立

体にやさしく、
お酒も進むメニューを揃えました。
いつもの肉じゃがを塩味にアレンジして、
おつまみにもなる味に。

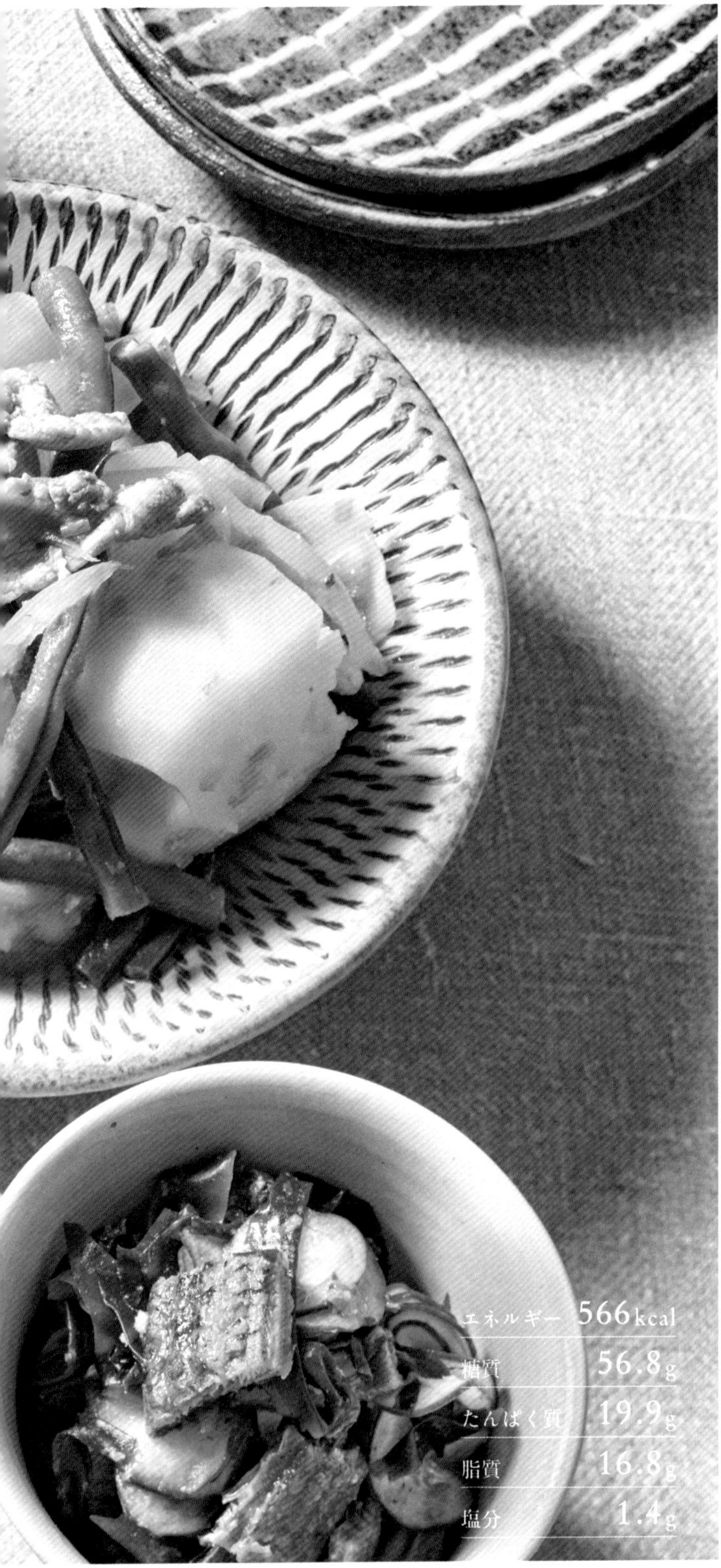
エネルギー 566kcal
糖質 56.8g
たんぱく質 19.9g
脂質 16.8g
塩分 1.4g

[主菜]
旨塩肉じゃが

[副菜]
うざく

[副菜]
切り干し大根とにんじんの和風マリネ

[副菜]
かぼちゃと春菊のごま和え

献立Memo

晩酌しながら楽しめる、体にいいおつまみ献立。日本酒や焼酎に合う和風のおかずです。ビタミンA、B群、E、Dなど更年期に必要な栄養素が豊富なうなぎと、ビタミン類、ミネラル類、食物繊維が豊富な切り干し大根、かぼちゃ、春菊などをバランスよくいただきましょう。

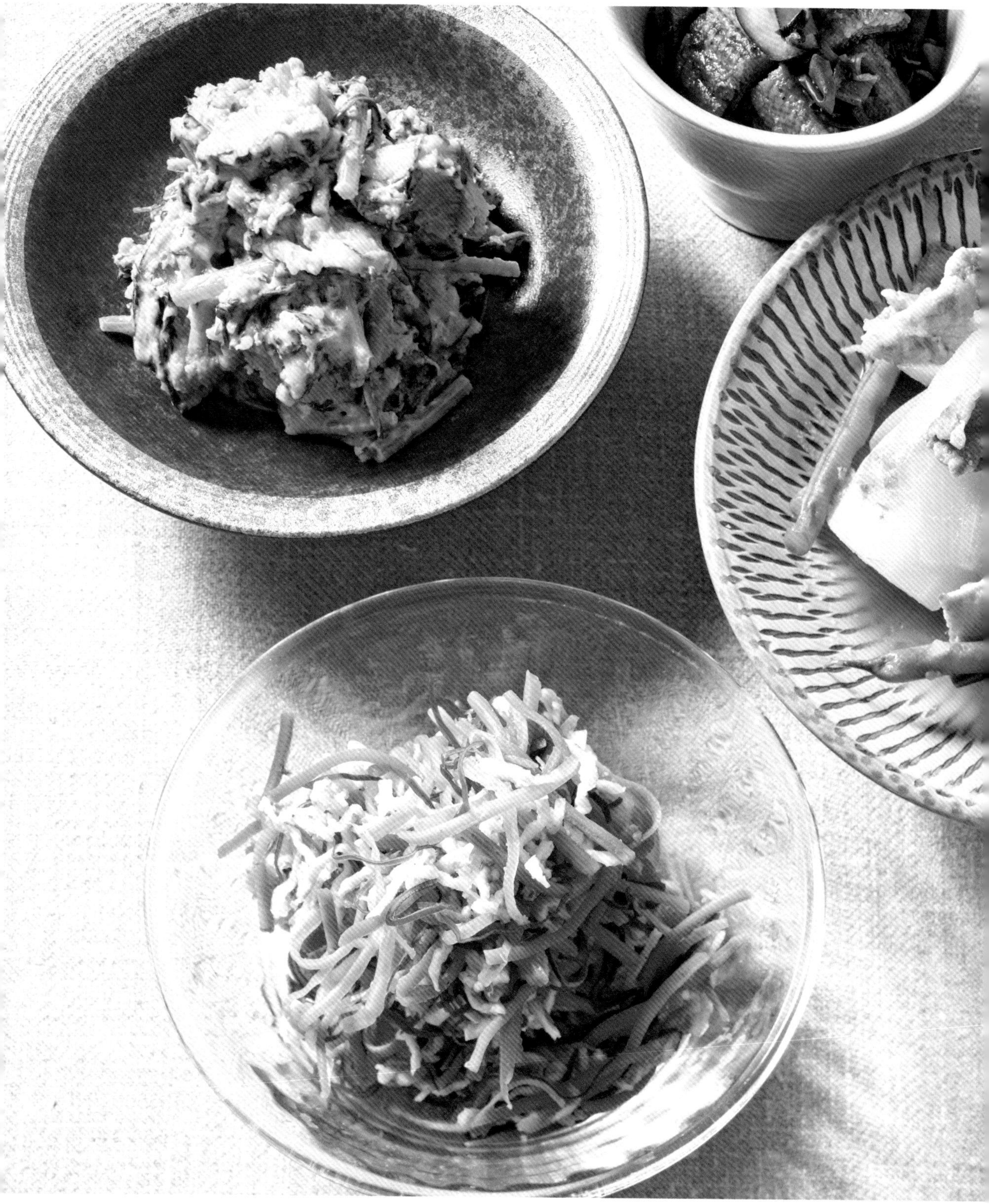

副菜

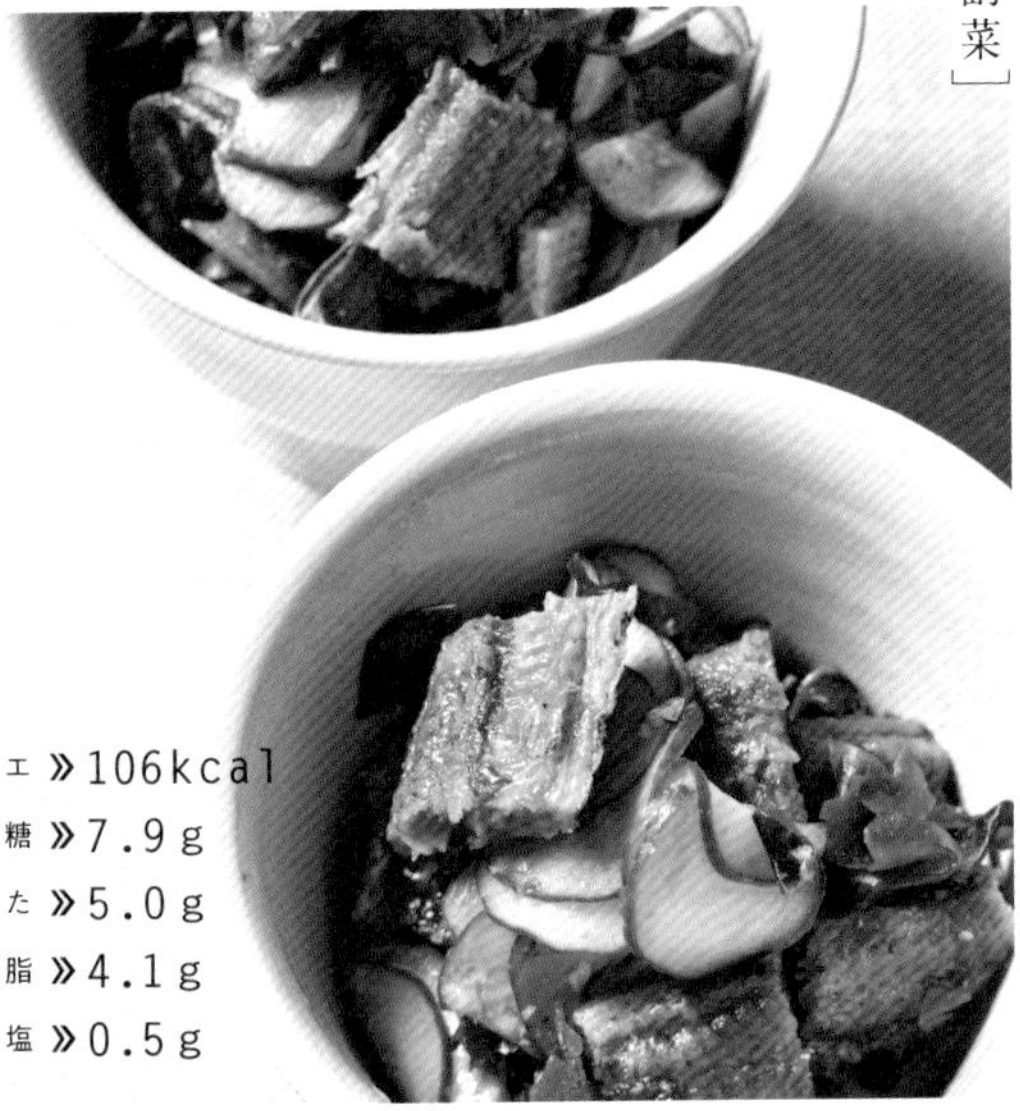
エ»106kcal
糖»7.9g
た»5.0g
脂»4.1g
塩»0.5g

しょうがを効かせてさっぱり、風味よく

うざく

材料（2人分）

- 市販のうなぎの蒲焼き……50g
- 酒……大さじ1
- きゅうり……1本（120g）
- カットわかめ（乾燥）……5g
- しょうが（すりおろし）……小さじ1/4
- A
  - 酢……大さじ2
  - みりん……大さじ1
- 削り節……2g

作り方

1. 耐熱皿にうなぎをのせて酒をまわしかけ、軽くラップをして電子レンジで2分加熱する。粗熱が取れたらペーパータオルで表面についているタレを拭き取り、縦半分、横2cm幅に切る。きゅうりは薄い輪切りにする。
2. 耐熱ボウルにAを入れ、ラップをしないで電子レンジで1分30秒加熱し、削り節を混ぜて冷ます。
3. ポリ袋に②、きゅうり、わかめ、しょうがを入れて、軽くもみ込んでよく混ぜ、わかめがしっかり戻ったらうなぎを加えて混ぜる。

調理Point

市販のうなぎの蒲焼きについているタレを拭き取るだけで、カロリーや糖質、塩分を減らせます。

主菜

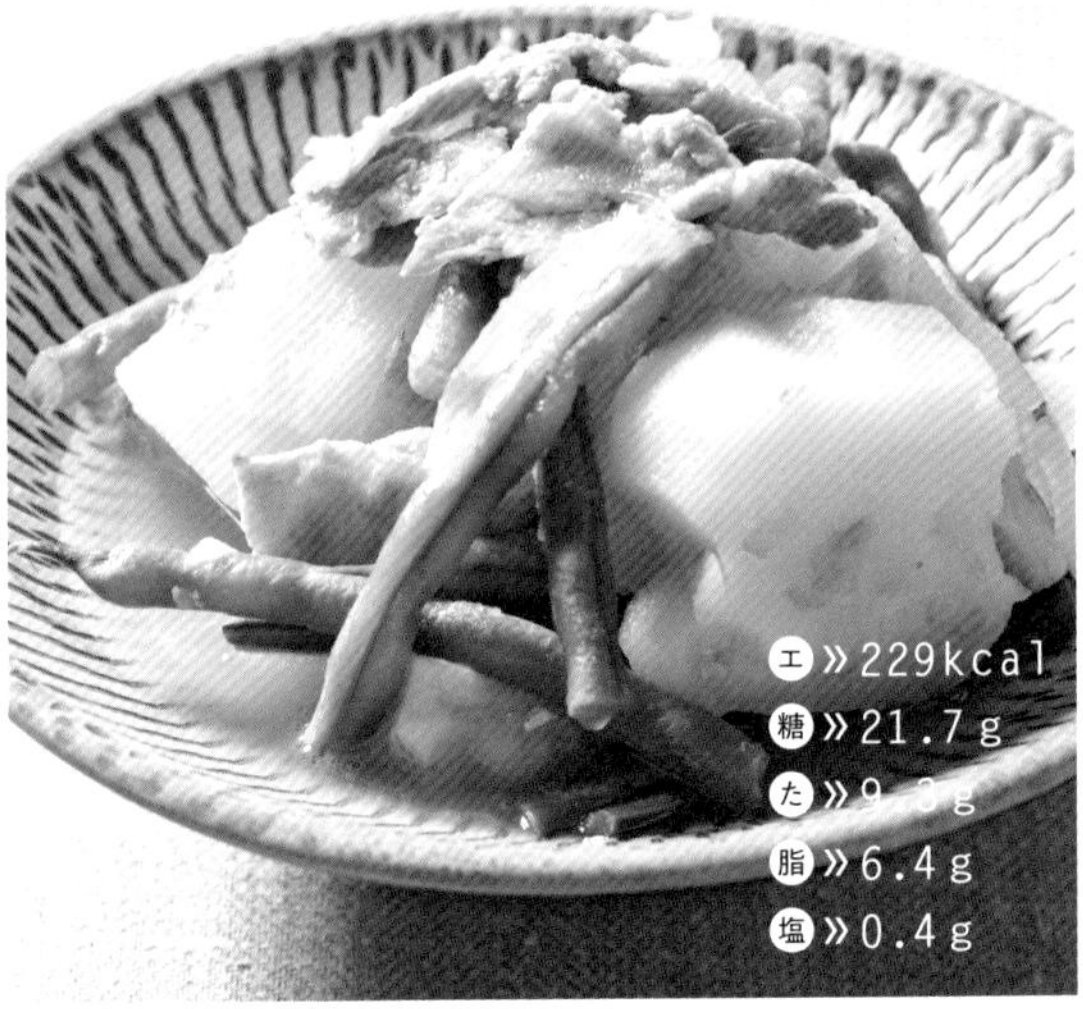
エ»229kcal
糖»21.7g
た»9.3g
脂»6.4g
塩»0.4g

だし代わりの削り節の旨味がたっぷり

旨塩肉じゃが

材料（2人分）

- じゃがいも……2個（200g）
- 豚ロース薄切り肉……80g
  （脂を取り除き、正味60g）
- 玉ねぎ……1個（200g）
- さやいんげん……100g
- A
  - 削り節……3g
  - 酒……50mℓ
  - 砂糖……大さじ1
  - 塩……少々
- 紅花油……大さじ1/2

作り方

1. じゃがいもは3等分の乱切り、玉ねぎは1cm幅のくし形切り、いんげんはヘタを落として半分に切る。豚肉は脂を取り除き、半分に切る。
2. 鍋に紅花油を中火で熱し、豚肉を入れて炒め、色が変わったらじゃがいもを加えて2分ほど炒める。ひたひたの水150mℓとAを加え、煮立ったら玉ねぎを加える。落とし蓋をして蓋をし、弱めの中火にして途中混ぜながらで7～8分煮込み、いんげんを加えて1分ほど煮たら、そのまま10分ほどおく。

調理Point

豚肉のまわりについている脂身の部分を切り落とすだけで、カロリーと脂質をダウンさせ、たんぱく質はしっかり摂取できます。

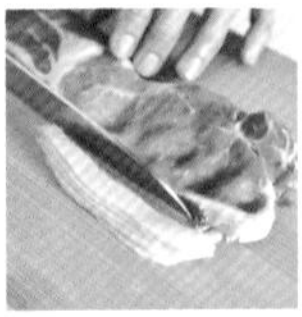

副菜

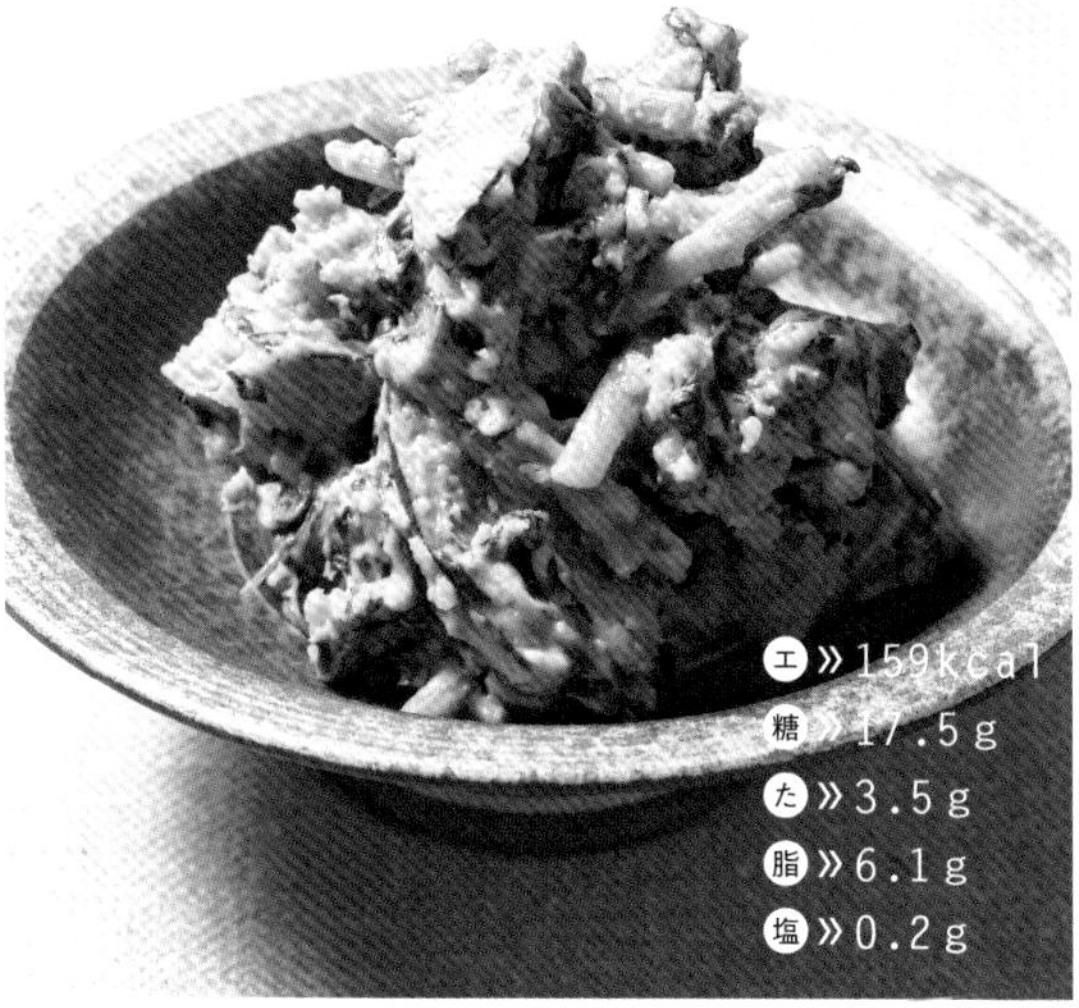

エ»159kcal
糖»17.5g
た»3.5g
脂»6.1g
塩»0.2g

どちらもβ-カロテン、ビタミンが豊富！

かぼちゃと春菊のごま和え

材料（２人分）

- かぼちゃ……100g
- 春菊……1/2袋（80g）
- A
  - みりん……大さじ２
  - 減塩しょうゆ……小さじ1/2
- B
  - しょうがすりおろし……小さじ1/3
  - 白練りごま……大さじ１
  - 白すりごま……大さじ1/2

作り方

① 耐熱容器にAを入れ、ラップをしないで電子レンジで１分加熱して煮立たせ、粗熱を取る。

② かぼちゃは皮をところどころむき、7㎜厚さに切る。春菊は茎を2㎝長さ、葉を4㎝長さに切る。

③ 耐熱ボウルにかぼちゃを入れ、軽くラップをして電子レンジで３分加熱する。いったん取り出してざっくりと混ぜ、春菊を加え、ラップをして２分加熱する。ボウルの底の余分な水分をペーパータオルで拭き取り、①とBを加えてよく混ぜる。

副菜

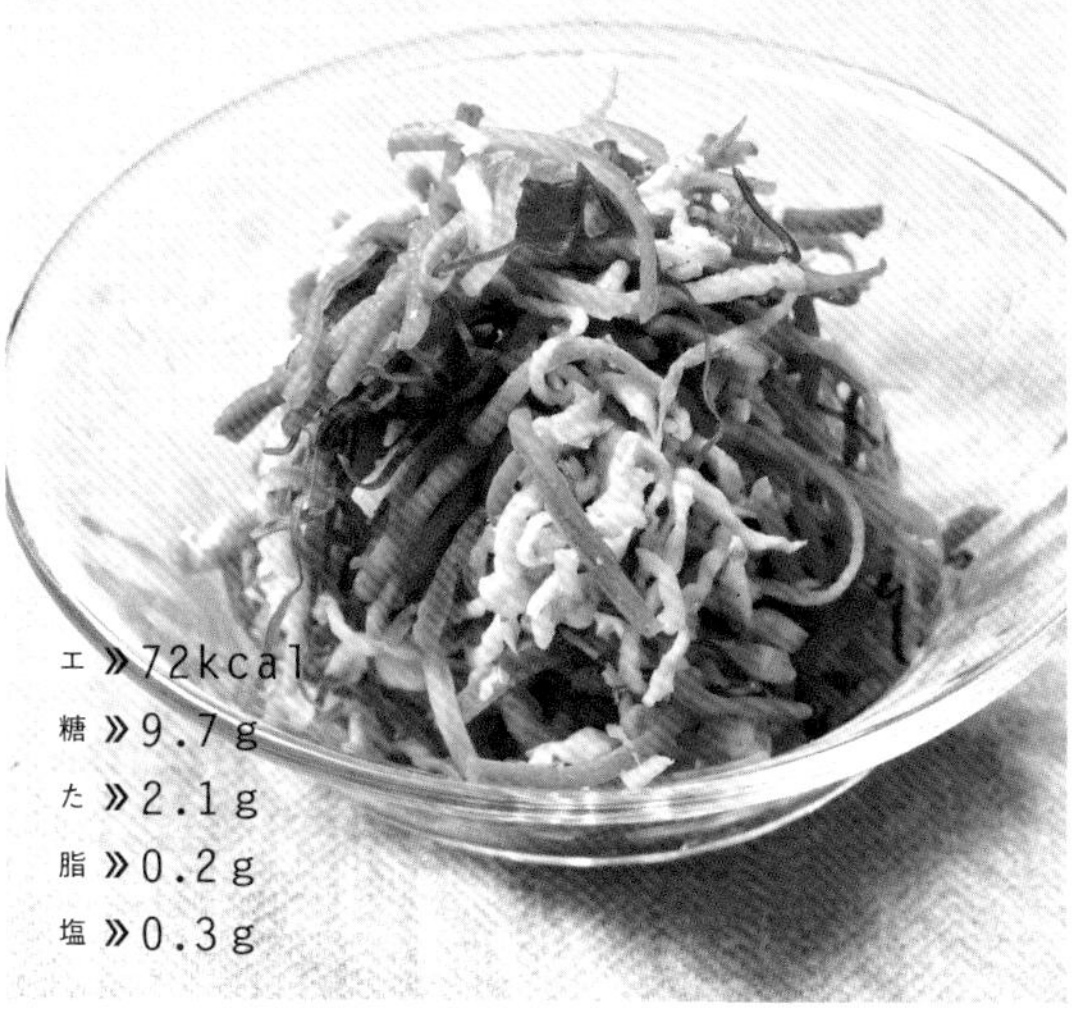

エ»72kcal
糖»9.7g
た»2.1g
脂»0.2g
塩»0.3g

山椒の風味と削り節の旨味で箸が進む

切り干し大根とにんじんの和風マリネ

材料（２人分）

- 切り干し大根……20g
- にんじん……1/2本（75g）
- A
  - きざみ昆布（乾燥）……5g
  - 削り節……3g
  - 粉山椒……少々
- B
  - 酢……大さじ２
  - 酒……大さじ２
  - 水……大さじ１

作り方

① 切り干し大根はもみ洗いし、ざく切りにする。

② にんじんはスライサーなどで細いせん切りにする。耐熱容器にBを入れ、ラップをしないで２分加熱し、熱いうちににんじんを加えて混ぜる。

③ ポリ袋に①、②、Aを入れてもみ込み、そのまま10分ほどおく。

調理Point

Bが熱いうちににんじんを入れること、ポリ袋の空気をしっかり抜くことで味がしみ込みやすくなります。

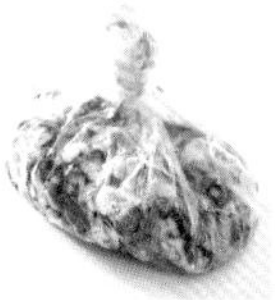

ごちそう献立②

ラムの串焼き献立

ラム肉はガラムマサラとパクチーで
エスニック風に。
おもてなしにもぴったりの献立です。

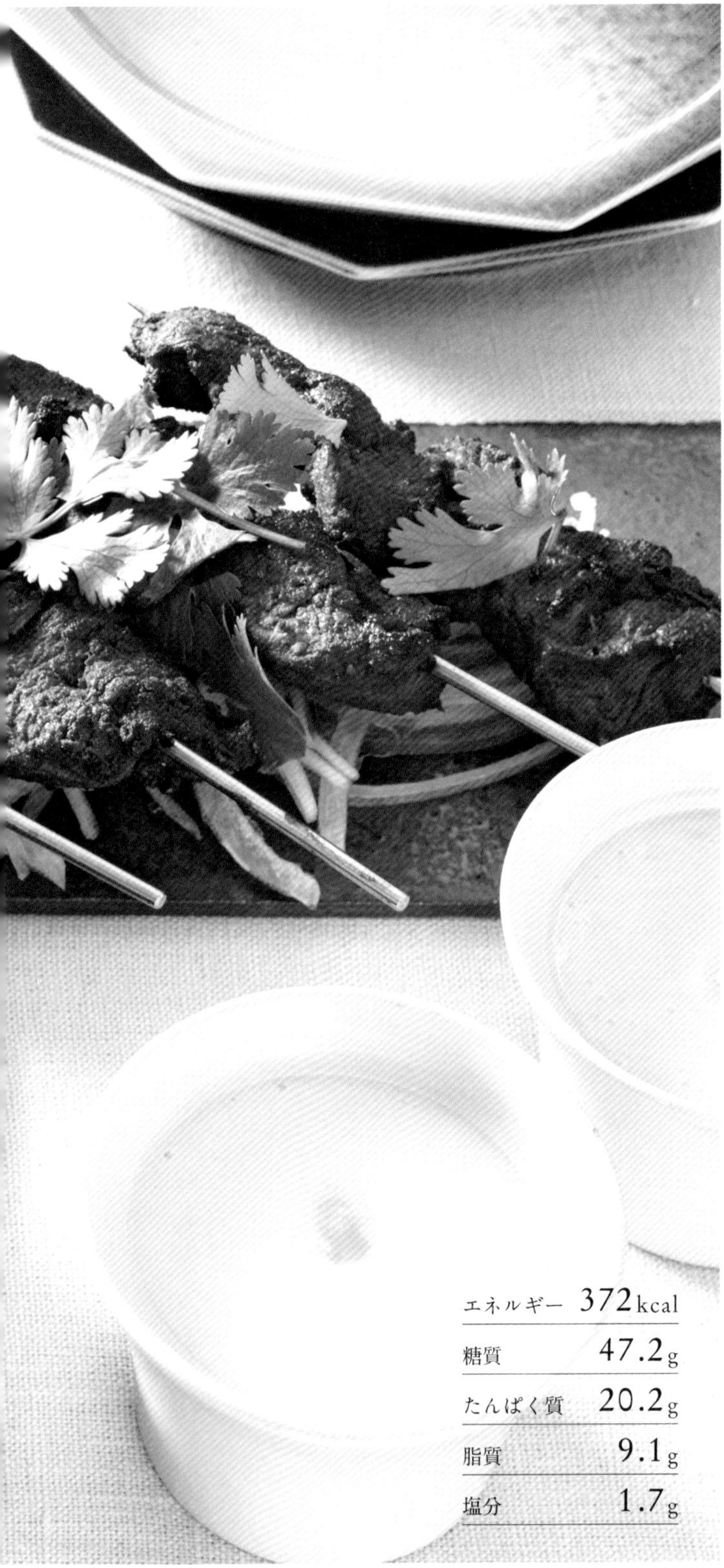

エネルギー	372kcal
糖質	47.2g
たんぱく質	20.2g
脂質	9.1g
塩分	1.7g

［主菜］
ラムの串焼き

［副菜］
薬味たっぷり生春巻き

［汁物］
さつまいものすり流し

［副菜］
ミニトマトとミニモッツァレラのマリネ

献立Memo

高たんぱく、低脂質、低糖質のヘルシー献立。ラムの串焼き、生春巻き、ポタージュ、ミニトマトとモッツァレラのマリネと女性に人気のラインナップです。たんぱく質、食物繊維、ビタミン類、ミネラル類、抗酸化物質をバランスよく摂取できます。

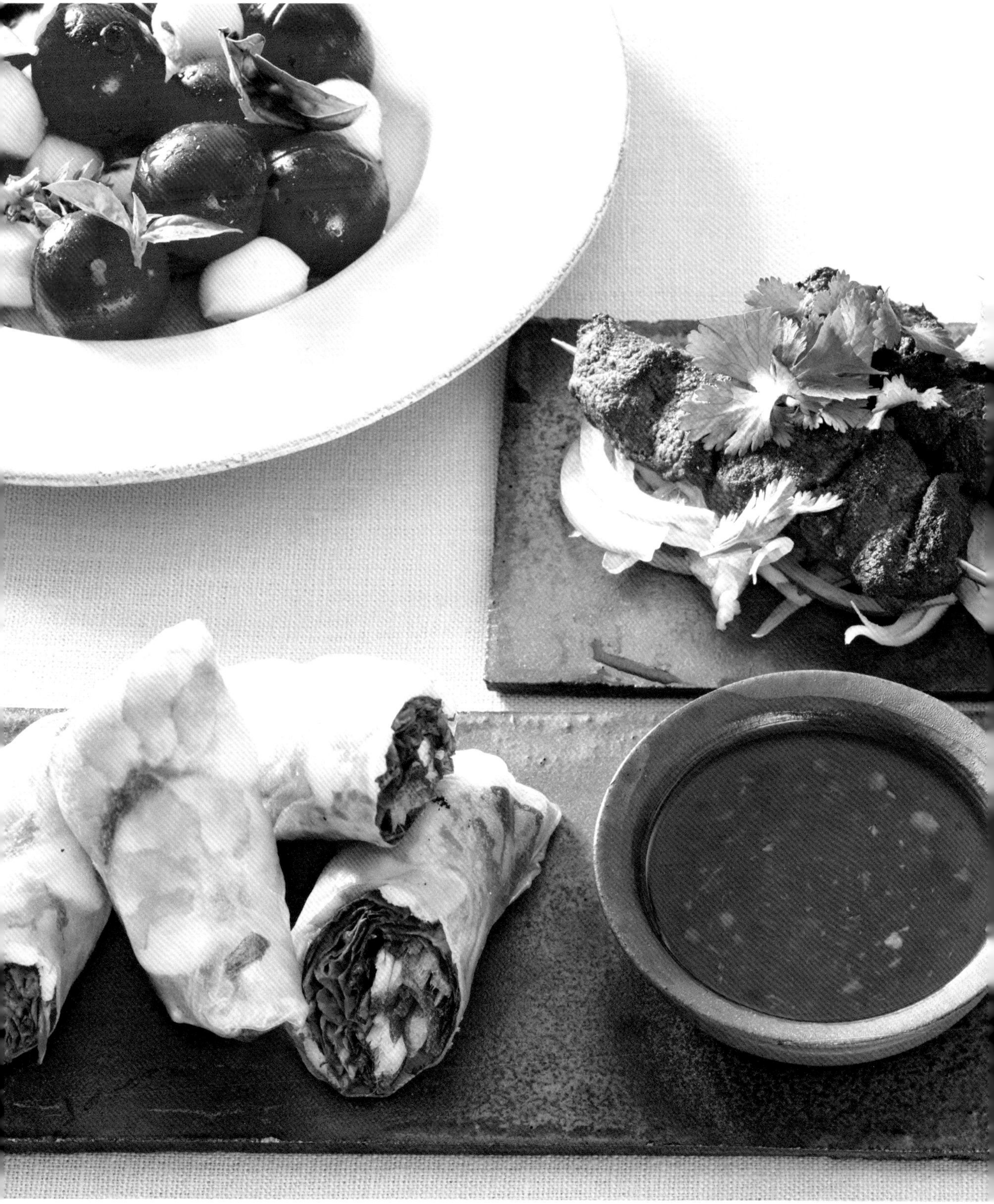

副菜

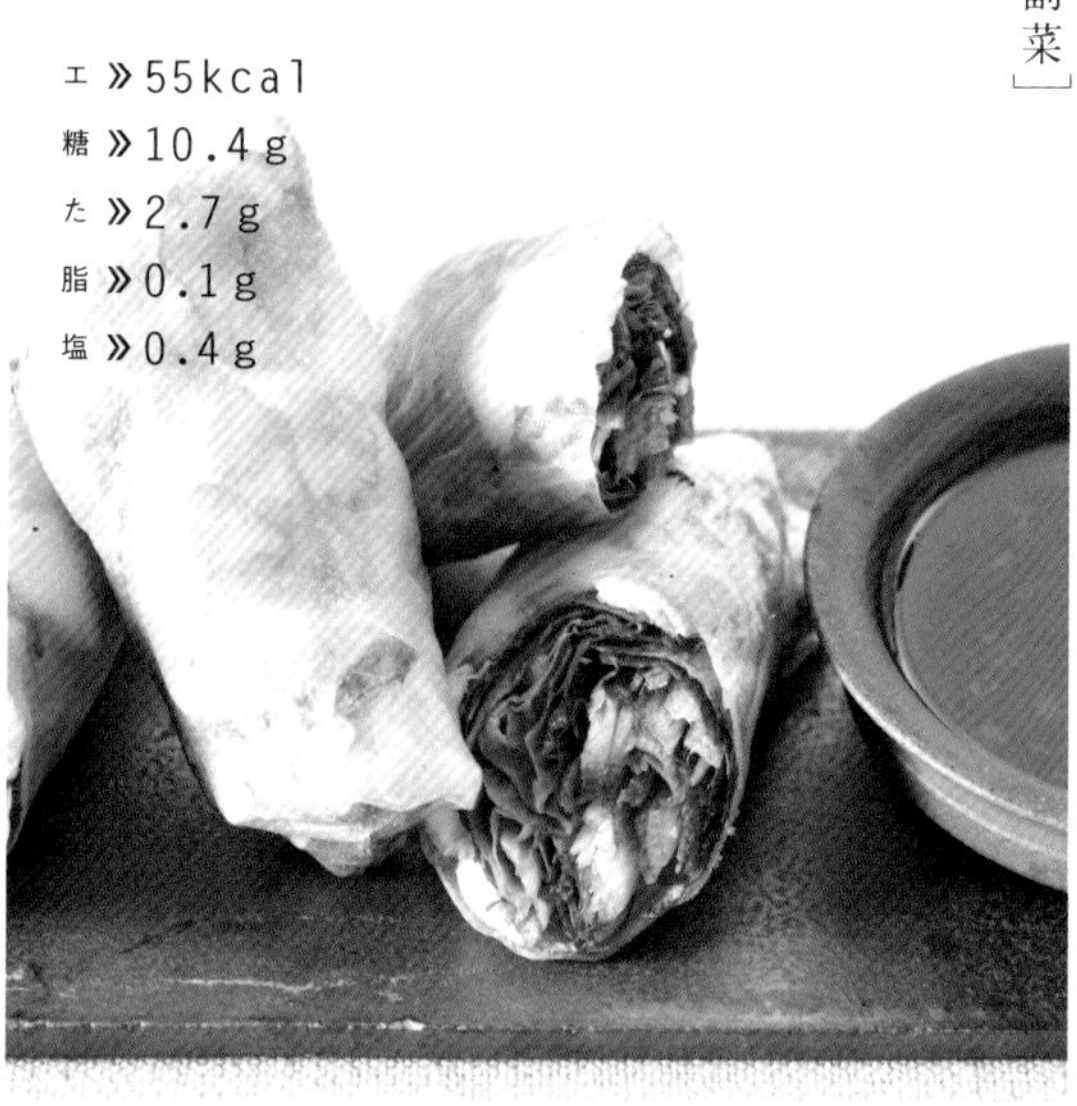

エ»55kcal
糖»10.4g
た»2.7g
脂»0.1g
塩»0.4g

甘酸っぱいソースを添えて

薬味たっぷり生春巻き

材料（2人分）

生春巻きの皮……2枚
ゆでむきえび……4尾（30g）
みょうが……1個（25g）
青じそ……4枚
サニーレタス……2枚（20g）
A 酢（煮きり／P78参照）……大さじ1/2
A スイートチリソース……大さじ1/2

作り方

① えびは厚みを半分に切る。みょうがは縦半分に切って縦に細いせん切りにする。
② 生春巻きの皮2枚はさっと水に通し、きれいな布巾の上におき、えび、青じそ、折りたたんだサニーレタス、みょうが各半量ずつを順にのせてきつめに巻き、半分に切る。
③ 器に盛り、Aをよく混ぜて添える。

主菜

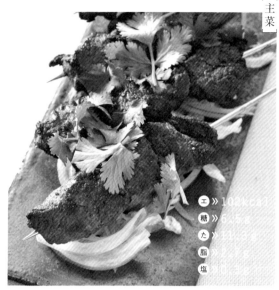

エ»102kcal
糖»[illegible]
た»[illegible]
脂»[illegible]
塩»[illegible]

香辛料の辛さにパクチーの風味をプラス

ラムの串焼き

材料（2人分）

ラムロース肉……120g
A ガラムマサラ……大さじ1/2
A 粗びき赤唐辛子……小さじ1/4
紫玉ねぎ……1/4個（50g）
中濃ソース（減塩）……大さじ1/2
パクチーの葉……適量

作り方

① ラム肉は12等分に切り、Aをよくもみ込み、10分ほどおく。紫玉ねぎは極薄切りし、水にさらして水けをきる。
② ①のラム肉に中濃ソースをもみ込み、金串に3切れずつ刺し、魚焼きグリルの弱火で5～6分火が通るまで焼く。
③ 器に玉ねぎを敷いて②を盛り、ざく切りにしたパクチーをのせる。

調理Point

手でよくもみ込み、10分ほどおくことで、ガラムマサラと赤唐辛子の味がしっかり肉にしみ込みます。

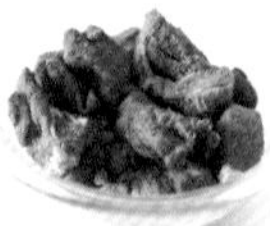

副菜

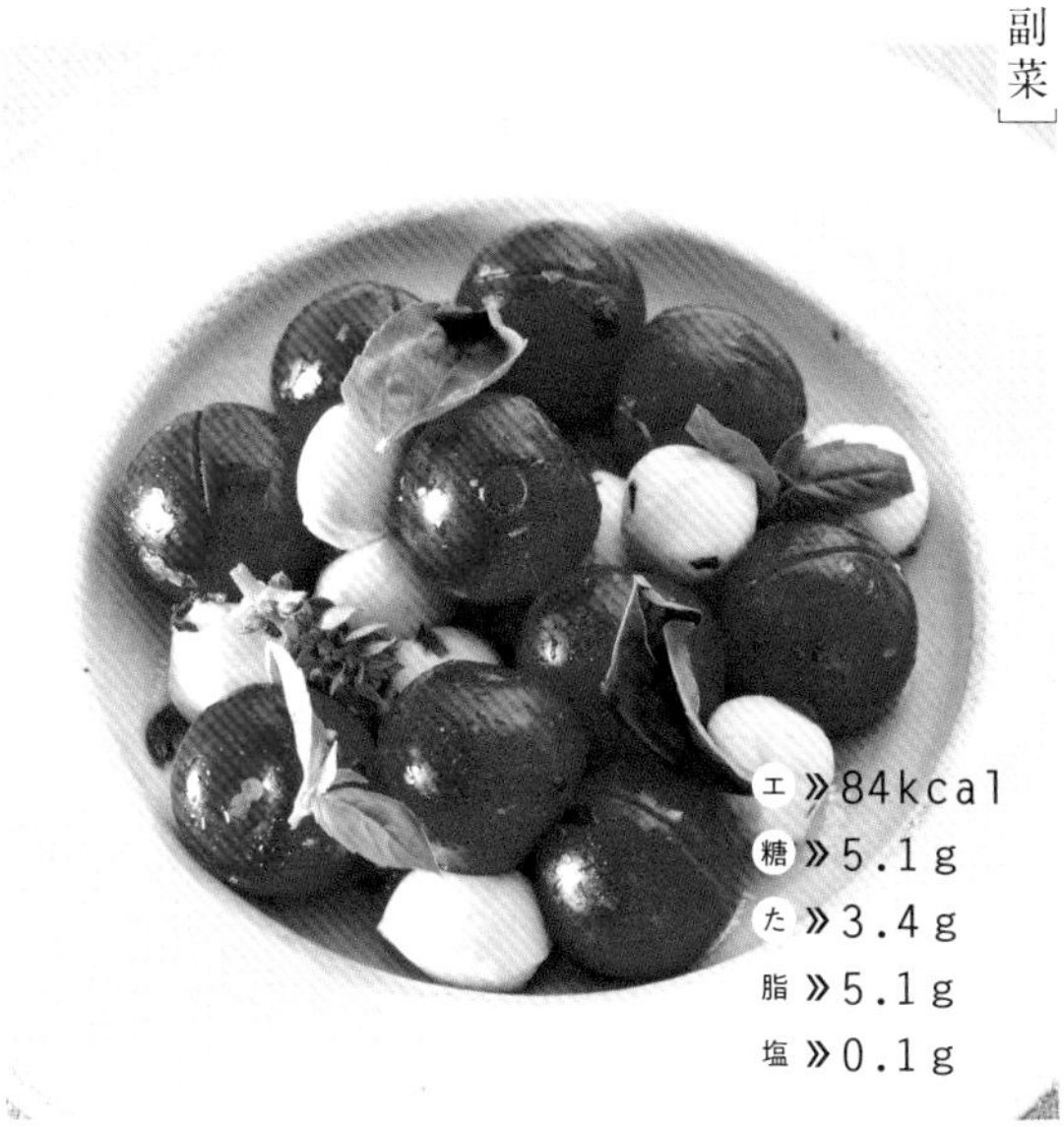
エ》84kcal
糖》5.1g
た》3.4g
脂》5.1g
塩》0.1g

唐辛子の辛味がほんのり効いて

ミニトマトと ミニモッツァレラの マリネ

材料（２人分）

ミニトマト……10個（150ｇ）
ミニモッツァレラチーズ……30ｇ
バジル……適量
赤唐辛子（輪切り）……1/2本分
えごま油……小さじ１
酢（加熱／P78参照）……大さじ１

作り方

① ミニトマトはヘタを取り、1cmほど切り目を入れる。モッツァレラは水けを拭き取る。バジルは飾り用を取り分け、みじん切りにする。
② ポリ袋に飾り用のバジル以外の全ての材料入れ、空気を抜くように密封し、冷蔵庫で15分ほどおく。
③ 器に盛り、バジルを飾る。

汁物

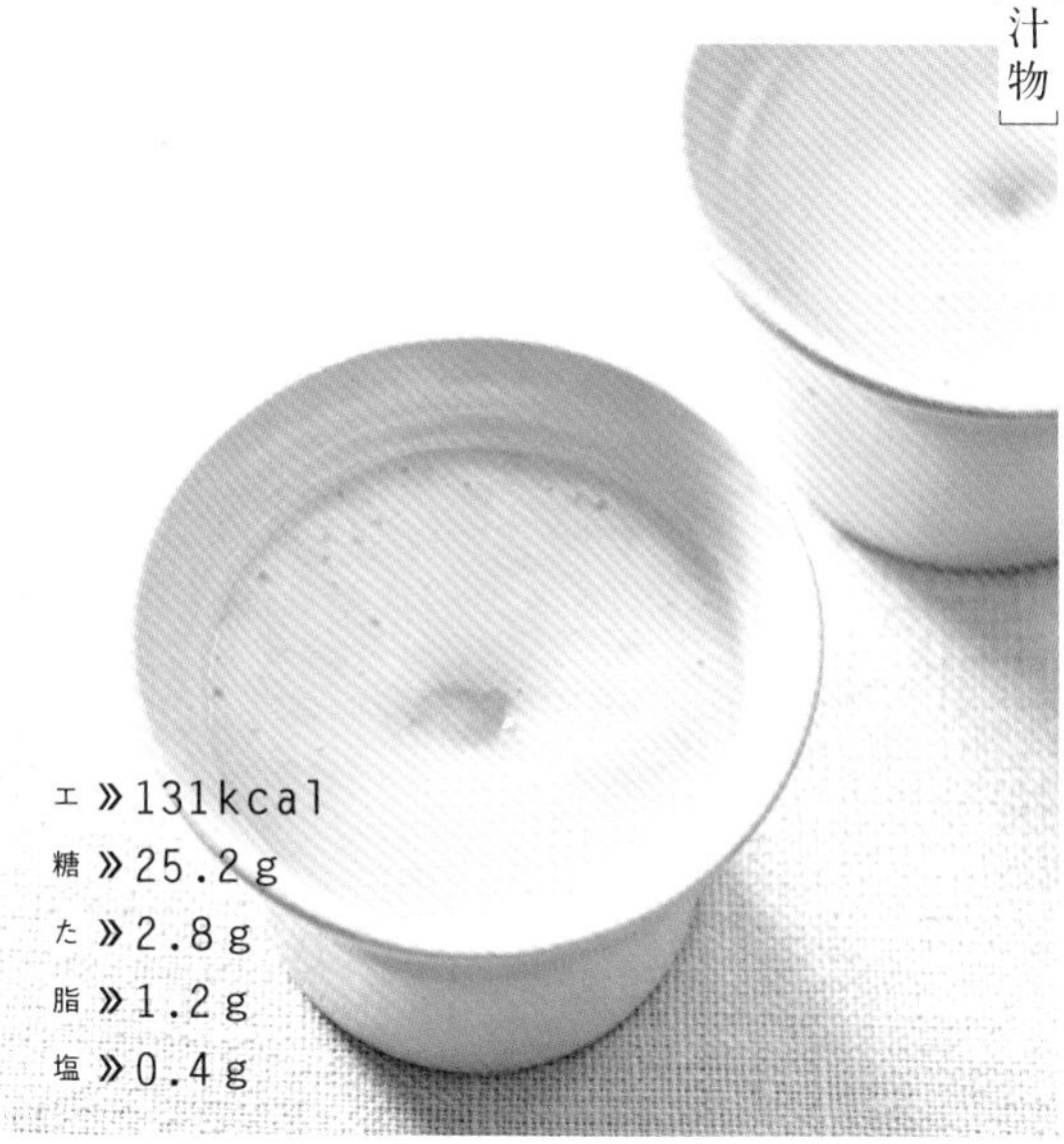
エ》131kcal
糖》25.2g
た》2.8g
脂》1.2g
塩》0.4g

塩麹がさつまいもの甘味を引き出す

さつまいものすり流し

材料（２人分）

さつまいも……150ｇ
長ねぎ……約1/6本（25ｇ）
無調整豆乳……120mℓ
塩麹……小さじ１

作り方

① さつまいもは皮をむいて1cm角に切り、水にさらしてアクを抜き、水けをきる。長ねぎは斜め薄切りにする。
② 耐熱ボウルに①を入れ、軽くラップをして電子レンジで２分加熱し、一度取り出してざっくり混ぜる。ラップをかけ直してさらに１分30秒加熱し、そのまま２分おいたら、豆乳とともにミキサーに入れ、なめらかになるまで撹拌する。
③ 器に注ぎ、塩麹をのせる。

ごちそう献立③

バーベキューチキン献立

寒い日のおもてなしやクリスマスのごちそうに。
バーベキューチキンはフライパンで手軽。
あつあつのグラタンと焼きりんごと一緒にどうぞ。

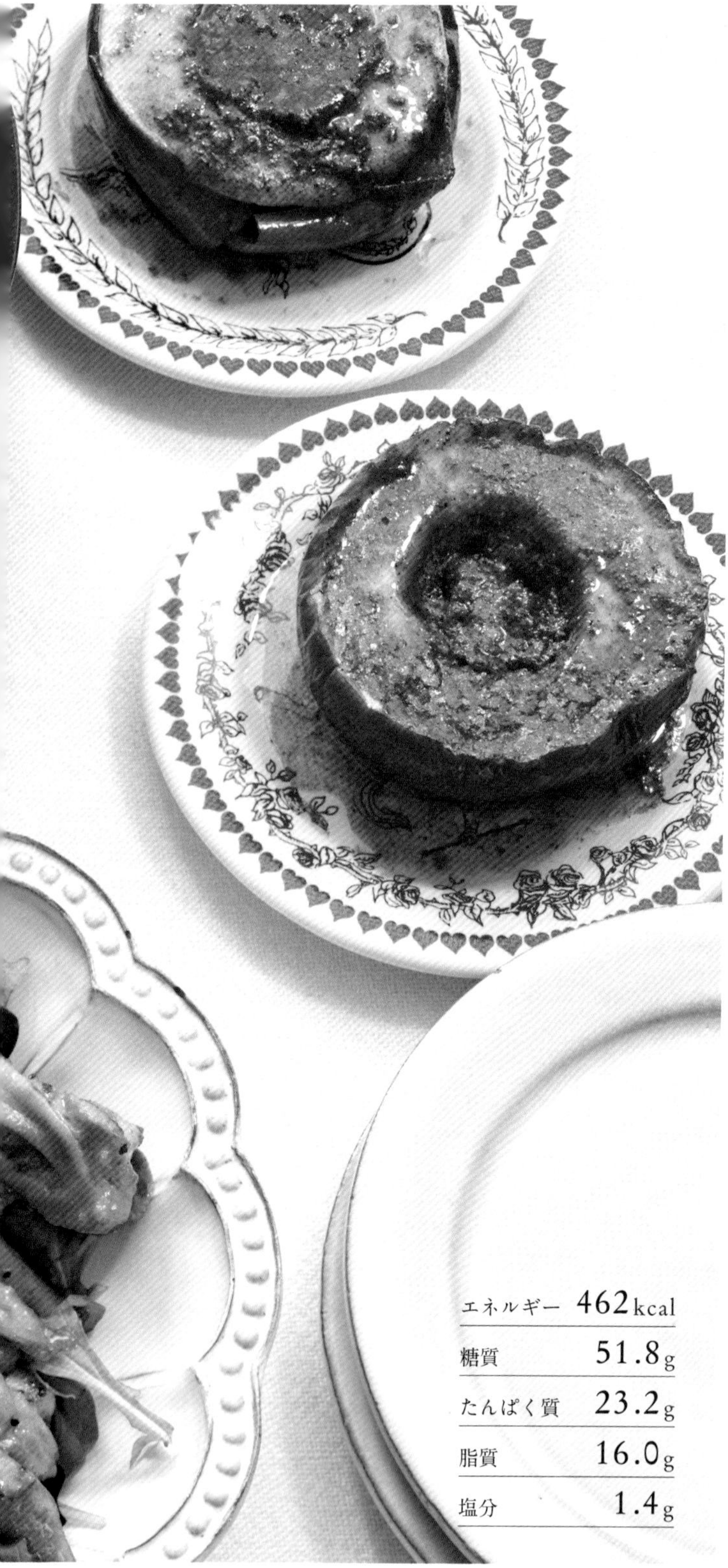

［主菜］
バーベキューチキン

［副菜］
野菜ゴロゴロ
クリームグラタン

［デザート］
焼きりんご

エネルギー	462kcal
糖質	51.8g
たんぱく質	23.2g
脂質	16.0g
塩分	1.4g

献立Memo

パーティー料理は味つけが濃くなりがちですが、減塩しょうゆや低脂肪の乳製品を上手に使って、おいしく、かつ健康に配慮した献立にしました。グラタンもブロッコリーやカリフラワーでボリュームを出しつつ、低カロリーに。

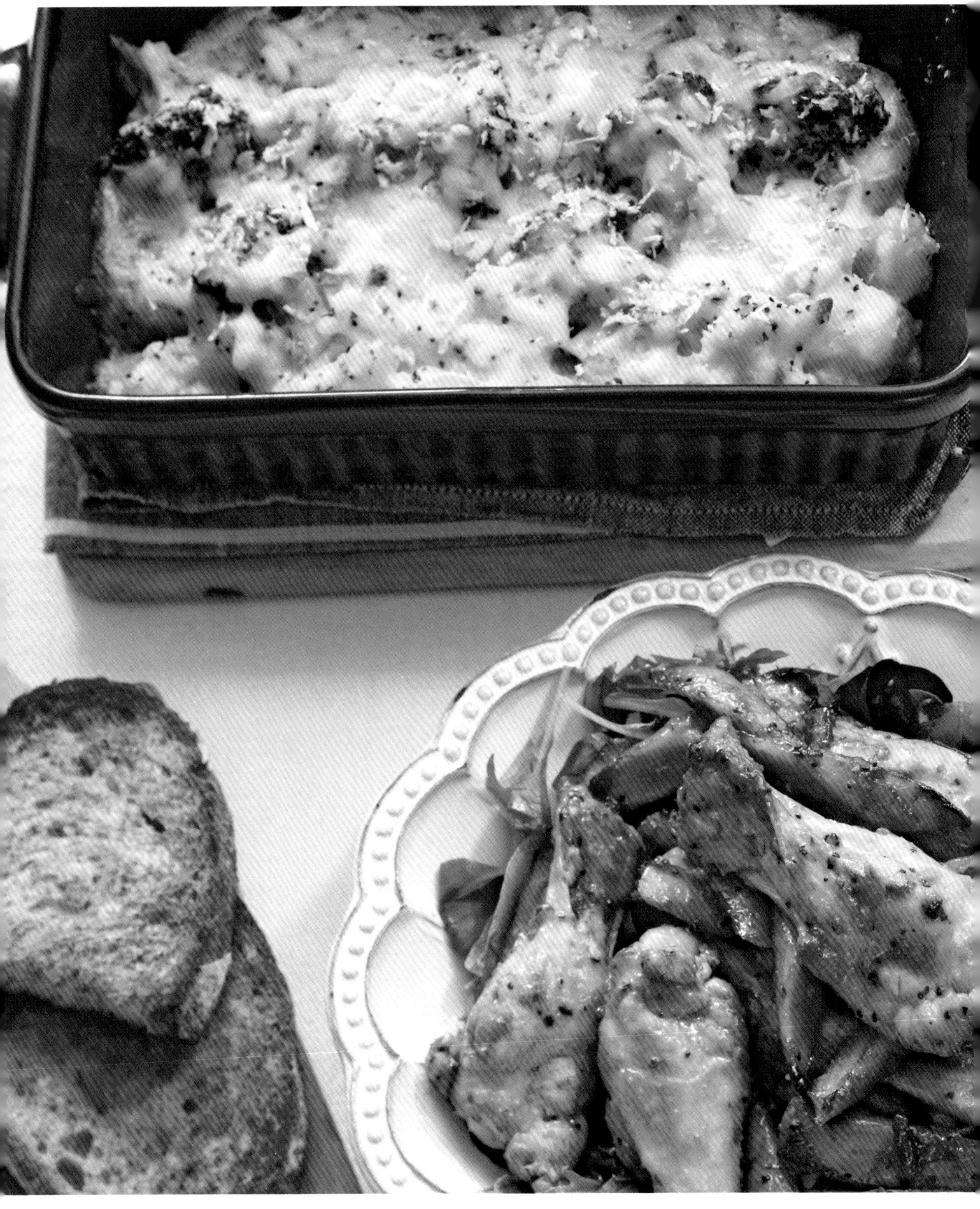

［主菜］

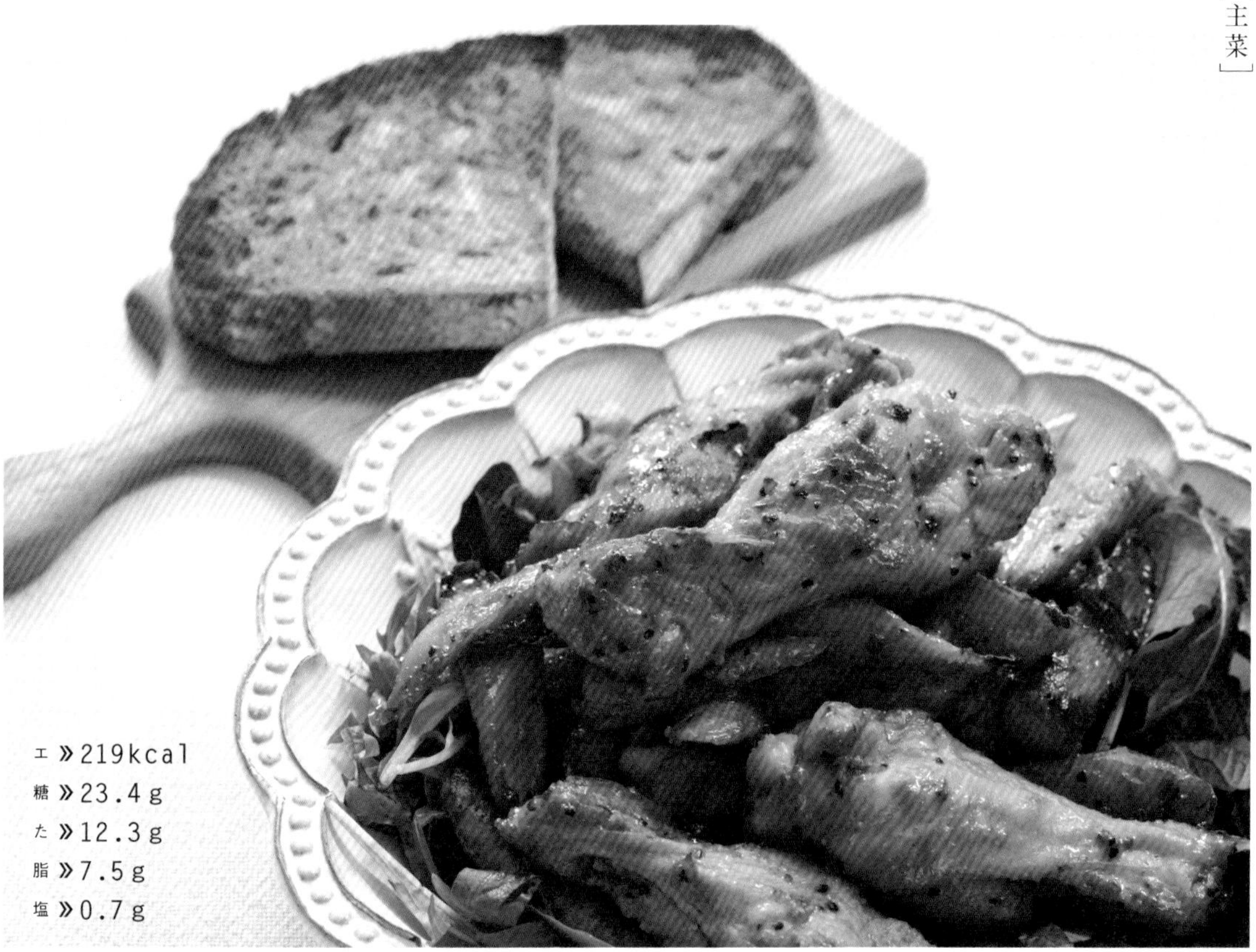

エ » 219kcal
糖 » 23.4 g
た » 12.3 g
脂 » 7.5 g
塩 » 0.7 g

マーマレードが照りと味の深みを増す

バーベキューチキン

材料（3人分）

鶏手羽元……6本
粗びき黒こしょう……少々
小麦粉……大さじ1/2
ごぼう……1/2本（120ｇ）
ベビーリーフ……50ｇ
A ｜マーマレード……大さじ3
A ｜減塩しょうゆ……小さじ2
A ｜酢……大さじ1と1/2
全粒粉カンパーニュ……1枚

作り方

① 手羽元は皮の薄い部分に切り目を入れて開き、粗びき黒こしょう、小麦粉をまぶす。ごぼうは皮をこそげ落とし、食べやすい大きさの乱切りにする。ベビーリーフは水にさらして水けをきり、冷蔵庫で15分以上冷やす。

② フライパンを中火で熱し、手羽元を入れて焼き色がつくまで焼きつけ、ひっくり返したらごぼうを加える。蓋をして弱めの中火にして途中混ぜながら6〜7分焼く。Aを加え、強めの中火にしてからめながら焼きつける。

③ 器にベビーリーフを敷き、②を盛る。好みでカンパーニュを半分に切って、オーブントースターで焼いてを添える。

調理Point

マーマレードに含まれるペクチンは、小腸でコレステロールを吸着し、コレステロール値を下げてくれます。

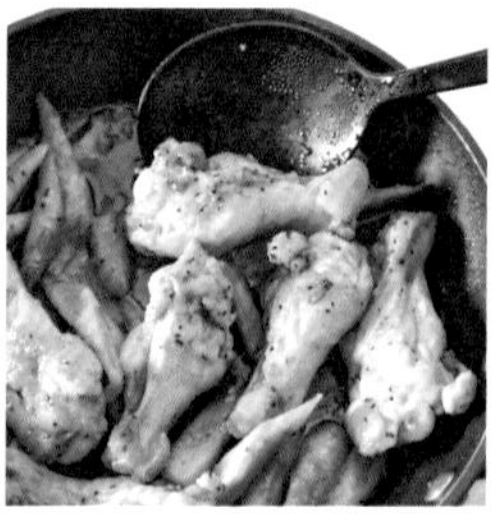

副菜

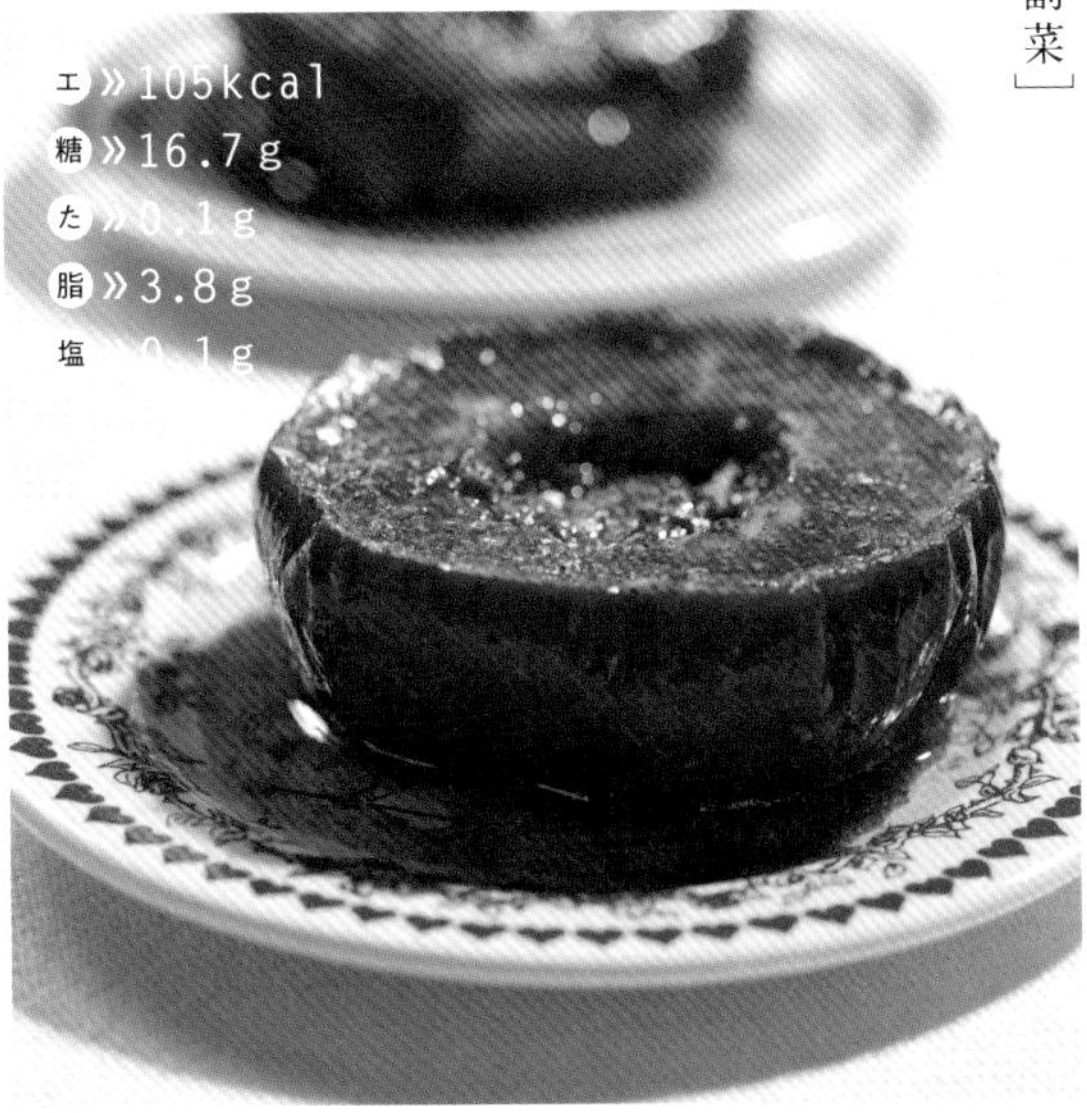
エ»105kcal
糖»16.7g
た»0.1g
脂»3.8g
塩»0.1g

スパイスがりんごの甘味を引き立てる

焼きりんご

材料（3人分）

- りんご……小1と1/2個（正味240g）
- A
  - バター……15g
  - オールスパイス……小さじ1/2
  - きび砂糖……大さじ2

作り方

① りんごは横に半分に切り、ヘタと種をくりぬく。Aをよく混ぜてりんごにのせる。

② オーブンの天板にクッキングシートを敷き、①をのせて200℃に予熱したオーブンで20～30分焼く。

汁物

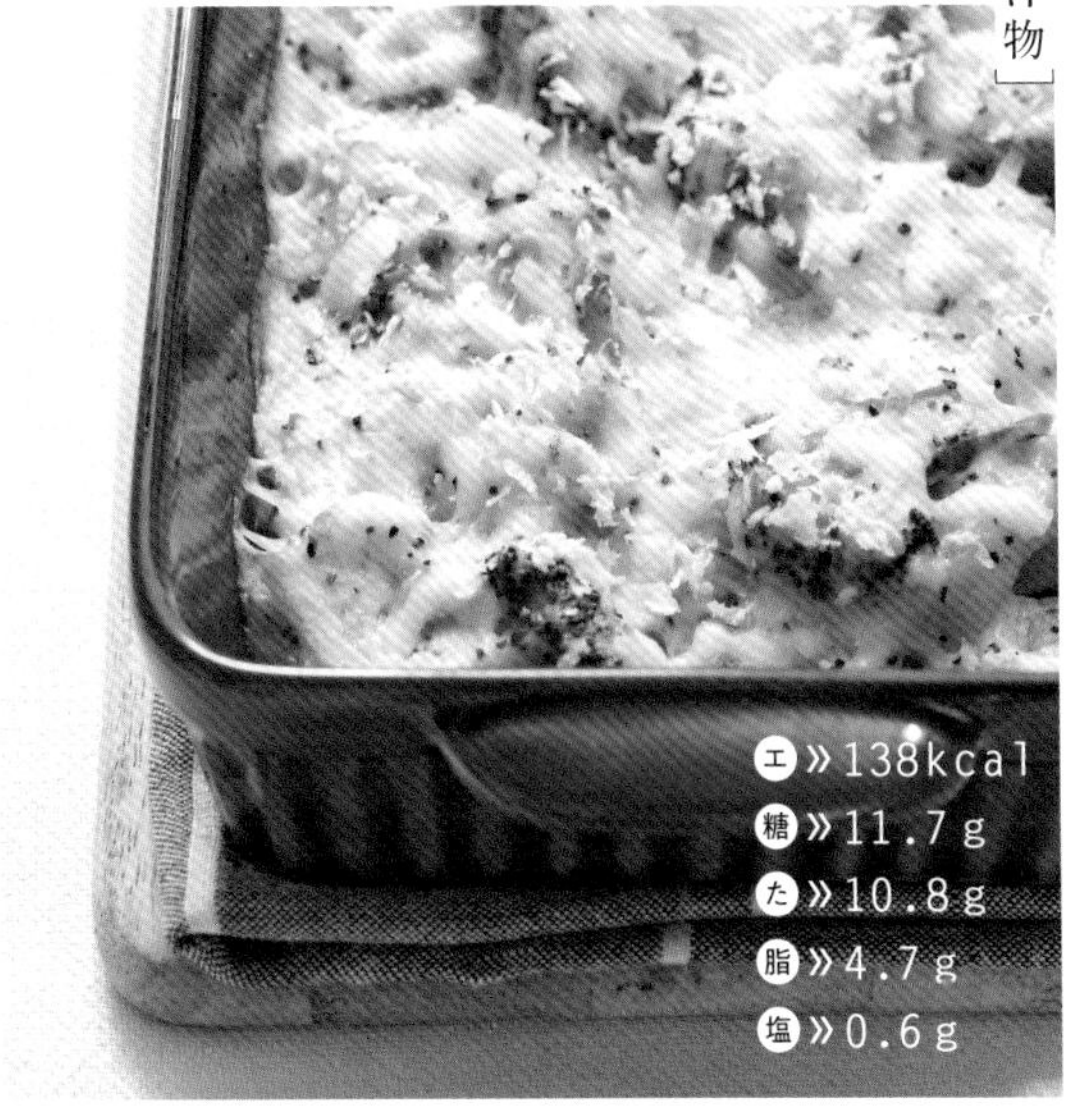
エ»138kcal
糖»11.7g
た»10.8g
脂»4.7g
塩»0.6g

野菜たっぷりで食べ応え充分

野菜ゴロゴロクリームグラタン

材料（3人分）

- むきえび（小）……60g
- 片栗粉……小さじ2
- ブロッコリー……3房（60g）
- カリフラワー……3房（100g）
- 玉ねぎ……1/4個（50g）
- 牛乳（低脂肪）……200㎖
- 小麦粉……20g
- ピザ用チーズ（低脂肪）……大さじ2
- パン粉……小さじ1
- 塩……少々
- 粗びき黒こしょう……少々
- オリーブオイル……大さじ1/2

作り方

① ブロッコリーとカリフラワーは縦半分に切り、玉ねぎは極薄切りにする。えびは片栗粉をもみ込み、流水で洗って水けを拭き取る。

② フライパンにオリーブオイルを中火で熱し、①を炒める。えびの色が変わったら小麦粉をふり入れて全体にからめ、牛乳を加えてとろみがつくまで煮詰め、塩、粗びき黒こしょうで味をととのえる。

③ 耐熱容器に②を入れてチーズとパン粉を散らし、オーブントースター、または200℃に予熱したオーブンでうっすら焦げ目がつくまで焼く。

調理Point

えびと玉ねぎから出た旨味をブロッコリーとカリフラワーに吸わせるように炒めます。食感が残るようにさっと炒めましょう。

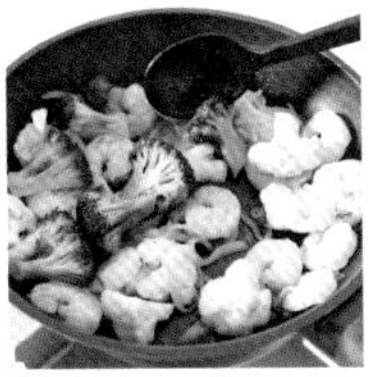

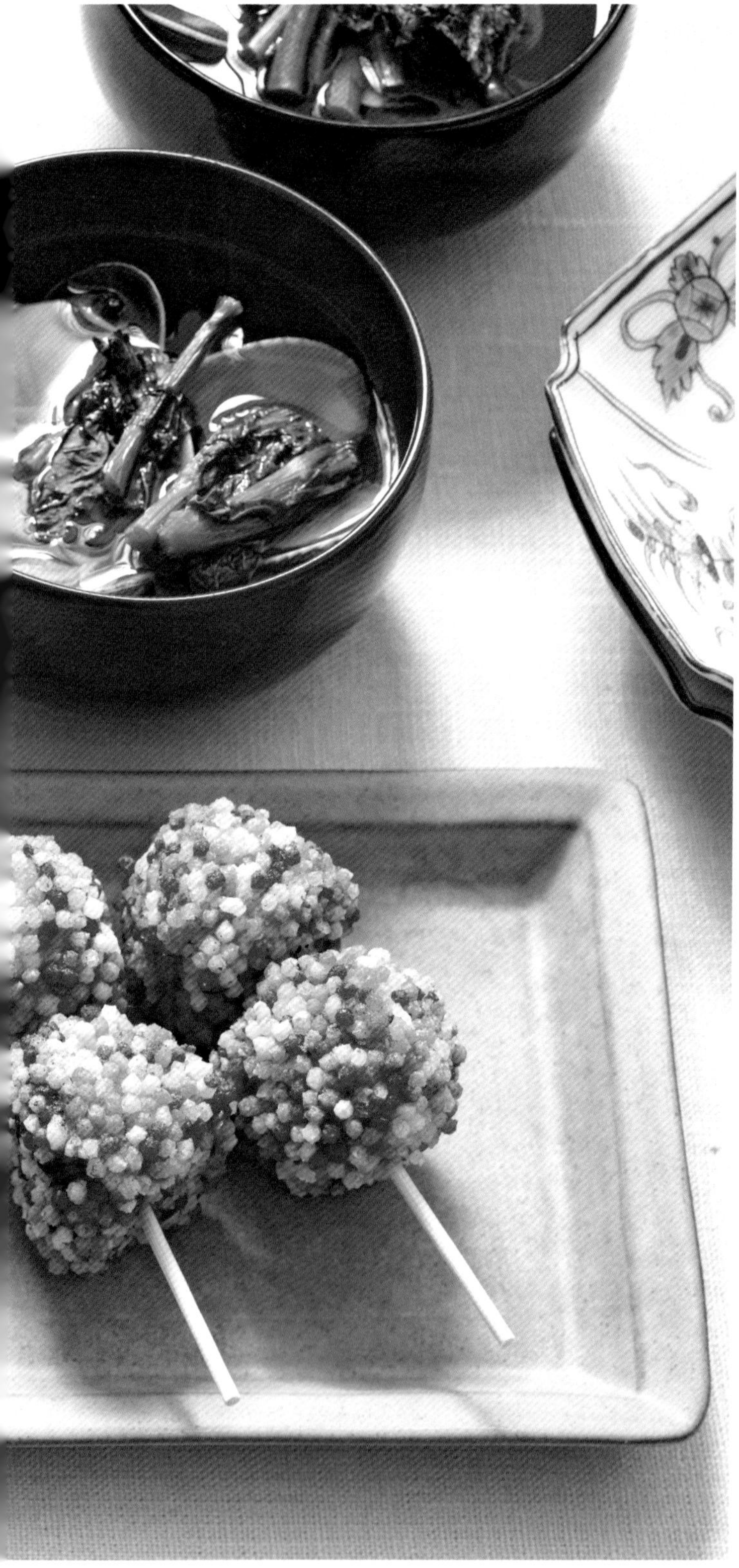

だし稲荷（酢ばす）献立

酢ばすをのせた稲荷ずしに、彩り鮮やかなつくねとロールサラダ。見た目も楽しい、お花見の季節にぴったりな、春らしい献立です。

［主食］
だし稲荷（酢ばす）

［主菜］
あられつくね

［副菜］
シーフードロール
サラダ

［汁物］
菜の花とあさりの
お吸い物

献立Memo

しっかりと噛み応えのある稲荷ずしとロールサラダ、つくねの献立は、少量でも満足感が得られます。酢めしにすることで、塩分が少なくてもおいしくいただけます。あさりの旨味のコハク酸をだしに使い、しょうがを効かせれば、少量の減塩しょうゆで満足できます。

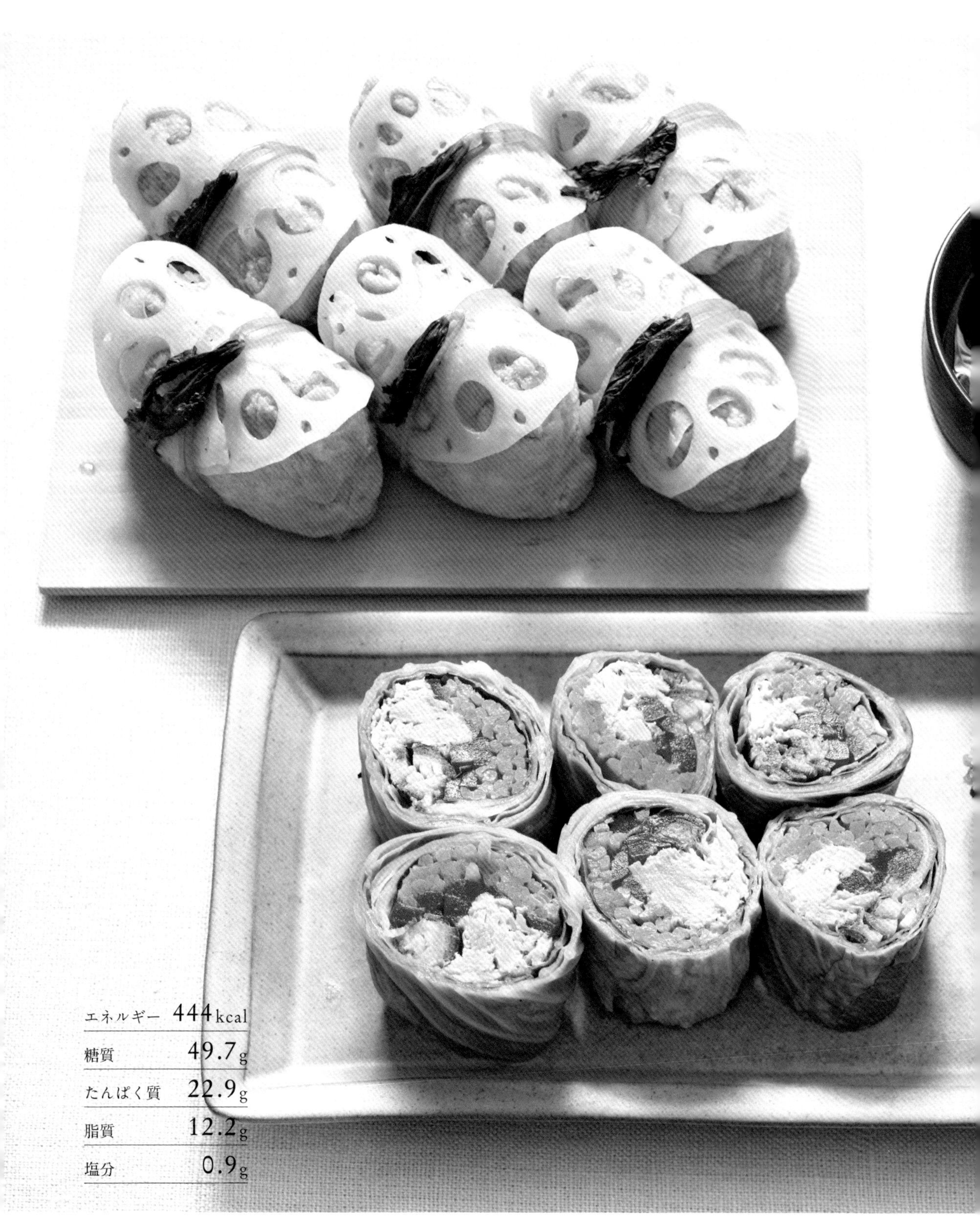

エネルギー	444kcal
糖質	49.7g
たんぱく質	22.9g
脂質	12.2g
塩分	0.9g

主菜

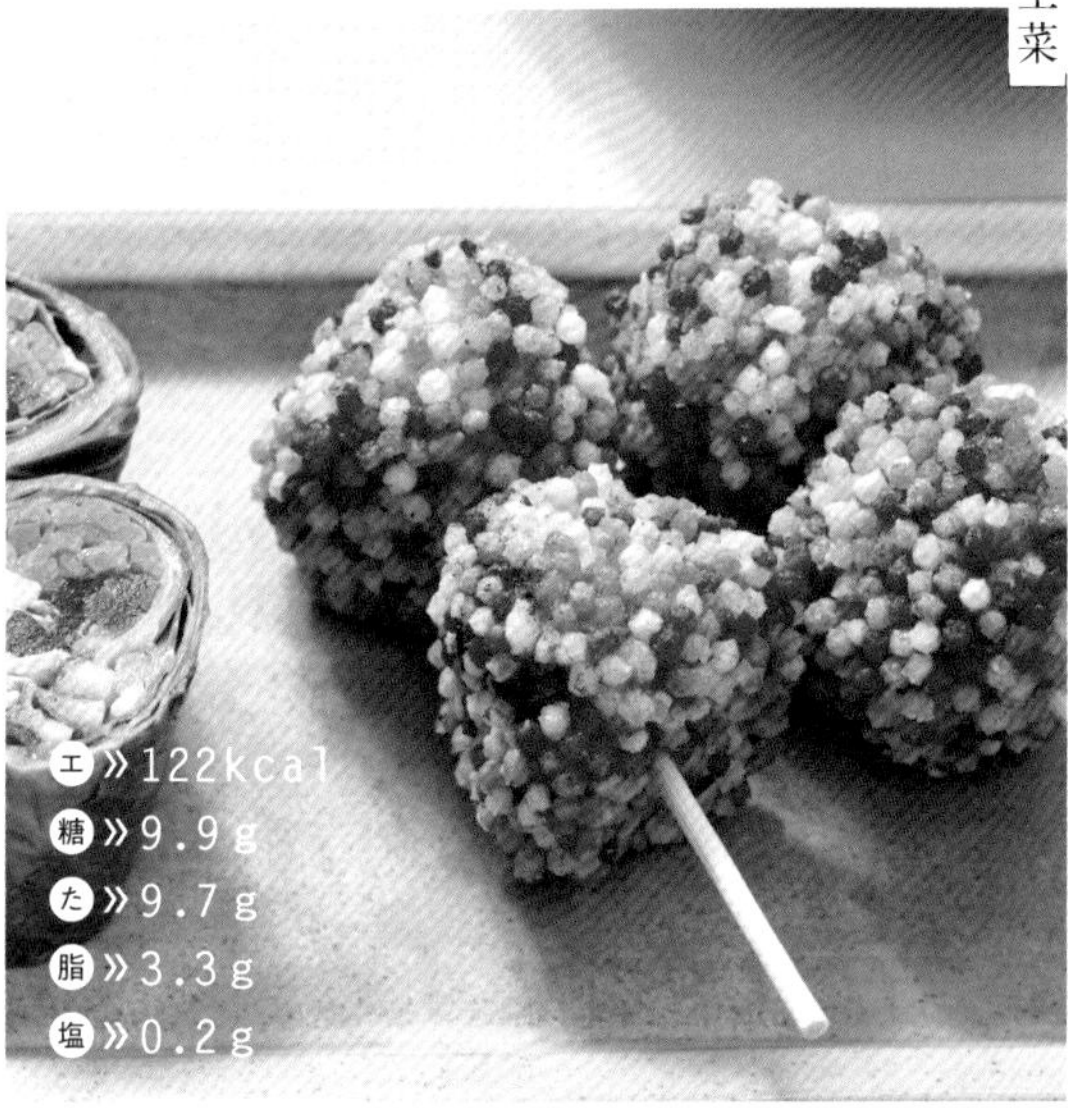
エ»122kcal
糖»9.9g
た»9.7g
脂»3.3g
塩»0.2g

白みそと山椒のかくし味で味わい深く

あられつくね

材料（3人分）

- A
  - 鶏むねひき肉……120g
  - 長ねぎ（みじん切り）……1/4本分（35g）
  - 麩……5g
  - おからパウダー……15g
  - 白みそ……小さじ1/2
  - 酒……大さじ2
  - 片栗粉……大さじ1
  - しょうが（すりおろし）……小さじ1
  - 粉山椒……少々
- 五色あられ……適量
- 紅花油……適量

作り方

1. Aをボウルに入れてよくこね、8等分に丸め、五色あられをまぶす。
2. フライパンに紅花油を1cmの高さまで入れて160℃に熱し、①を入れて転がしながら揚げる。竹串に刺して器に盛る。

調理Point

ポリ袋の空気をしっかり抜くことで味がしみ込みやすくなります。長時間おく場合は冷蔵庫に入れましょう。

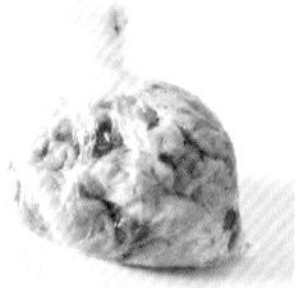

主食

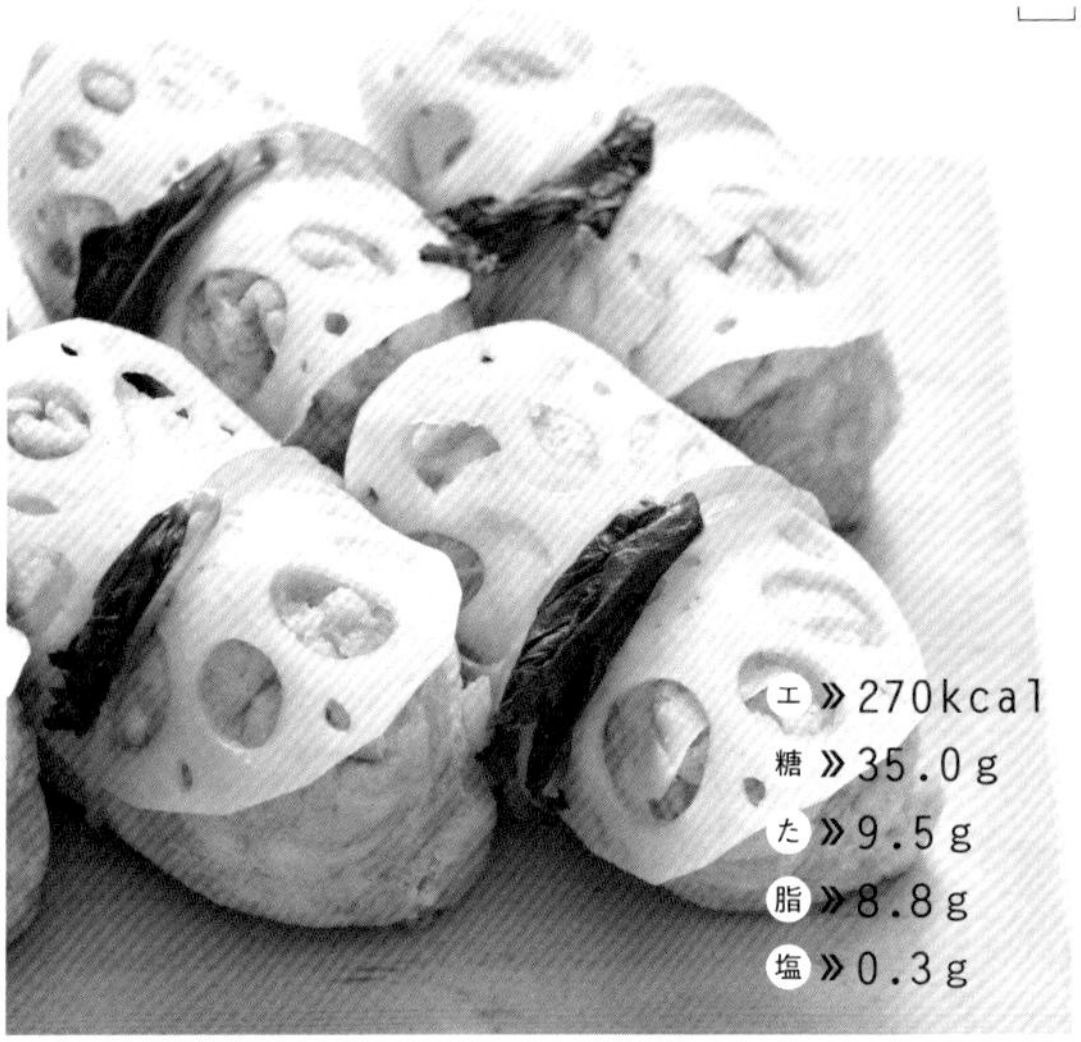
エ»270kcal
糖»35.0g
た»9.5g
脂»8.8g
塩»0.3g

しっかり味のしみた油揚げに酢ばすがマッチ

だし稲荷（酢ばす）

材料（3人分）

- 油揚げ……3枚
- 雑穀入り玄米ごはん……240g
- れんこん……50g
- 三つ葉……12本
- A
  - 削り節……3g
  - 減塩しょうゆ……大さじ1/2
  - みりん……大さじ1
  - 砂糖……大さじ1
  - 水……50mℓ
- B
  - 酢（煮きり／P78参照）……大さじ1と1/2
  - 水……大さじ1
  - 砂糖……大さじ1/2
- C
  - 酢（煮きり／P78参照）……大さじ1と1/2
  - 砂糖……大さじ1/2
  - 白いりごま……大さじ1/2

作り方

1. 油揚げは熱湯をかけて油抜きし、粗熱が取れたらしっかり絞る。耐熱ボウルに油揚げとAを入れ、ラップを落とし蓋のようにのせ、電子レンジで3分加熱する。冷めたらポリ袋に入れ、冷蔵庫で1時間以上おく。
2. れんこんはスライサーなどで薄切りにし、三つ葉と一緒にさっと湯通しする。れんこんは粗熱が取れたらよく混ぜたBに30分ほど漬ける。
3. 熱々のごはんにCをよく混ぜ、汁けを軽く絞った①に詰める。②のれんこんをのせ、三つ葉を巻きつける。

汁物

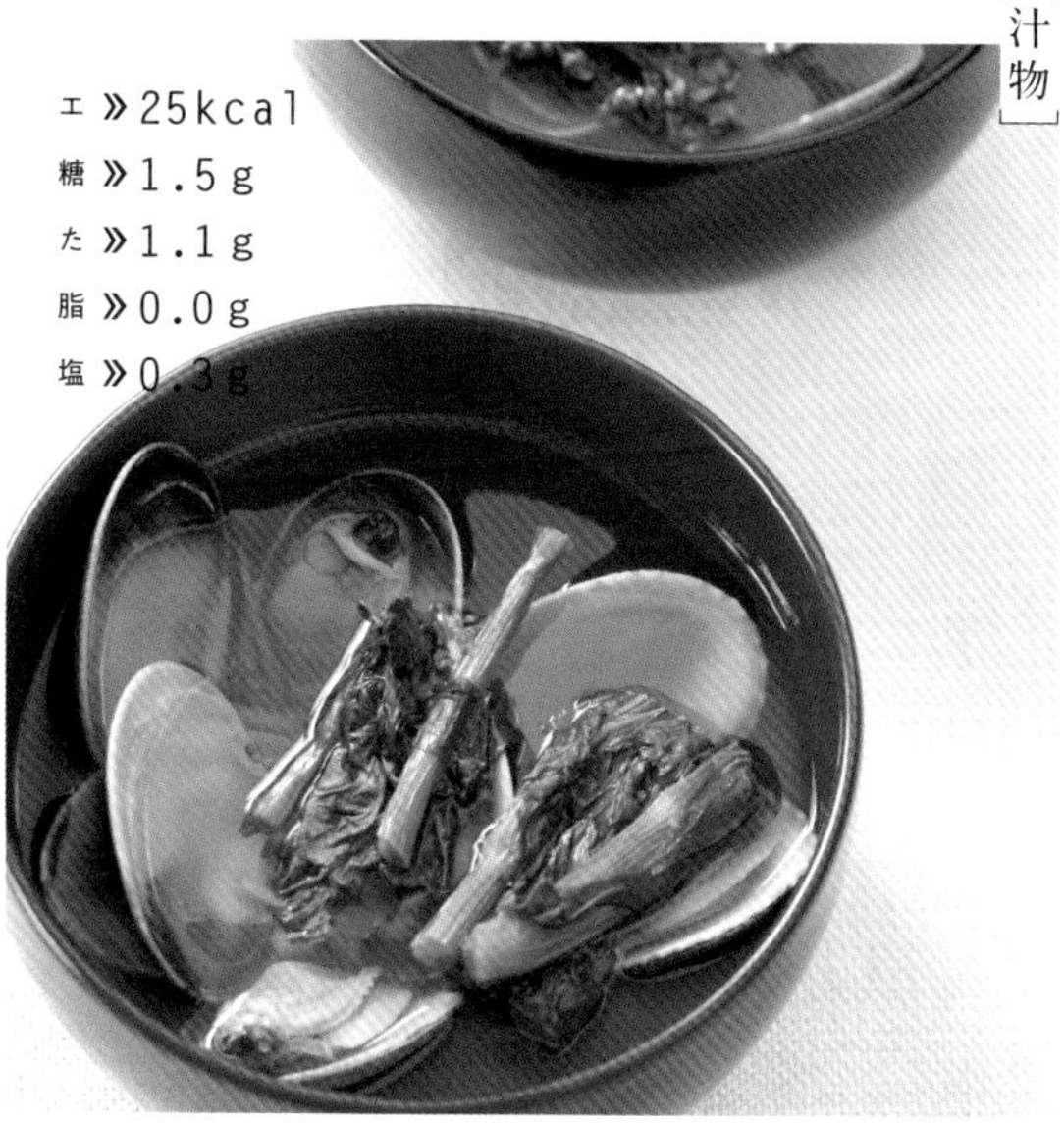
エ »25kcal
糖 »1.5g
た »1.1g
脂 »0.0g
塩 »0.3g

しょうがの風味を効かせて

菜の花とあさりのお吸い物

材料（３人分）

- 菜の花……3本（45ｇ）
- あさり（殻つき／砂抜き）……9個（80ｇ）
- 酒……大さじ2
- しょうが……少々
- 減塩しょうゆ……小さじ2/3

作り方

① 菜の花はラップに包んで電子レンジで２分加熱し、3cm長さに切る。しょうがは極細切りし、水にさらして水けをきる。

② 鍋に水300mℓ、酒を入れて中火にかけ、煮立ったら、あさりを加え、蓋をして弱めの中火にして3分ほど煮る。しょうゆと菜の花、しょうがを加えてひと煮立ちさせる。

副菜

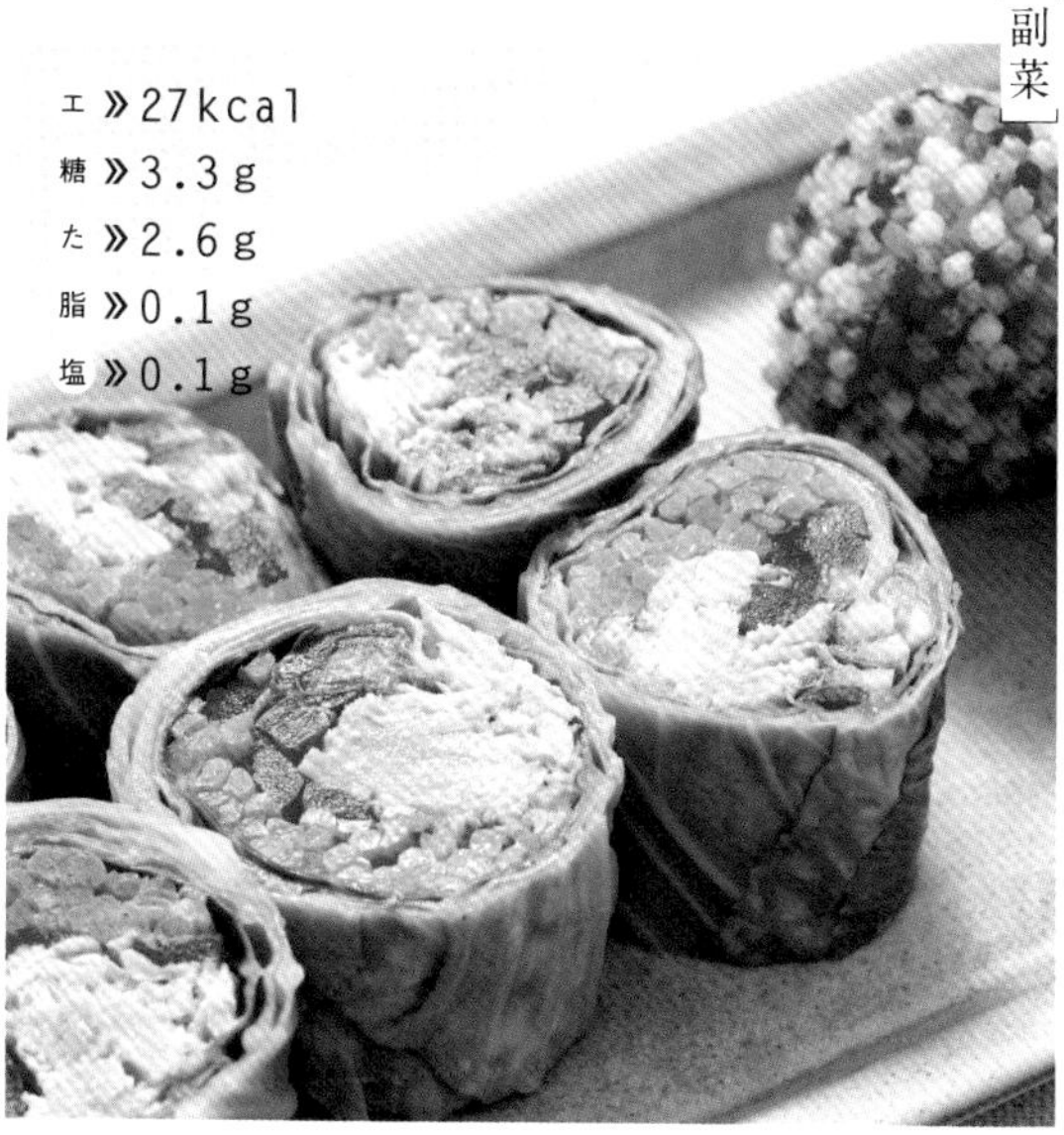
エ »27kcal
糖 »3.3g
た »2.6g
脂 »0.1g
塩 »0.1g

ツナの旨味が野菜にマッチ

シーフードロールサラダ

材料（３人分）

- キャベツ……1枚（100ｇ）
- パプリカ……1/6個（30ｇ）
- にんじん……1/4本（40ｇ）
- みょうが……1個（25ｇ）
- ツナ缶（水煮）……小1/2缶（35ｇ）
- ギリシャヨーグルト（無脂肪）……大さじ1
- 粗びき黒こしょう……少々

作り方

① キャベツは芯を取り除き、ラップに包んで電子レンジで２分加熱する。パプリカ、にんじん、みょうがはせん切りにし、ラップに包んで電子レンジで１分加熱する。ツナは汁けをきり、ヨーグルトとともにボウルに入れ、粗びき黒こしょうをふってざっくりと混ぜる。

② キャベツを半分に折り、パプリカ、にんじん、みょうが、ツナをのせてきつめに巻き、ラップに包んで冷蔵庫で10分以上冷やし、３等分に切る。

体にいいから意識したい
主食と発酵食品&調味料

発酵食品や雑穀には、毎日の健康を支えるための古来からの知恵が詰まっています。
海外でも人気の種々の雑穀を楽しみながらとり入れて。

［主食］玄米、胚芽米、押し麦、ハト麦、オートミール、雑穀米など、食物繊維の多いものを適宜ブレンドして

主食には精白度の低い穀物のほうが、本来、自然の食品が持っているビタミンやミネラル類、食物繊維などが豊富なのでおすすめ。また、数種類の穀物をとることでさまざまなビタミン、ミネラル類が摂取できます。

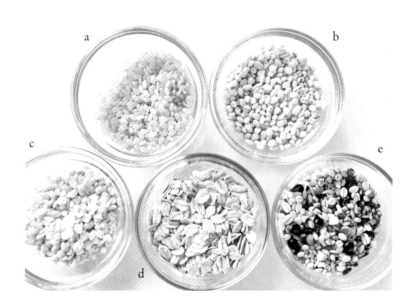

a 発芽玄米

玄米をわずかに発芽させ、GABAなどの栄養価をアップさせ、リラックス効果も。

b 押し麦

大麦を押しつぶし食べやすくしたもの。ビタミンB群や銅などのミネラル、食物繊維などが豊富。

c ハト麦

たんぱく質、ビタミンB群、亜鉛などが豊富。

d オートミール

手軽でヘルシーな朝食として注目の食材。オーツ麦を脱穀したもので、食物繊維は玄米の３倍含まれる。

e 雑穀米

キビやヒエ、アワなどの雑穀を混ぜたもの。幅広くミネラル類を摂取できるのが特徴。

［発酵食品］納豆、キムチ、チーズ、ヨーグルト、甘酒などの発酵食品を大いに利用

微生物の力を借りて、栄養価やおいしさをアップさせたのが発酵食品。毎日食べて腸内環境を整えるために、これらの食品を冷蔵庫に常備しておきたいものです。

a 納豆

植物性たんぱく質のほか、更年期によい各種栄養素が豊富。特有の酵素ナットウキナーゼには血圧調整作用も期待できる。

b キムチ

キムチは乳酸菌が豊富な発酵食品。ビタミンB_1、B_2、ビタミンCも含まれ、辛味成分のカプサイシンはエネルギー代謝を亢進し、体温を高める。

c チーズ、ヨーグルト

チーズやヨーグルトは乳酸菌や酵素のはたらきでたんぱく質が分解され、牛乳より消化しやすく、カルシウム吸収は食品中最高。

d 甘酒

飲む点滴とも言われ、ブドウ糖、ビタミンB群、必須アミノ酸などが豊富。疲れたときの栄養補給にもおすすめ。

［発酵調味料］塩分に気をつけながら、発酵食品である昔ながらの調味料を活用

昔ながらの調味料は発酵食品の宝庫。これらの調味料を使うことで、体に必要な栄養素を幅広くとり入れられます。ただし塩分が多いものもあるので使いすぎに注意して。

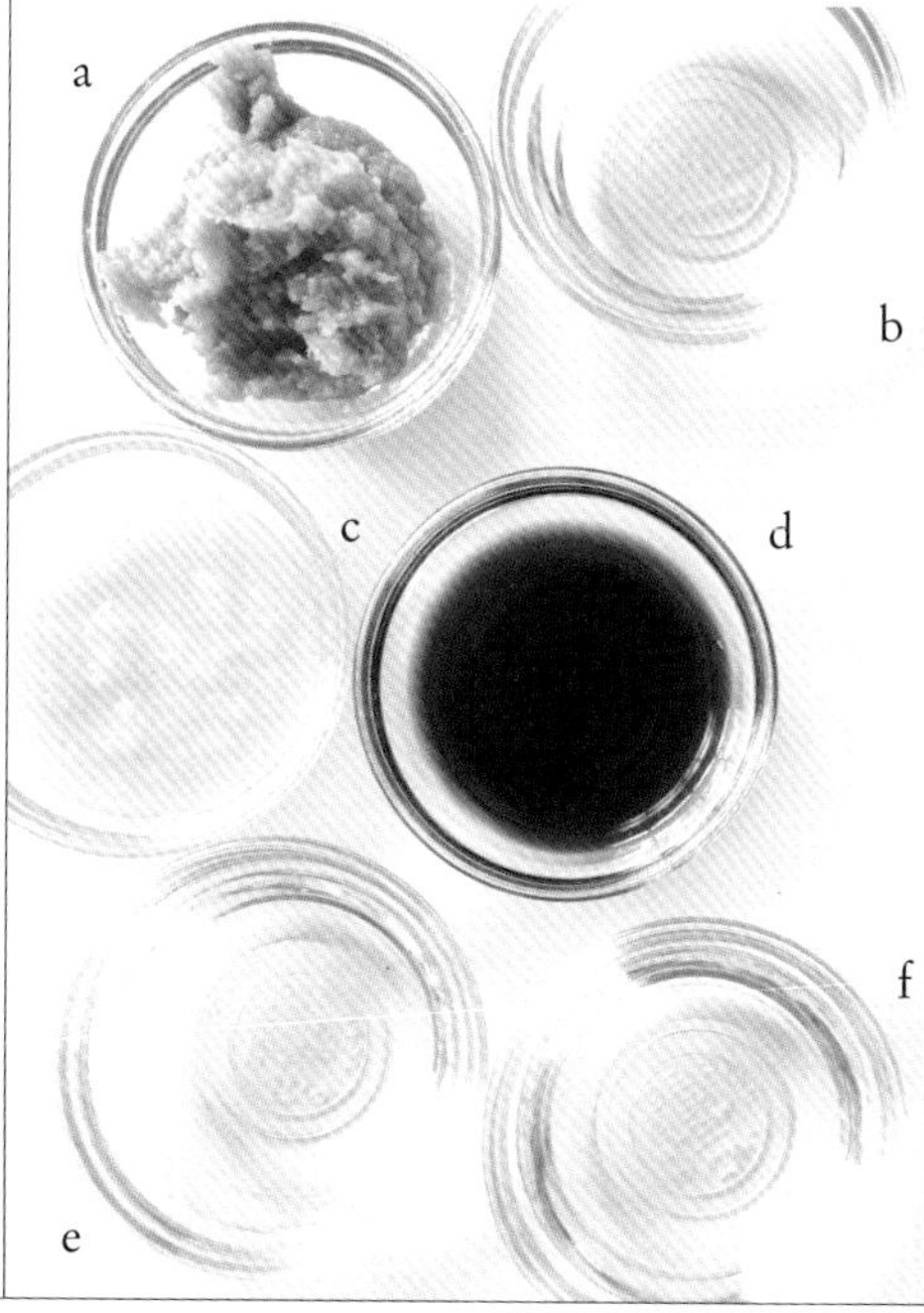

a みそ

大豆を発酵させて作ったみそには、たんぱく質やビタミンB群、食物繊維が豊富。

b みりん

米や米麹を主原料として発酵させた調味料。アミノ酸やビタミンB_5、B_6が含まれている。

c 塩麹

麹菌の代謝の過程でつくられるビタミンB群を含む。漬け込むとやわらかさ、旨味、栄養価アップ。

d しょうゆ

大豆や小麦を麹菌で時間をかけて発酵させた調味料。ビタミンB群が豊富。

e 清酒

米を麹菌などで発酵させるのでアミノ酸やビタミンB_6が含まれる。

f 酢

酢酸発酵によってできた酢は、酢酸が主成分。食欲増進効果がある。

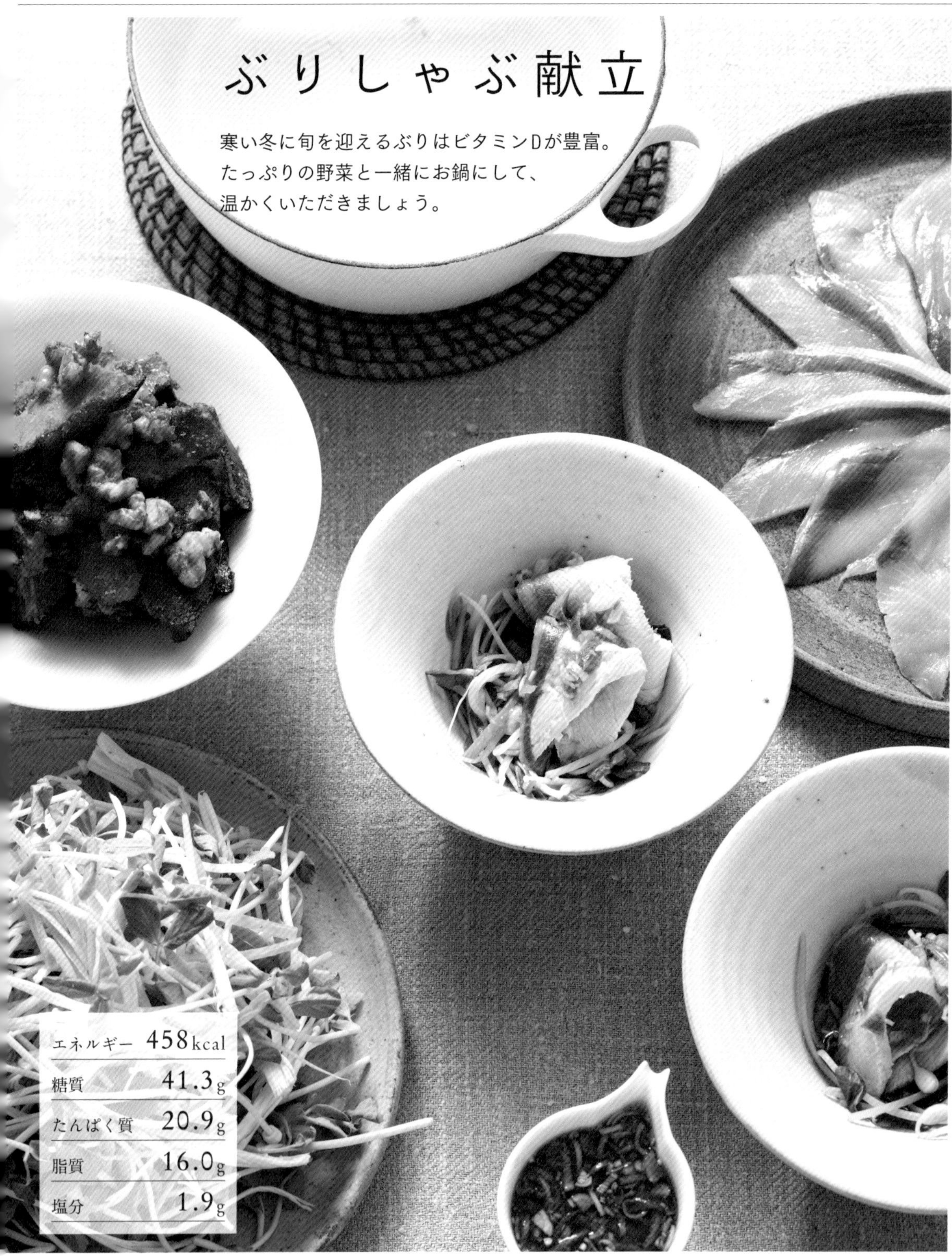

ぶりしゃぶ献立

寒い冬に旬を迎えるぶりはビタミンDが豊富。
たっぷりの野菜と一緒にお鍋にして、
温かくいただきましょう。

エネルギー	458kcal
糖質	41.3g
たんぱく質	20.9g
脂質	16.0g
塩分	1.9g

[主菜]

ぶりしゃぶ

エ»296kcal
糖»23.9g
た»18.5g
脂»8.3g
塩»1.7g

材料（2人分）

ぶり（刺身用薄切り）……150g
豆苗……1パック（120g）
にんじん……1/2本（75g）
長ねぎ……1/2本（70g）
えのきだけ……1袋（100g）
豆もやし……約1/3袋（80g）
昆布……5×5cm 1枚
酒……50mℓ
A
減塩しょうゆ……大さじ2
みりん……大さじ2
レモン汁……大さじ2
みょうが（粗みじん切り）……1本分（25g）

作り方

① 鍋に水500mℓ、昆布、酒を入れて30分ほどおく。にんじんは細いせん切り、長ねぎは斜めに薄切りにし、えのきは石づきを落としてほぐし、豆苗は根を切り落とす。豆もやしも加えてざっくりと混ぜておく。
② ①の鍋を強めの中火にかけ、沸騰直前に昆布を取り出す。ぶりと野菜をだし汁にくぐらせて軽く火を通し、よく混ぜたAをかけていただく。

不調を改善する栄養Point
ぶりには、良質の脂質と良質のたんぱく質、ビタミンDが豊富。鍋なので、緑黄色野菜ときのこもたっぷりおいしく食べられます。

[副菜]

かぼちゃのコチュジャン和え

エ»162kcal
糖»17.4g
た»2.4g
脂»7.7g
塩»0.2g

材料と作り方（2人分）

① かぼちゃ150gは7mm厚さに切る。くるみ（素焼き）15gは砕く。
② フライパンにごま油小さじ1を中火で熱し、かぼちゃを入れて片面を焼きつけ、ひっくり返して蓋をして弱火で3～4分焼く。コチュジャン小さじ2/3、粉チーズ小さじ1、みりん、水各大さじ1を混ぜ、回しかけてからめ、くるみを加えて混ぜる。

不調を改善する栄養Point
コチュジャンは甘辛い韓国調味料。塩分が低いので、味のポイントに。抗酸化ビタミンがたっぷり含まれるかぼちゃで不調を改善。

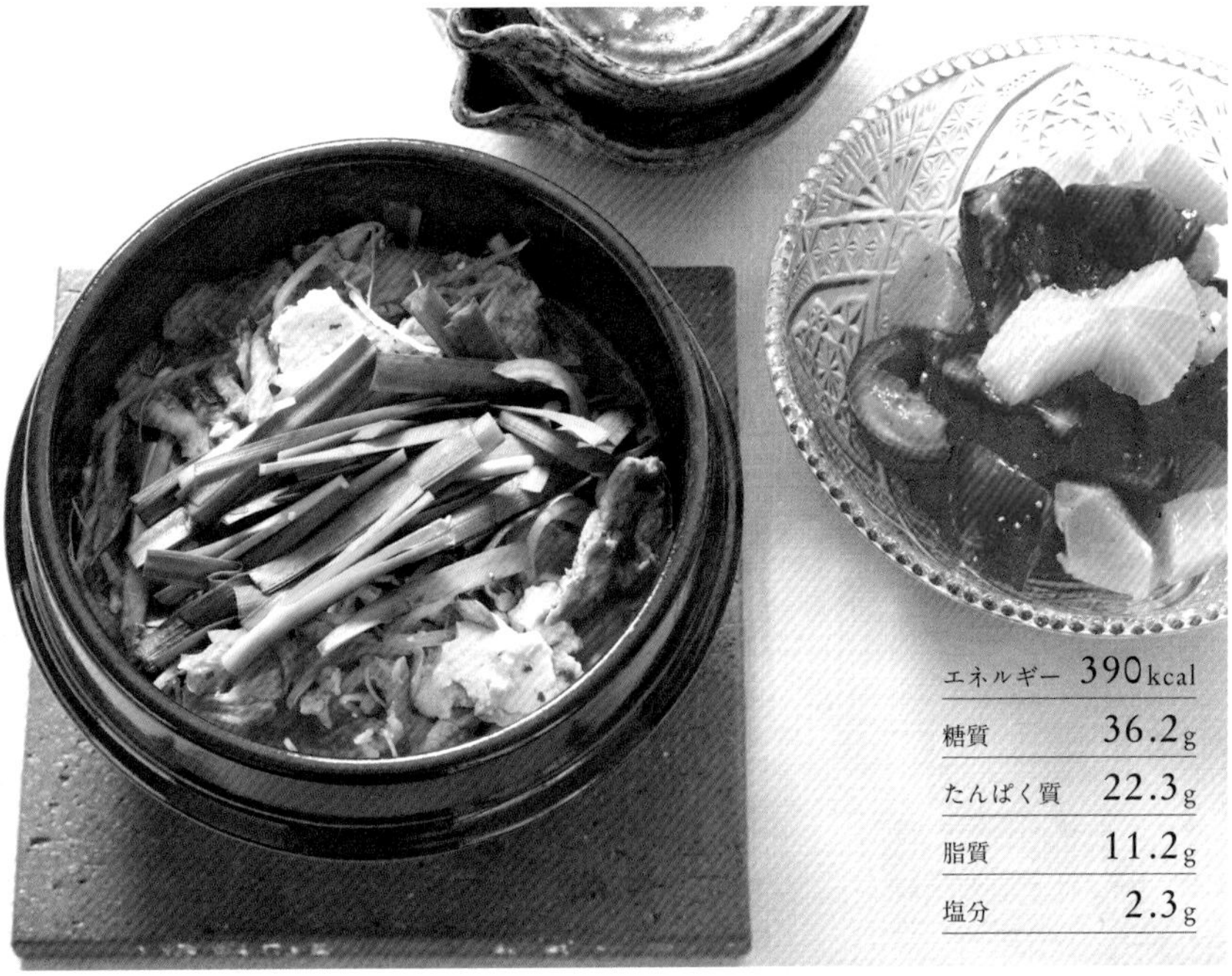

エネルギー	390kcal
糖質	36.2g
たんぱく質	22.3g
脂質	11.2g
塩分	2.3g

キムチ鍋献立

辛味が食欲をそそる大人気のキムチ鍋で、野菜もたっぷりいただきます。副菜には甘味のあるサラダを。

［主菜］

キムチ鍋

エ»316kcal
糖»20.7g
た»21.4g
脂»11.0g
塩»2.3g

材料（2人分）

- 豚ロース肉薄切り肉……120g
  （脂を取り除き、正味100g／半分に切る）
- キムチ……100g
- 木綿豆腐（大きめに崩す）……2/3丁（200g）
- 豆もやし…約1/2袋（150g）
- にら（6cm長さに切る）……1/2束（50g）
- にんにく（すりおろし）……大さじ1/2
- コチュジャン…大さじ1
- 酒……50mℓ
- みりん……大さじ2
- 削り節……3g
- ごま油……大さじ1/2

作り方

鍋にごま油を中火で熱し、豚肉、キムチ、コチュジャン、にんにくを入れて炒め、水150mℓ、酒、みりん、豆腐、豆もやし、削り節を加える。煮立ったら弱めの中火にして5分ほど煮込み、にらを加えて再度煮立たせる。

不調を改善する栄養Point

豚肉は脂身を取り除いて脂質を減らし、良質のたんぱく質や野菜のビタミン類をしっかり摂取。抗酸化作用のあるにらや発酵食品のキムチも。

［副菜］

トマトとオレンジのサラダ

エ»74kcal　糖»15.5g
た»0.9g　脂»0.2g
塩»0.0g

材料と作り方（2人分）

トマト小2個（200g）は一口大の乱切り、オレンジ1個（正味150g）は皮をむき、トマトと同じ大きさの乱切りにする。ボウルに入れてはちみつ大さじ1/2を加えて混ぜる。

不調を改善する栄養Point

トマトの酸味と旨味オレンジの甘味で塩分いらず！リコピンやビタミンCの抗酸化ビタミンで、アンチエイジング効果も。

手羽元のサムゲタン献立

本場韓国では夏バテを防ぐ滋養食のサムゲタン。
鶏肉の旨味が溶け込んだスープを堪能しましょう。

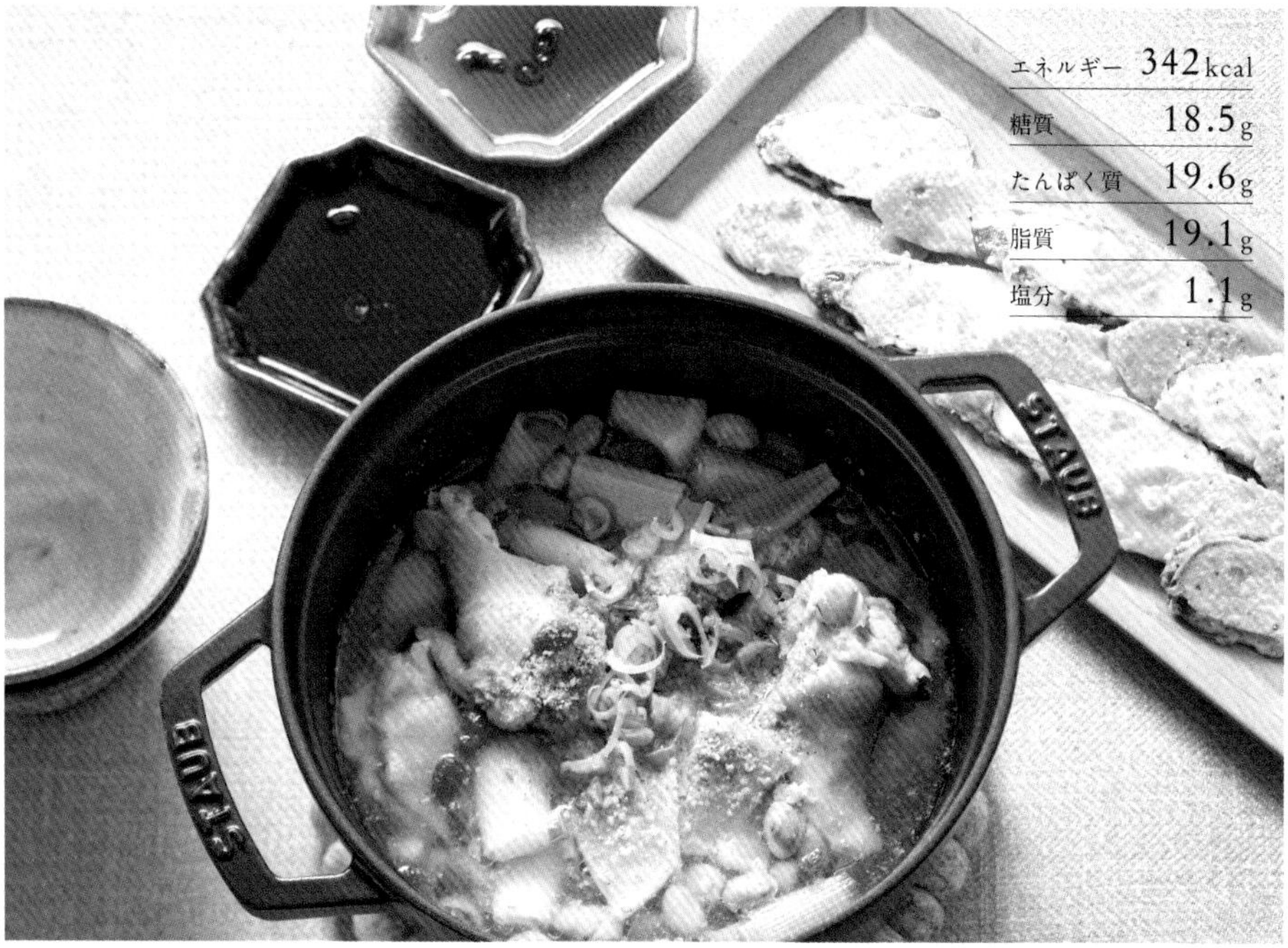

エネルギー 342kcal
糖質 18.5g
たんぱく質 19.6g
脂質 19.1g
塩分 1.1g

［主菜］

手羽元のサムゲタン

エ » 230kcal
糖 » 11.1g
た » 17.1g
脂 » 11.4g
塩 » 0.8g

材料（2人分）

鶏手羽元……4本
大根……200g
長ねぎ……1本（140g）
蒸し大豆……70g
A しょうが（すりおろし）……小さじ1
A 塩……少々
クコの実……大さじ1
白すりごま……大さじ1/2

作り方

① 手羽元は皮の薄い部分に切り目を入れる。大根は一口大の乱切り、長ねぎは白い部分を3cm幅に切り、青い部分を薄い小口切りにする。
② 鍋に水300mℓ、手羽元、大根、長ねぎの白い部分、Aを入れて強めの中火にかけ、アクを取りながら加熱し、煮立ったら大豆を加え、弱火にして大根がやわらかくなるまで10～15分煮込む。
③ クコの実を加え、さらに5分ほど煮込み、長ねぎの青い部分、白すりごまをかける。

［副菜］

にんじんとズッキーニのジョン

エ » 112kcal
糖 » 7.4g
た » 2.5g
脂 » 7.7g
塩 » 0.3g

材料と作り方（2人分）

① にんじん1/5本（30g）は5mm厚さ、ズッキーニ1/3本（50g）は7mm厚さの斜め薄切りにし、粗びき黒こしょう少々をふり、小麦粉大さじ1をしっかりまぶす。
② フライパンにごま油大さじ1を中火で熱し、①を溶き卵1/2個分にくぐらせて入れ、両面を焼き、器に盛る。減塩しょうゆ小さじ1、酢（煮きり／P78参照）大さじ1/2、赤唐辛子（輪切り）1/3本分、砂糖小さじ1、白すりごま小さじ1をよく混ぜて添える。

エスニック海鮮鍋献立

たら・えび・いかが主役の海鮮鍋。ナンプラーを効かせたスパイシーなタレでいただきます。

エネルギー	224kcal
糖質	24.2g
たんぱく質	19.8g
脂質	0.8g
塩分	1.8g

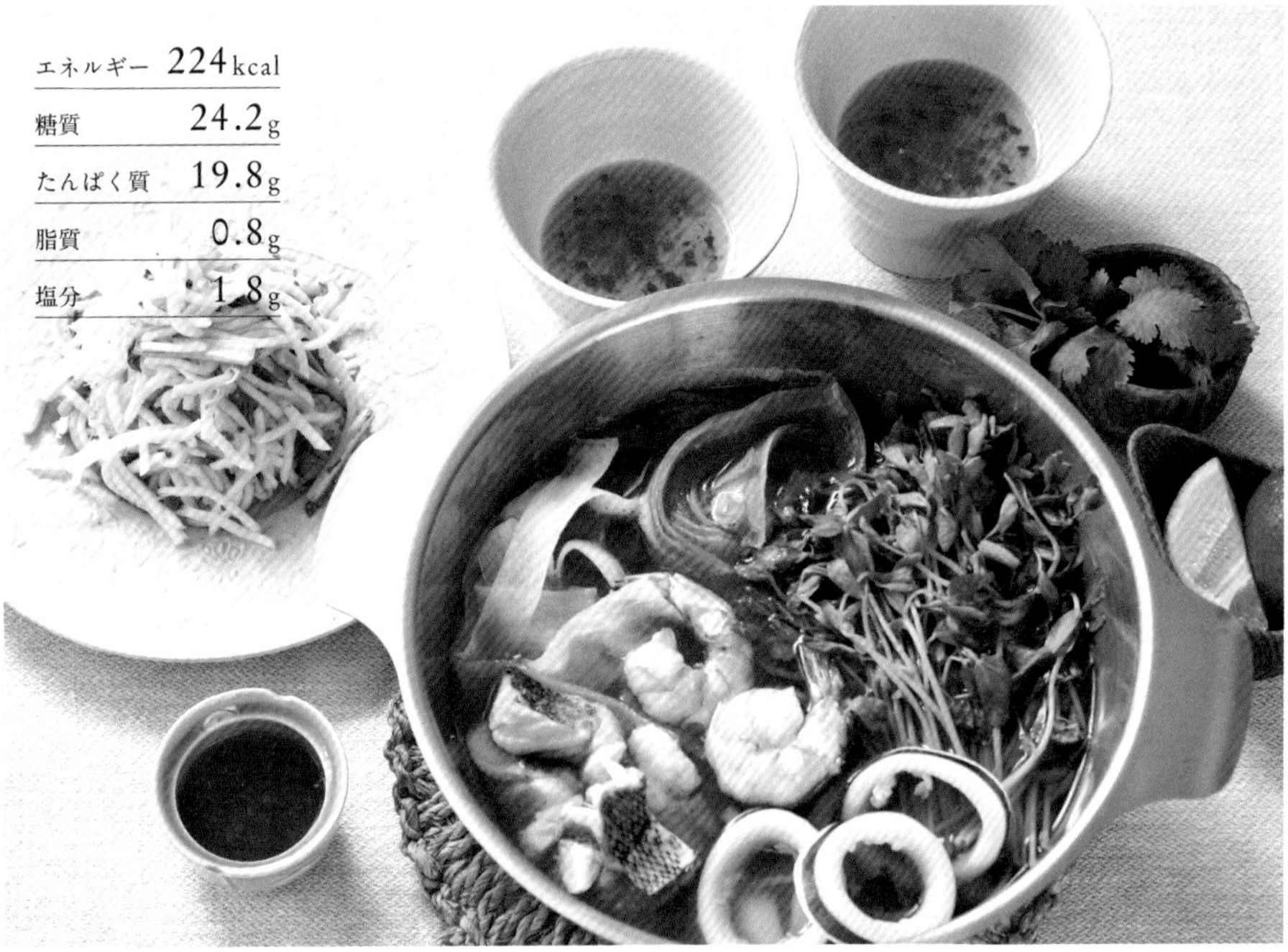

［主菜］

エスニック海鮮鍋

エ»184kcal
糖»18.3g
た»17.7g
脂»0.6g
塩»1.4g

材料（2人分）

たら……2切れ（60g×2）
（水けを拭いて3等分に切る）
えび……2尾
（殻をむいて尾の端を切り、背ワタを取り除く）
いか……1杯
（胴のみ正味50g／1.5cm幅の輪切り）
豆苗（根を切り落とす）……1袋（120g）
大根……200g
にんじん……1/2本（75g）
にんにく（つぶす）……1かけ
ライム……1/2個
酒……50mℓ
A スイートチリソース……大さじ2
A ナンプラー……小さじ1/2
A 酢（煮きり／P85参照）……大さじ2
パクチー（ざく切り）……1束（30g）

作り方

① えびは片栗粉大さじ1/2（分量外）をもみ込み、水洗いをして水けを拭き取る。大根、にんじんはピーラーで縦に薄切りにする。
② 鍋にライム1/8量分の皮、酒、水500〜600mℓを入れて沸騰させ、ライムの皮を取り除き、たら、いか、豆苗、にんにく、①を入れる。火が通ったら、よく混ぜたAをつけていただく。好みでパクチーを入れ、ライムを搾る。

［副菜］

かぶのソムタム

エ»40kcal 糖»5.9g
た»2.1g 脂»0.2g
塩»0.4g

材料と作り方（2人分）

① かぶ2個（240g）はよく洗い、皮ごとせん切りにし、葉は3cm長さに切る。パクチー1/2束（15g）は1cm長さに切り、かぶと混ぜる。
② 耐熱ボウルに桜えび（乾燥）3gを入れ、ラップをしないで電子レンジで30秒加熱し、①、スイートチリソース、酢（煮きり／P78参照）各大さじ1を加えてよく混ぜる。

豆乳担々鍋献立

豆乳のスープで、担々鍋もまろやかな味わいに。
豆腐も加えてイソフラボンをしっかりとりましょう。

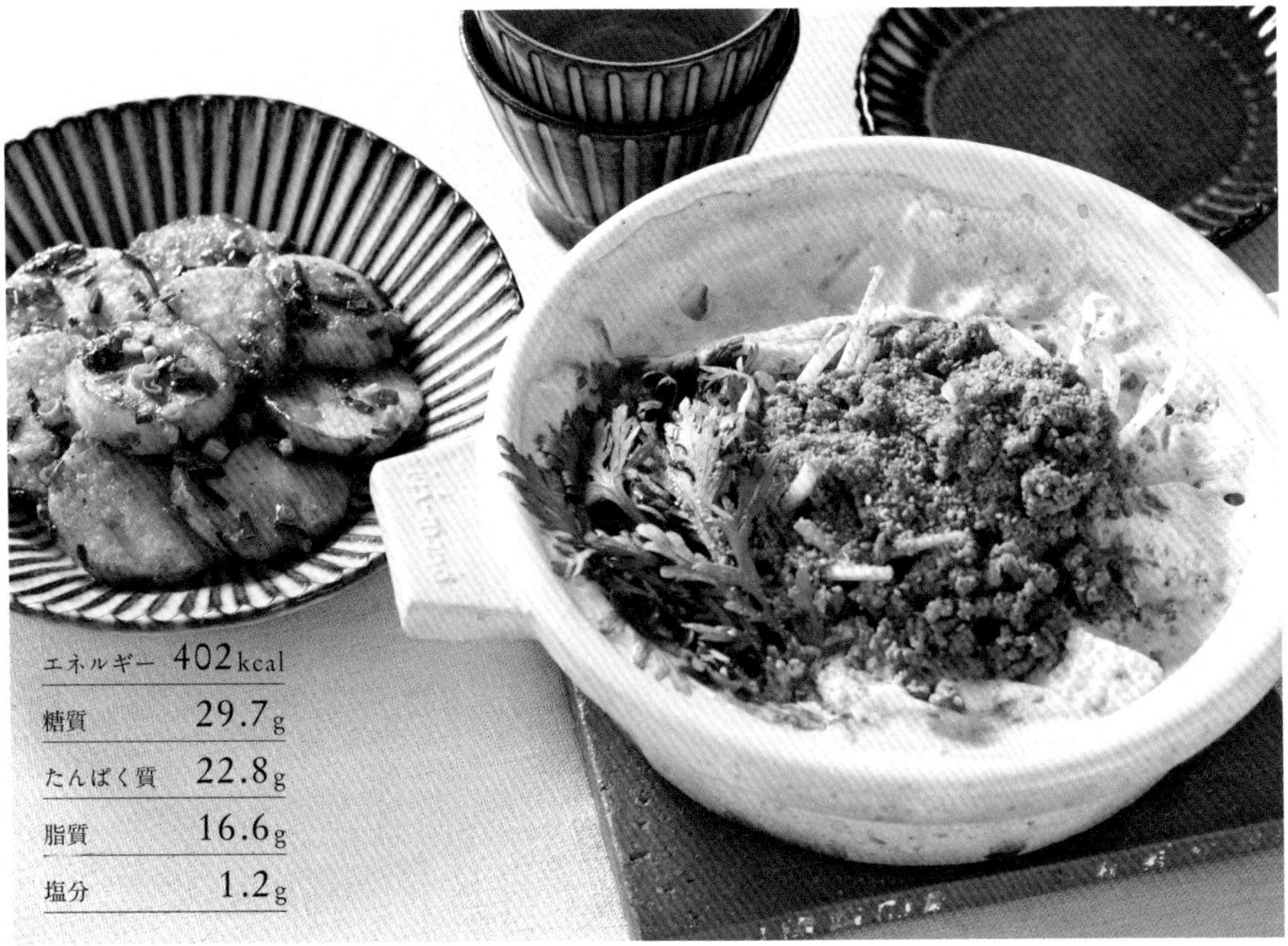

エネルギー 402kcal
糖質 29.7g
たんぱく質 22.8g
脂質 16.6g
塩分 1.2g

［主菜］

豆乳担々鍋

エ»291kcal
糖»12.5g
た»21.2g
脂»13.5g
塩»0.9g

材料（2人分）

豚赤身ひき肉……80g
木綿豆腐……1/2丁（150g）
春菊……1袋（160g）
もやし……1袋（250g）
無調整豆乳……200mℓ
しょうが（すりおろし）……小さじ1
減塩みそ……小さじ1
酒……50mℓ
減塩鶏がらスープの素……小さじ1
白すりごま……大さじ3
ラー油……小さじ1

作り方

① 春菊は茎と葉を切り分ける。
② 小さめのフライパンを中火で熱し、ひき肉、しょうが、みそを入れて色が変わるまで炒め、酒を加え、煮立たせる。
③ 鍋に大きめに崩した豆腐、もやし、春菊の茎を入れ、②をのせ、豆乳、水50mℓ、鶏がらスープの素を加え、強めの中火でひと煮立ちさせる。春菊の葉を加え、白すりごま、ラー油をかける。

［副菜］

里いもの甘辛ねぎ焼き

エ»111kcal
糖»17.2g
た»1.6g
脂»3.1g
塩»0.3g

材料と作り方（2人分）

① 里いも2個（200g）は皮をむき、1cm厚さの輪切りにし、粉山椒少々、片栗粉大さじ1をまぶす。
② フライパンにごま油大さじ1/2を中火で熱し、①を入れて焼き色がつくまで焼く。ひっくり返して蓋をして弱火で3～4分焼き、竹串を刺してしスッと入ったら、小ねぎ（小口切り）2本分（20g）、減塩しょうゆ小さじ1、酢（煮きり／P78参照）大さじ1、砂糖大さじ1/2、水大さじ1を混ぜて回しかけ、強めの中火にして全体にからめる。

トマトベースのポトフ献立

大きめに切った野菜を、鶏肉と一緒にじっくり煮込みます。きのこたっぷりのタルティーヌを添えて。

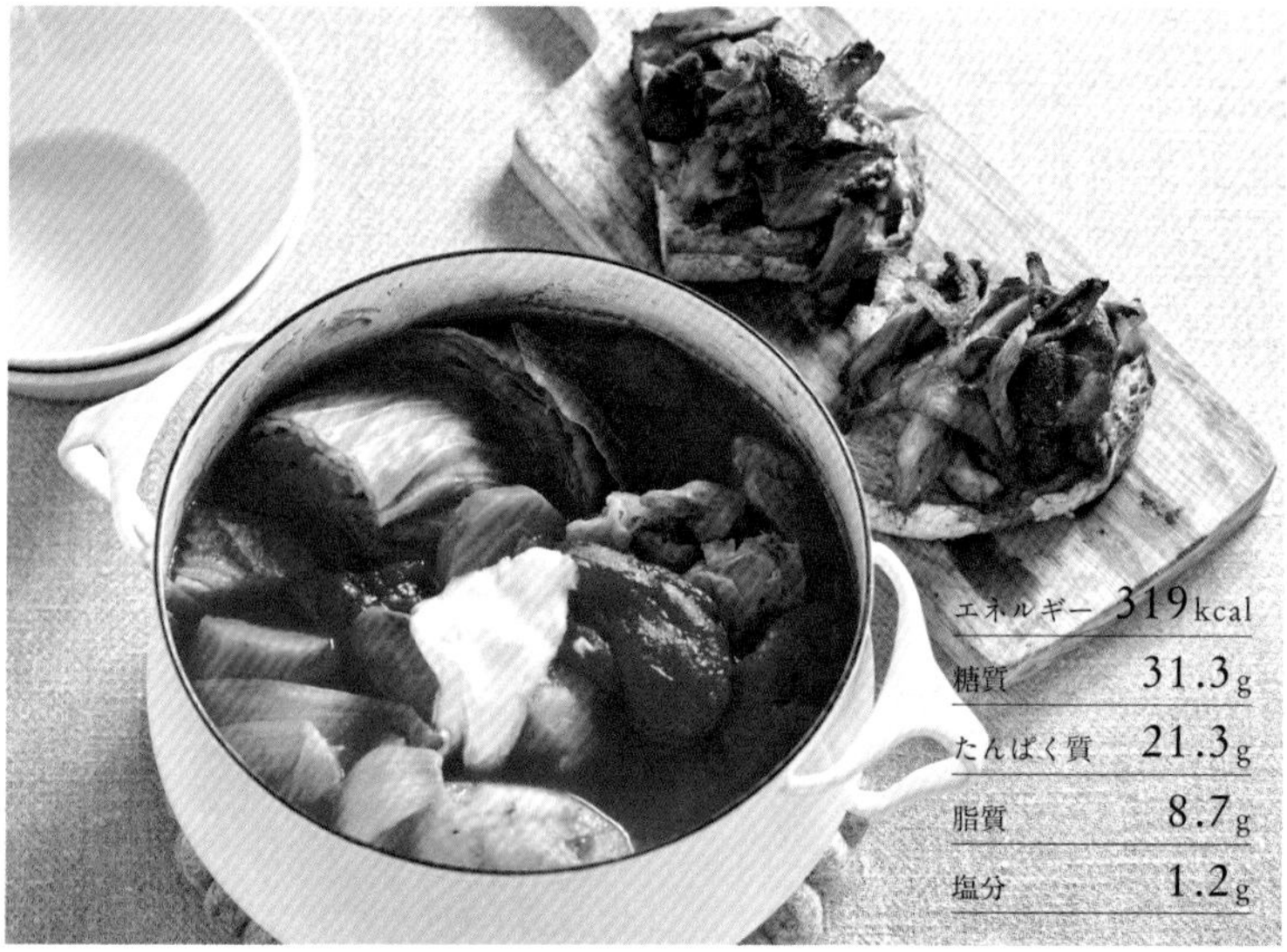
エネルギー 319kcal
糖質 31.3g
たんぱく質 21.3g
脂質 8.7g
塩分 1.2g

[主菜]

トマトベースのポトフ

エ » 207kcal
糖 » 17.6g
た » 17.7g
脂 » 5.1g
塩 » 0.6g

材料（3人分）

鶏もも肉（皮なし）……1枚（250g）
キャベツ……1/8個（150g）
玉ねぎ……1/2個（100g）
にんじん……1/2本（75g）
じゃがいも……小2個（200g）
にんにく……1かけ
ホールトマト缶……1缶（400g）
赤唐辛子（輪切り）……1/2個分
ローリエ……1枚
塩……小さじ1/5
粗びき黒こしょう……少々
ギリシャヨーグルト（無脂肪）……大さじ2
オリーブオイル……小さじ1

作り方

① キャベツと玉ねぎは縦半分に切り、にんじんは1cm幅の輪切り、にんにくは芽を取り除き、叩いてつぶす。鶏肉は脂を取り除き、6等分に切る。
② 鍋にオリーブオイル、赤唐辛子、にんにくを中火で熱し、鶏肉を焼き色がつくまで両面を焼き、じゃがいも、にんじん、ローリエ、水300mℓを加える。煮立ったら落とし蓋をして蓋をして10分ほど煮込み、玉ねぎ、キャベツ、トマト缶、塩を加え、再び煮立ったら弱めの中火にして15〜20分煮込む。
③ ②に粗びき黒こしょうを加えてひと混ぜし、ヨーグルトを添える。

[副菜]

きのこのタルティーヌ

エ » 112kcal
糖 » 13.7g
た » 3.6g
脂 » 3.6g
塩 » 0.6g

材料と作り方（2人分）

① しいたけ3枚（60g）は石づきを落として4等分に切り、まいたけ1パック（120g）は食べやすい大きさにさく。にんにく1かけは芽を取り除き、薄切りにする。
② フライパンにオリーブオイル大さじ1/2、にんにくを中火で熱し、しいたけ、まいたけを炒め、しんなりしたらカレー粉小さじ1/2、減塩しょうゆ小さじ1、粗びき黒こしょう少々を加えて炒める。
③ 全粒粉カンパーニュ（スライス）1枚（50g）を半分に切り、②をのせ、オーブントースターで4〜5分焼く。

あすか鍋風献立

奈良の郷土料理「あすか鍋」に鮭を加えました。牛乳ベースのクリーミーなスープで体が温まります。

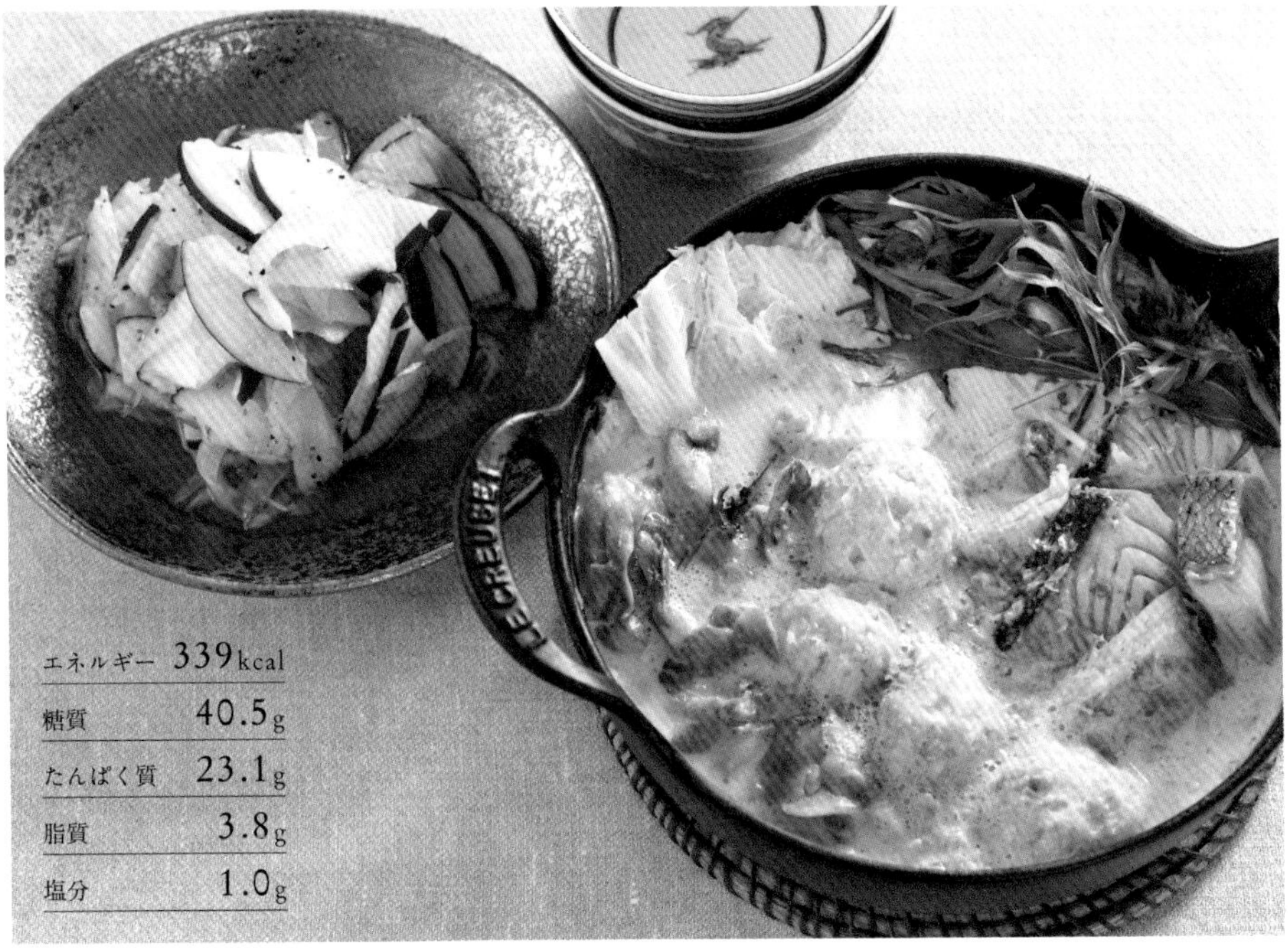

エネルギー 339kcal
糖質 40.5g
たんぱく質 23.1g
脂質 3.8g
塩分 1.0g

［主菜］

あすか鍋風

エ » 261kcal
糖 » 23.3g
た » 22.7g
脂 » 3.7g
塩 » 0.9g

材料（2人分）

- 生鮭……1切れ（80g）
- A
  - 鶏むねひき肉……60g
  - 麩（砕く）……5g
  - 長ねぎ（みじん切り）……1/4本分（35g）
  - 片栗粉……大さじ1/2
  - 粉山椒……少々
  - 酒……大さじ1
- 白菜……1/8株（300g）
- 水菜……1/2袋（100g）
- 長ねぎ……1/2本（70g）
- まいたけ……1パック（120g）
- 昆布……5×5cm1枚
- 酒……50mℓ
- B
  - みそ……小さじ1
  - 削り節……3g
  - 牛乳（低脂肪）……250mℓ

作り方

1. 鍋に水200mℓ、昆布、酒を入れて30分ほどおく。鮭はペーパータオルで水けをしっかり拭き取り、食べやすい大きさに切る。Aはよく混ぜ、6等分にして丸める。白菜は横3cm幅、水菜は6cm長さに切り、長ねぎは斜め薄切りにする。まいたけは食べやすい大きさにさく。
2. ①の鍋を強めの中火にかけ、沸騰直前に昆布を取り出し、①の具材とBを加え、火が通るまで弱めの中火で煮込む。

［副菜］

りんごとセロリの甘酢和え

エ » 78kcal　糖 » 17.2g
た » 0.4g　脂 » 0.1g
塩 » 0.1g

材料と作り方（2人分）

りんご1/2個（120g）は5mm厚さのいちょう切り、セロリ1本（120g）は斜め薄切りにし、ボウルに入れて酢（煮きり／P78参照）、はちみつ各大さじ1、粗びき黒こしょう少々を加え、よく和える。

不調を改善する栄養Point

りんごの皮にはポリフェノールのアントシアニンという抗酸化物質が豊富。セロリの葉には香り成分ピラジンが豊富で血流改善効果も。

豆・豆加工品

果実・果実加工品

種実・種実加工品

漬け物

その他

Profile

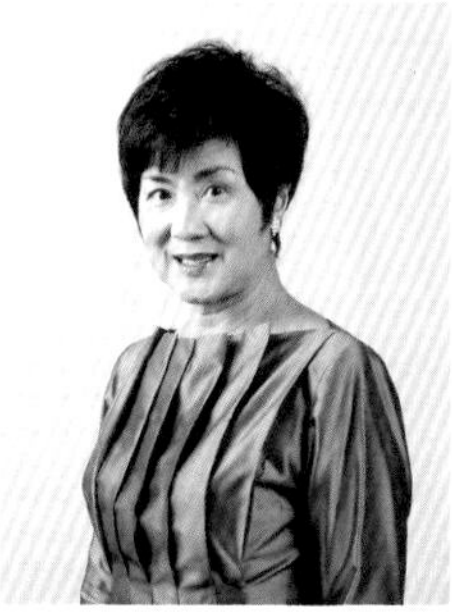

監 修
廣田孝子（ひろた たかこ）

医学博士。管理栄養士。健康運動指導士。廣田アンチエイジング研究所所長。大阪大学大学院医学研究科修了（栄養学専攻）。ボストン大学医学部、アメリカ国立衛生研究所（NIH）研究員、辻学園中央研究室所長、京都光華女子大健康科学部教授を経て2019年より現職。大阪府知事表彰、厚生労働大臣表彰、日本栄養改善学会学会賞受賞。日本栄養・食糧学会、デサントスポーツ科学振興財団評議員。著書に『クスリに負けない最適食材＆最良レシピ』（ワニブックス）、『免疫力を高める食材事典』（学研プラス）など多数。「世界一受けたい授業」（日本テレビ系）などテレビでも活躍中。

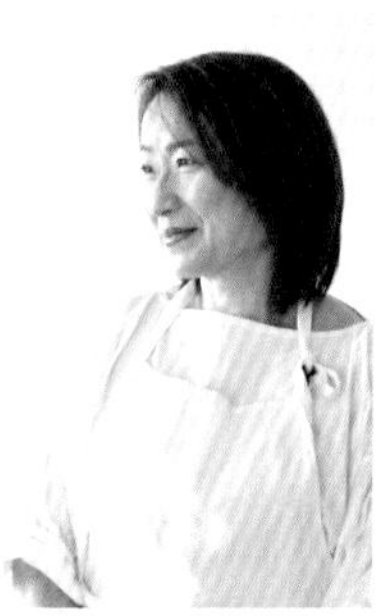

料理（レシピ制作・調理）
上島亜紀（かみしま あき）

料理家・フードコーディネーター＆スタイリストとしてメディアや女性誌を中心に活躍。企業のレシピ監修、提案も行う。パン講師、食育アドバイザー、ジュニア・アスリートフードマイスター取得。簡単に作れる日々の家庭料理を大切にしながら、主宰する料理教室「A's Table」では、楽しくて美しいおもてなし料理を提案。著書に『毎日食べたい はじめての米粉レシピ おかずとパンとお菓子』『まとめ買い＆使い切り！ラクうまレシピ350』（ナツメ社）、『『また作って！』と言われるおかわりおかず』(池田書店)、『なんてことないTHE定番。おかずのネタ帖』（朝日新聞出版）などがある。

Staff

撮影	吉田篤史
デザイン	吉村 亮、大橋千恵(Yoshi-des.)
イラスト	ヤマグチカヨ
調理アシスタント	柴田美穂
栄養計算	角島理美
執筆協力	圓岡志麻
編集・構成	丸山みき(SORA企画)
編集アシスタント	大西綾子、秋武絵美子、永野廣美(SORA企画)
企画・編集	森 香織(朝日新聞出版　生活・文化編集部)

引用（参考）文献

日本人の食事摂取基準（2020年版）　厚生労働省
国民健康・栄養の現状 令和元年厚生労働省国民健康・栄養調査報告より　厚生労働省
日本食品標準成分表2020年版（八訂）　文部科学省
Present Knowledge in Nutrition -1 1 the edition 2020 Academic press, London

女性に不足しがちな
栄養がしっかりとれる

最強の献立
レシピBOOK

監 修	廣田孝子
料 理	上島亜紀
発行者	片桐圭子
発行所	朝日新聞出版
	〒104-8011　東京都中央区築地5-3-2
	（お問い合わせ）infojitsuyo@asahi.com
印刷所	図書印刷株式会社

©2023 Asahi Shimbun Publications Inc.
Published in Japan by Asahi Shimbun Publications Inc.
ISBN　978-4-02-334126-5

定価はカバーに表示してあります。
落丁・乱丁の場合は弊社業務部（電話03-5540-7800）へご連絡ください。
送料弊社負担にてお取り替えいたします。